普通高等教育医学类系列教材

医学细胞生物学

第 3 版

主　编　杨建一
副主编　王培林　李　莉　张明亮　杨生玺
编　委（按所编章排列）

杨建一	山西医科大学	杨生玺	青海大学医学院
王培林	青岛大学医学院	张淑娟　徐　晋	哈尔滨医科大学
李　莉	山西医科大学	张　娟	山西医科大学
赵俊霞	河北医科大学	肖军军	北京大学医学部
张　页	北京大学医学部	杨建一　王文娟	山西医科大学
殷丽天	山西医科大学	岳凤珍	兰州大学医学院
张明亮	山西医科大学	孙　媛	大连医科大学
李红枝	广东药学院		

U0232527

科学出版社
北京

内 容 简 介

本教材为全国高等医药院校本科各专业通用教材。本教材系统介绍了医学细胞生物学的基本理论，全书共15章，内容包括细胞生物学绪论、基本研究技术和方法、细胞起源与分子基础、细胞膜的化学组成与特性、细胞表面与细胞外基质、细胞膜的功能、细胞的内膜系统、线粒体、核糖体、细胞骨架、细胞核与遗传物质储存、细胞中遗传信息的传递及调控、细胞增殖与细胞周期、细胞分化、细胞衰老与死亡。每章包括中英文内容提要，还附有医学细胞生物学英汉词汇对照。精心编排的209幅插图，有助于读者加深对细胞生物学的理解。

本书邀请国内多所院校本学科资深教学一线教师参编，为作者们结合多年教学科研实践，参考国内外细胞生物学教科书，总结第二版经验所编写。文字描述深入浅出，注重知识的实用性和先进性。内容含量基本与教学时数一致，宜教宜学，适于医学高等院校及综合性院校作为教材或教学参考用书，同时也是自学者的良师益友。

图书在版编目（CIP）数据

医学细胞生物学／杨建一主编．—3版．—北京：科学出版社，2012.6
ISBN 978-7-03-034633-9

Ⅰ. 医…　Ⅱ. 杨…　Ⅲ. 人体细胞学-细胞生物学-医学院校-教材　Ⅳ. R329.2

中国版本图书馆CIP数据核字（2012）第117591号

责任编辑：周万灏／责任校对：钟　洋
责任印制：李　彤／封面设计：范璧合

科学出版社出版
北京东黄城根北街16号
邮政编码：100717
http://www.sciencep.com

北京虎彩文化传播有限公司印刷
科学出版社发行　各地新华书店经销

＊

2003年6月第　一　版　　开本：787×1092　1/16
2012年6月第　三　版　　印张：17 1/4
2023年7月第二十三次印刷　字数：408 000
定价：**69.80元**
（如有印装质量问题，我社负责调换）

第 3 版序言

随着细胞生物学的迅猛发展,细胞生物学的理论和知识已深入渗透到了现代医学科学的每一个领域。同时,医学细胞生物学课程在国内医学教育领域内较之以往也有了前所未有的变化,课程体系、教材建设和教学内容各见所长。在这样的形势下,为全国高等医药院校老师们提供有水平的教学用书是从事细胞生物学研究和教学工作者义不容辞的责任。

该书自 2003 年第 1 版和 2006 年第 2 版以来,曾受到广大师生和读者的好评。本书第 3 版,遵循了细胞生物学教学大纲,在内容选择上和编排体系上做了改动,加强了系统性和先进性,提倡实用性和合理性,以及涉及研究进展等内容。全书共 15 章,全面系统阐述了细胞生物学的研究方法、细胞基础、细胞膜、细胞内膜系统、线粒体、细胞骨架、细胞核、细胞增殖周期、细胞分化等。既注重基础理论,同时强调与医学临床实际的联系和结合。

该教材文字流畅,深入浅出,易读易懂,较好地解决了基础理论与发展趋势之间的关系。编者的宗旨是以高等医药院校本科各专业低年级学生为主要目标学习者,也可供科技工作者和临床医生参考。

来自国内多所院校教学前沿的编者们,他们具有较深的学术造诣和丰富的一线课堂教学经验,有对细胞生物学知识的积淀和时间的历炼,为第 3 版的问世付出了辛勤的劳动。我力荐这本教材,衷心希望广大师生和热心读者们认真阅读学习,一方面从中多多获益,另一方面多多批评建议,日臻完善是我和该书编者们的诚挚期望。相信该教材能为医学教育和学科发展做出一定的贡献。

复旦大学上海医学院

2012 年 5 月于上海

第3版前言

21世纪是生命科学的世纪，飞速发展的生命科学促使人们对疾病的认识和针对疾病治疗的技术有了进一步的发展。作为生命科学的关键基础学科，细胞生物学在医学教育中地位显著。随着细胞生物学学科的发展，许多高等医药院校都已经专门开设了"医学细胞生物学"课程，显示了细胞生物学的生命力。为此，我们结合多年教学实践，参考国内外有关书籍，在本书第2版的基础上，重新编写了这本主要适合大学本科学生使用的教材。

本书第2版面世于2006年，曾受到国内多家院校使用和支持。时隔六年后又继续出版第3版。六年的时间里，细胞生物学的内容、概念和知识在更新，形势在变化。我们又一次征求了读者、专家们对第2版的意见与建议，我们重新考量，查找问题，理顺思路，潜心编著。

在编写过程中，我们仍然遵循的原则是：①教材内容的含量与讲课学时数相一致；②以基本理论为基础，尽可能采用新提法，新名词；③文字语言要求易懂、易教、易学，以适应大多数低年级医学本科生的知识水平；④自学者也能无师自通。

考虑到学科的完整性和系统性，本书的第三版中将原细胞膜与细胞表面一章分为细胞膜的化学组成与特性，细胞表面及其特化结构两章；将原细胞核一章分为细胞核与遗传信息储存，细胞中遗传信息的传递及其调控两章。并加入和更新了细胞生物学新的研究方法、细胞周期调控、基因表达调控等内容。我们还在每章尾加编入了英文摘要，以满足同学们学习专业英文的需要。全书共分为15章，由于学时有限，可能有些章节适合作为自学内容。

本教材的作者均为医学细胞生物学教学第一线的专家、教授，分别来自北京大学、哈尔滨医科大学、青岛大学、兰州大学、河北医科大学、广东药学院、青海大学、大连医科大学和山西医科大学等院校。为了完成本教材的编写，老师们付出了心血与劳动，对他们的辛勤工作与无私奉献，我在此表示钦佩和感谢。

本书在编写中参阅了近年来国内外优秀著作和教材，在此向这些著作和教材的主编和编者们表示真诚的感谢。在编写过程中，教研室的白宝琴和赵倩等同志作了大量协助性工作，在此表示感谢。

科学出版社对本教材的第3版编写给予了鼎力支持，为提高本教材的出版质量付出了艰辛努力，特此表示敬意和衷心感谢。

我们一直倾心尽力，试图再奉献出一本受大家欢迎的教材，但纰漏和不妥在所难免，所以，敬请读者和使用本教材的老师多批评、多荐言，以利再版时修正。

杨建一

2012年5月

第 2 版前言

细胞是生物有机体形态结构和功能活动的基本单位，一切生命现象是细胞活动的体现。细胞生物学是一门从细胞、亚细胞及分子水平上研究细胞结构和细胞生命活动的科学。生命科学的各分支学科无一不与细胞生物学有密切的联系，细胞生物学是生命科学中的前沿学科，又是医学的重要基础学科。细胞生物学现已成为高等医药院校不可缺少的基础课程。为此，我们结合多年教学实践，参考国内外有关书目，在本书第一版的基础上，重新编写了这本主要适合大学低年级学生使用的教材。

本书第一版面世于 2000 年，时隔 6 年出版第二版，在这六年的时间里，我们有充足的发现问题、积累资料、思考问题的时间与空间。在这六年的时间里，细胞生物学学科在飞速发展，教学工作欣欣向荣，科学研究工作的成果日新月异。细胞生物学的内容、概念和知识在更新，形势要求我们必须重新编写。在此期间内征求了学生、读者、专家们对第一版的意见与建议，受到各方面的支持与鼓励。

在编写过程中，我们努力做到。①教材内容的含量与讲课学时数相一致；②以基本理论为基础，尽可能采用新提法，新名词；③文字语言要求易懂、易教、易学，以适应本科生的知识水平；④自学者也能无师自通。

本书的第二版中增加了"核糖体"一章，并将原"细胞膜"一章分为"细胞膜与细胞表面"和"细胞膜的功能"两章。并加进了细胞生物学研究新方法、细胞周期调控、基因表达调控等内容。还编入了一些细胞生物学科有关的网站名，以便同学们在学习这门课时扩大视野，增长见识。全书共分为 13 章，由于学时有限，有些章节可为自学内容。

本书在编写中参阅了大量国内外优秀著作和教材，在此向这些著作和教材的主编和编者们表示诚挚的感谢。在编写过程中，王文娟、郭红刚、韩宁和宋春英等同志作了部分校对工作，在此表示感谢。

科学出版社医学出版中心对本书的两次出版均给予了大力支持，为提高本教材的出版质量付出了艰辛劳动，特此表示敬意和衷心感谢。

在编写过程中，虽然我们竭尽全力，求其完美，但由于我们的专业知识和能力有限，本书也难免存在瑕疵和错误。敬请读者和使用本教材的老师多提宝贵意见，批评荐言，以便第三版时修正。

杨建一
2006 年 5 月

目　录

第1章　细胞生物学绪论

第1节　细胞生物学的概念

人体是由细胞组成的,细胞(cell)是人体和生物体形态结构和功能活动的基本单位。要了解生物体生命活动的规律,必须从其基础——细胞入手。

细胞学(cytology)源于希腊名词,意即"容器"(container),形成于19世纪下半叶。细胞学是生物科学的基础学科,用于研究细胞的生命现象,研究的方法主要是光学显微镜下的形态描述,研究的范围主要包括:细胞的形态结构和功能、分裂和分化、遗传和变异以及衰老和病变等。

现代细胞学的研究,已远远超出光学显微镜下可见的形态结构,也不再限于对细胞生理功能变化的简单描述。20世纪50年代以来,随着分子生物学的发展,生物学科中新理论、新方法和新技术的涌现,DNA双螺旋结构的发现,细胞的超微结构、遗传密码和基因表达的分子基础等的揭示,使细胞学跃居到现代生物学中的重叠核心学科地位,因此诞生了细胞生物学(cytobiology)。细胞生物学是由细胞学发展而来的。

细胞生物学把细胞看成是生物体最基本的生命单位,以形态与功能相结合、整体与动态相结合的观点,把细胞的显微水平、亚显微水平和分子水平三个层次有机地结合起来,探讨细胞的基本生命活动规律。细胞的形态与结构、细胞的兴奋与运动、细胞的增殖与分化、细胞的遗传与变异、细胞的衰老与死亡、细胞的起源与进化、细胞的信息传递等是细胞生物学研究的主要内容。细胞识别、细胞免疫、细胞社会学与细胞工程是细胞生物学的新领域。细胞生物学已经不再是孤立地研究单个细胞、细胞器或生物大分子,而是研究它们的变化发展过程、细胞与细胞之间的相互关系、细胞与环境之间的相互关系。由于细胞生物学在分子水平上的研究工作取得了深入的发展,所以分子细胞生物学是当前细胞生物学发展的主要方向。

概括地讲,细胞生物学是应用现代物理、化学技术和分子生物学技术新成就,研究细胞生命活动的学科。它研究细胞各种组分的结构、功能及其相互关系,研究细胞总体的和动态的功能活动以及研究这些相互关系和功能活动的分子基础。

随着学科研究的深入发展,细胞生物学已经形成了许多的分支学科,主要包括:

1. 细胞形态学(cytomorphology)　研究细胞的形态结构及其在生命过程中的变化。

2. 细胞化学(cytochemistry)　研究细胞结构成分的定位、分布及其生理功能。采用切片或分离细胞组分,对单个细胞或细胞各个部分进行定性和定量的化学分析。

3. 细胞生理学(cytophysiology)　研究细胞的生命活动过程,包括细胞摄取营养、生长、发育、分裂等功能活动,细胞对周围环境的反应,细胞的兴奋性、收缩性、分泌细胞的活动,以及能量传递、生物电等。

4. 细胞遗传学(cytogenetics)　研究染色体的结构与异常、染色体行为、染色体与细胞器的关系。探讨遗传现象,阐明遗传与变异的机理等,其核心是染色体和基因。

5. 细胞社会学（cytosociology） 研究细胞整体和细胞群中细胞间的社会行为,包括细胞识别,细胞通讯,细胞间的相互作用,对细胞生长、分化等活动的调控。细胞外环境中可溶性和不可溶性分子对细胞的影响。

6. 分子细胞生物学（molecular cell biology） 从分子层次分析细胞与细胞中各种结构如核酸和蛋白质等大分子的结构组成、功能及相互作用。尤其是从遗传信息流向的角度探讨细胞内遗传物质的表达调控。

7. 其他 还有细胞生态学（cytoecology）、细胞工程学（cytoengineering）、细胞动力学（cytodynamics）、细胞病理学（cytopathology）、细胞生物化学（chromosome biology）、神经细胞生物学（neural cell biology）、癌细胞生物学（cancer cell biology）、膜生物学（membrane biology）、染色体生物学、微生物细胞学和原生动物细胞学等分支,众多的分支学科极大程度上丰富了细胞生物学的内容,促进了细胞生物学的发展。

第2节　细胞生物学的发展

从人们最早发现细胞到现在,已有近350年的历史。随着科学的发展,技术和实验手段的进步,推动了细胞生物学从兴起到当今的发展。根据其发展过程,大体上可分为以下几个阶段。

一、细胞的发现和细胞学说的创立

细胞的发现与光学镜片的研制、复式显微镜的出现是分不开的,因为细胞的大小超出了肉眼直接可见的范围。1665 年,英国物理学家 Robert Hook(1635～1703 年)用自己制作的有科学研究价值的显微镜观察栎树皮,发现其中有许多蜂窝状的小孔隙,由此将这些小孔隙命名为 "cell",这一词是由中世纪拉丁语"cellulae"演变而来,实际上当时观察到的是植物组织死亡细胞的细胞壁,非真正意义上的细胞。此后,生物学家用"cell"一词描述生物体的基本结构单位。Robert Hook 在 1665 年发表的软木显微图像是细胞学史上的第一个细胞模式图（图 1-1）。真正观察大量活细胞的是荷兰科学家 Antony Von Leeuwenhoek(1632～1723 年),他在 1667 年用自制的高倍放大镜观察池塘水中的原生动物、鲑鱼血液的红细胞核等。

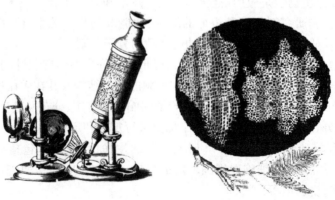

图 1-1　Robert Hook 自制的显微镜和显微镜下的栎树细胞壁

所以,细胞生物学的基础建立于 17 世纪,并且 Robert Hook 和 Leeuwenhoek 两位科学家为此做出了重要的贡献。

直到 19 世纪 30 年代,随着分辨率提高到 1μm 以内的显微镜的诞生,人们对细胞有了更深入的认识。经过许多科学家的不断探索,细胞核、核仁、细胞原生质等相继被揭示,积累了大量的细胞学数据。德国植物学家 M. J. Schleiden(1838 年)和动物学家 J. Schwann(1839 年)在总结前人工作的基础上,综合了植物和动物组织中细胞的结构,提出"细胞学说"(cell theory),宣称"一切生物从单细胞到高等动、植物都是由细胞组成的;细胞是生物形态结构和功能活动的基本单位",这一学说阐明了生物界的统一性和共同起源。恩格斯曾对细胞学说给予高度评价,把细胞学说、进化论和能量守恒定律并列为 19 世纪自然科学的三大发现,他指出:"首先是三大发现,使我们对自然过程的相互联系的认识大踏步地前进了"。由于发现了细胞,我们知道了有机体生长发育的共同规律,同时由于细胞的变异而知道了有机体能改变自己。所以,细胞学说的建立在生物学发展史上确实占有非常重要的地位。

1855 年,德国细胞病理学家 R. Virchow 提出:"细胞来源于细胞",并把细胞理论应用到了病理学,证明了病理过程发生在细胞和组织中,支持并丰富了细胞学说。

"细胞学说"的三个基本要点是:第一,细胞是多细胞生物的最小结构单位;第二,多细胞生物的每一个细胞即是一个活动单位,执行特定的功能;第三,细胞都是来源于已存在的细胞。由于细胞学说的建立,就有了每个细胞都是由其他细胞分裂而形成的概念,开辟了生物科学的新时期,促使细胞学发展成为一门学科。

二、细胞学的形成

细胞学说的创立把生物学家的注意力引导到了细胞内部结构观察上,推动了对细胞的研究。19 世纪下半叶是细胞研究的繁荣时期,许多重要的细胞器及细胞活动现象被逐一发现。这一时期主要是显微镜下的细胞形态描述。

19 世纪中叶以后,Von Mohl 用原生质概括细胞中的所有内含物。Max Schultze(1861 年)认为动物细胞内的"肉样质"和植物细胞内的原生质为同一种物质。从此,细胞被看成是由细胞膜包围的一团原生质。细胞核周围的原生质称为细胞质(cytoplasm),细胞核内的原生质称为核质(karyoplasm)。

1883 年 T. Boveri 和 V. Beneden 在细胞质中发现中心体,Altmann(1894 年)和 C. Benda(1897 年)发现了线粒体,1898 年 Golgi 发现了高尔基器。

1841 年 Remak 发现鸡胚血细胞的直接分裂。W. Flemming 改进了固定和染色技术,于 1882 年在动物细胞首先精确地描述了细胞的有丝分裂过程,把细胞分裂命名为有丝分裂(mitosis);E. A. Strasburger 根据植物细胞染色体的变化行为把有丝分裂分为前期、中期、晚期、末期,并证实有丝分裂的实质是核内丝状物(染色体)的形成及其向两个子细胞的平均分配。Van Beneden(1883 年),E. Strasburger(1886 年)分别在动物与植物细胞中发现减数分裂现象,通过减数分裂可以保持各种物种染色体数目的稳定。至此,已发现了细胞分裂的主要方式。

1875 年德国解剖学家和胚胎学家 O. Hertwig 发现卵的受精和受精后两个亲本细胞核融合现象。1888 年 Waldeyer 把分裂细胞核内的染色小体命名为染色体(chromosome)。

19 世纪的最后 25 年至 20 世纪 30 年代以前,被认为是细胞学发展的经典时期。至此,人们对细胞结构的复杂性有了较为深入的了解。

三、细胞生物学的兴起与发展

20 世纪中叶,电子显微镜与超薄切片技术相结合及其他物理、化学、数学等技术方法应用到生物学、医学等各学科领域,产生了细胞超微结构学,开创了细胞学发展的新时期。1933 年,德国科学家 Ernst Ruska 在 Siemens 公司设计制造出第一台电子显微镜。电子显微镜的放大倍数比光学显微镜要高得多,可达几十万倍。

20 世纪 50 年代,人们利用电子显微镜观察了各种超微结构,内质网(Portor,claude 和 Fullan,1945 年)、叶绿体(Porter 和 Granick,1947 年)、高尔基体(Daltond Felixsjastrand,1950 年)、核膜(callon 和 Tombin,1950 年)、溶酶体(De Dave,1952 年)、线粒体(Palade,Porter,Sjostrand,20 世纪 50 年代初)、核糖体(Palade,1953 年)和单位膜(Robertson,1958 年)等相继被进行了观察研究。可以想到,在电子显微镜下观察到的各种细胞器结构比在光学显微镜下看到的复杂得多。

人们了解到了细胞具有不同水平的结构:细胞整体结构、超微结构、以至于分子结构,细胞中的一切功能和物理变化均是在分子结构和超分子结构水平的变化。1944 年 Avery 等在微生物的转化实验中证明了 DNA 是遗传物质,1948 年 Boivin 等测定生殖细胞与各种体细胞中 DNA 含量,提出了 DNA 含量恒定理论。1953 年,J. D. Watson 和 F. H. C. Crick 用 X 射线衍射法发现了 DNA 的双螺旋结构(图 1-2),从分子水平上揭示了 DNA 结构与功能的关系,这是一个划时代的伟大成就,奠定了分子生物学的基础。

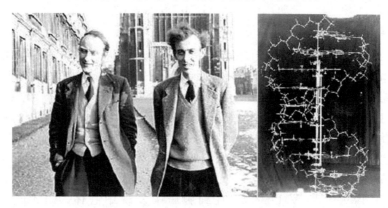

图 1-2　J. D. Watson 和 F. H. C. Crick

1956 年,Kornberg 从大肠杆菌提取液中获得了 DNA 聚合酶,并以该菌的 DNA 单链片段为引物(primer),在离体条件下成功地合成了 DNA 片段的互补链(complementary strand)。1953 年 Meselson 和 Stahl 等用放射性同位素与梯度离心法分析了 DNA 的复制过程,证明 DNA 的复制是半保留复制。1958 年,F. H. C. Crick 创立了遗传信息流向的"中心法则"(central dogma),这个法则是近代生物科学中最重要的基本理论。进入 20 世纪 60 年代,Nirenberg 和 Matthaei 通过对核糖核酸的研究,确定了氨基酸的"密码"。同时,F. Jacob 和 J. Monod 提出了操纵子学说(operon theory)。

细胞学的研究渗入了生物学的新成就、新概念和新技术。1965 年,E. D. P. De Robetis 将其编著的《普通细胞学》第四版更名为《细胞生物学》,这是第一本以细胞生物学为标题的书籍,人们将此作为细胞生物学兴起的标志。细胞生物学由细胞学发展而来,但不同于细胞学,细胞生物学从细胞整体、超微和分子结构层次对细胞进行分析,把细胞的生命活动现象同分子水平和超分子联系起来,并且涉及许多科学领域,如遗传学、生物化学、生理学和发育生物学等。

生命具有自我复制、自我装配和自我调控的基本特征,这些现象反映在细胞的各级水平上,特别是分子水平上。50 多年来,从分子水平揭示细胞生命活动的机理,取得了许多成就,从而形成一门独立学科——分子生物学。20 世纪 70 年代 DNA 限制性内切酶等工具酶的发现、DNA 重组技术的问世、基因克隆和 DNA 核苷酸序列的测定,80 年代中期聚合酶链反应(polymerase chain reaction,PCR)技术发展,使 DNA 片段可以在实验室条件下扩增。1990 年,人类基因组计划(human genome project,HGP)开始实施。1997 年,"Dolly 羊"的出生为细胞核基因组调节、分化、衰老等生物学难题的研究开拓了视野。2001 年,人类基因组全序列测序基本完成,现已进入功能基因组学和蛋白质组学的后基因组时代。本世纪初,RNA 研究也成为热点,RNA 干涉技术(RNA interference,RNAi)的应用在研究基因的功能、基因敲除、药物筛选、制定基因治疗策略等方面显示出了前景。

分子生物学以核酸和蛋白质为研究对象,细胞生物学以细胞为研究对象,细胞生物学与分子生物学有着内在的,不可分割的关系,两者之间相互渗透、相得益彰。细胞生物学进一步发展为分子细胞生物学,分子细胞生物学的兴起是细胞生物学研究重点转移的反映,是现代细胞生物学的基本特征,已成为生物学科中最有生气与活力的分支,是本世纪生物学的又一次革命。

21 世纪无疑是生命科学的世纪,在我国基础科学发展规划中,把细胞生物学、分子生物学,神经生物学与生态学并列为生命科学的四大基础学科,反映了现代生命科学的发展趋势。"每一个生物科学问题的关键必须在细胞中寻找"(引自著名细胞学家 E. B. Wilson),细胞生物学作为一门综合的新兴基础理论学科,在医学科学中占有重要地位。表 1-1 列出的是细胞生物学发展大事记。

表 1-1　细胞生物学发展大事记

年份	学者	事件发现
1665	R. Hooke	用自制的显微镜发现软木片中蜂窝状的小室,命名为"cell"
1667	A. V. Leeuwenhoek	发现细菌、红细胞、精子等活细胞,以及某些细胞中的细胞核
1838	M. J. Schleiden	植物体由细胞组成
1839	T Schwann	动物体由细胞组成,总结出"细胞学说"
1839	J. E. Purkinje	提出动物细胞的原生质概念
1841	R. Remak	观察到鸡胚血细胞的直接分裂
1855	R. Virchow	细胞由细胞分裂而来
1865	G. J. Mendel	分离定律和自由组合定律
1878	A. Schneider	首先提到核分裂
1882	W. Flemming	将动物细胞间接分裂称为有丝分裂
1883	E. V. Beneden	动物细胞减数分裂
1875	O. Hertwig & R. Hertwig	海胆卵的受精作用
1883	T. Boveri	发现中心体

年份	学者	事件发现
1894	R. Altmann	发现线粒体（1897, C. Banda 命名）
1898	C. Golgi	发现高尔基器
1903	T. Boveri & W. S. Sutton	染色体遗传理论
1924	R. Feulgen	Feulgen 反应测定细胞核内 DNA
1926	T. H. Morgen	《基因论》问世
1933	M. Knoll & E. Ruska	发明电子显微镜，1986 年获诺贝尔奖
1935	F. F. Zerwike	相差显微镜出现，1953 年获诺贝尔奖
1944	O. Avery	从微生物的转化实验证实 DNA 为遗传物质
1953	J. D Watson & F. H. C Crick	提出 DNA 分子双螺旋模型，1962 年获诺贝尔奖
1958	F. H. C Crick	创立"中心法则"
1959	J. D. Robertson	单位膜模型
1960	F. Jacob & J. Monod	操纵子学说，1965 年获诺贝尔奖
1961	M. W. Nirenberg et al	揭示遗传密码，1968 年获诺贝尔奖
1970	D. Nathans & H. O. Smith	发现限制性内切酶
1970	H. M. Temin & D. Baltimore	发现反转录酶，1975 年获诺贝尔奖
1972	S. J. singer & G. L Nicolson	生物膜的液态镶嵌模型
1973	H. Boyer & P. Berg	发展了 DNA 重组技术
1973	R. M. Steinman	树突细胞及其在适应性免疫系统方面的作用，2011 年获诺贝尔奖
1974	R. D. Kornberg & J. O. Thomas	核小体命名
1975	F. Sanger et al	DNA 序列分析技术
1975	G. Blobel	胞内蛋白质运输信号学说，1999 年获诺贝尔奖
1976	E. Neher & B. Sakmann	细胞质膜上的离子通道，1991 年获诺贝尔奖
1978	R. Edwards	世界首例试管女婴儿诞生，2010 年获诺贝尔奖
1982	S. B. Prusiner	发现 prion，1997 年获诺贝尔奖
1985	K. Mulis et al	PCR 扩增 DNA 技术问世，1993 年获诺贝尔奖
1990	R. Dullbecco & J. D. Watson	人类基因组计划项目启动
1997	I. Wilmut	用乳腺细胞与去除染色质的卵细胞融合，制成克隆羊
2000	美、英、日、法、德、中	人类基因组工作框架图完成
2002	H. R. Horvitz、S. Brenner & J. E. Sulston	器官发育和细胞凋亡过程中的关键基因和调节规律，获诺贝尔奖
2003	IHGSC	人类基因组计划完成
2004	A. Ciechanover、A. Hershko & I. Rose	细胞内泛素调节的蛋白质降解机制，获诺贝尔奖
2005	B. J. Marshall & J. R. Warren	胃炎和胃溃疡的细菌-幽门螺杆菌，获诺贝尔奖
2006	R. D. Kornberg	真核细胞转录的分子机制，获诺贝尔奖
2007	M. R. Capecchi、O. Smithies & M. Evans	胚胎干细胞和哺乳动物 DNA 重组的系列研究，获诺贝尔奖
2008	O. Shimomura、M. Chalfie & 钱永健	发现绿色荧光蛋白，获诺贝尔奖
2009	V. Ramakrishnan、T. A. steitz & A. Yonath	在原子水平对核糖体的结构和功能研究，获诺贝尔奖
2009	E. Blackburn、C. Greider & J. Szostak	发现的染色体端粒和端粒酶，获诺贝尔奖

第 3 节　细胞生物学研究目的与任务

细胞生物学是生命科学的重要分支,是生命科学研究的基础。细胞生物学除了要阐明细胞的各种生命活动的本质和规律外,还要进一步利用和控制其活动现象和规律,达到造福于人类的目的。

细胞生物学研究的任务是多方面的。从三个水平层次上研究细胞,不仅了解细胞的显微结构,而且在形态学上,要探讨用新的工具和方法观察分析细胞的亚显微结构和分子结构及结构变化过程。在功能上,要研究细胞各部分化学组成的动态变化,阐明细胞与有机体各种生命活动的现象与规律。

细胞生物学既要研究基本理论问题,又要解决实际问题。当前蓬勃发展的生物技术就是以细胞生物学为基础进行的。生物技术包括细胞工程、遗传工程、蛋白质工程、发酵工程及发育工程等。如细胞工程可以利用基因工程或基因操作,将人的胰岛素基因和有关的载体结合,连接成为重组 DNA,导入大肠杆菌内,在大肠杆菌内生产出胰岛素。目前已能利用细胞工程生产出胰岛素、生长素、干扰素、促红细胞生成素等,产生出了巨大的经济效益和社会效益。利用细胞融合或细胞杂交技术可以产生某种单克隆抗体或因子,用于某种疾病的早期诊断和治疗。对于细胞癌变的研究,推动了对正常细胞基因调控机理的阐明,为尽快揭示癌细胞的本质,控制癌细胞生长提供防治措施。以上都是理论与实际结合揭示自然规律、发展细胞生物学科的范例。

总之,细胞生物学根据理论与实践相结合的原则,正确地揭示自然规律、并不断地提出新任务,来探讨控制这些规律的途径,这样不断地揭开细胞奥秘,为发展生命科学解决实践问题而做出贡献。

第 4 节　细胞生物学在医学中的位置

细胞生物学是一门综合性的基础理论学科,又是与生产实践紧密相联系的学科。细胞生物学与医学的关系十分密切。医学是研究疾病的发生、发展、转归的规律,借以诊断、治疗、预防、达到增强人体健康为目的的学科,这就决定了医学研究使用的方法是综合性的,要吸收与利用各种学科的科学技术成果为自己服务。所以,细胞生物学正是研究生命活动基本规律的学科,其研究成果自然和医学理论和实践紧密相关。

人体是由细胞组成的,细胞正常结构和功能的损伤,必然导致细胞结构的破坏和功能的紊乱,并由此而引起疾病。正如细胞病理学鼻祖 R. Virchow 所提出的观点:"病理改变是由于细胞异常"。

一、细胞生物学是现代医学的基础理论

基础医学的各个学科,如人体解剖学、组织学与胚胎学、生物化学、生理学、病理学,微生物学、医学免疫学、人体寄生虫学、药理学、分子生物学等,均是以细胞生物学为理论指导的,并且与这些学科相互渗透、相互联系、相互促进。细胞生物学的发展必然带动了各个专业基础学科的发展。所以,对于医学生来讲,学好细胞生物学的基本理论,掌握细胞生物学

研究的基本技能,将为其他专业基础课的学习打下坚实的基础。

细胞生物学与临床医学领域的各学科也联系紧密。要正确地认识疾病、预防治疗疾病,必然离不开细胞生物学的基础理论做指导。如膜结构是生物体的基本结构之一,细胞通过其质膜有选择地从外界吸收营养,接受信息,并排斥有害物质。激素、神经递质以及某些药物等,都首先与细胞表面的受体蛋白结合,才能把信息传到内部,从而调节细胞的新陈代谢以适应外部的环境。已经证明,许多种内脏器官和组织细胞的疾病涉及膜的异常,称为膜疾病。再如膜受体理论证明,膜受体数量增减和结构上的缺陷以及特异性结合力的异常改变,会引起膜受体病。常见的家族性高胆固醇血症患者,其肝细胞膜上低密度脂蛋白(LDL)受体蛋白基因缺陷,从而引起先天性受体缺陷,使得 LDL 在血液中累积而患病。膜抗原的研究,促进了免疫机理、免疫性疾病及器官移植等临床医学的发展。缺血性心脏病和脑血管病是由于动脉内皮细胞的变化而引起的动脉粥样硬化所致,对动脉内皮细胞的结构和功能变化的探索也是细胞生物学的研究内容。

二、细胞生物学的发展推动了医学重要课题的研究

恶性肿瘤是危害人类健康的三大疾病之一,对恶性肿瘤(癌)防治机理的研究,是现代医学特别是临床医学中非常重要的课题。癌细胞是机体内一类非正常增殖的细胞,其脱离了细胞增殖的接触抑制,无限制地分裂,恶性生长。这些未分化好的细胞,转移、扩散,并浸润周围组织,形成恶性肿瘤。正常细胞如何转化成了癌细胞?癌细胞是否能逆转成正常细胞?这些问题的解决依赖于细胞生物学对细胞的生长、分裂、分化、遗传与变异等生命现象的研究与解决,从而找到癌细胞逆转为正常分化细胞的方法。目前大量实验证明,人类恶性肿瘤的形成与癌基因的表达密切相关,在癌细胞逆转的研究方面也取得了可喜进展,使癌细胞在特定的条件下逆转成正常细胞的希望成为现实。

遗传病是现代医学中又一个重要课题。就人类单基因病而言,现已认识到近万种,其发病机理、诊断、治疗等也都依赖于细胞生物学的更深入发展。现在可用克隆的基因片段标以放射性同位素,借助于同源 DNA 片段的互补特性,而找到有缺陷的基因(基因探针方法)来进诊断单基因遗传病。染色体病为染色体数目与结构异常引起,可用核型分析的方法加以诊断。对于不明病因的遗传病,在其 DNA 序列的某些突变位点上,可用切割 DNA 的限制性内切酶进行检查等。

在细胞与分子水平上阐明神经活动的基本规律,进而诊治神经和精神疾患,是神经科学的基本内容。如对老年痴呆症(Alzheimer's disease, AD)的相关基因的定位已获成功。AD 的主要表现为记忆力和推理能力进行性丧失,现在证实是一种常染色体显性遗传病,AD 病的 APP 基因定位于 21q21.3-q22.5,从而为 AD 的发病的细胞分子机制、产前诊断和基因治疗奠定了基础。利用基因工程技术移植胎儿神经细胞治疗帕金森病的动物实验已获得了可喜成果。

三、细胞生物学研究成果应用于医学实践

细胞生物学实验技术应用于医学研究与实践已成为现实。细胞生物学在昨天看来是"纯理论"的研究,今天就可能会展现出巨大价值的应用前景。利用细胞生物学的技术和方法,按照预定的设计,改变或创造细胞的遗传物质,不但可以对癌症和遗传病进行诊治,还

可以为人类生产高效的生物医药制品。

目前可以采用细胞融合的方法,依靠病毒将动物的正常细胞和癌细胞融合在一起,或将癌细胞的细胞核移植到去核的卵细胞内,让其发育一段时间,以减轻毒性,再制成疫苗,注入患有癌症的动物体内,具有抑制癌症的作用,为治疗人类癌症提供了新的途径。用单克隆抗体技术已研制出几百种体外诊断药盒。利用单克隆抗体中和病原毒素或病毒达到治疗目的是颇有前途的。若获得特异性极高的人的单克隆抗体,并配有具杀伤作用但副作用较小的作为"弹头"的药物,可以利用单克隆抗体的导向作用将药物集中于所需部位以发挥更大的杀伤作用。

应用基因工程生产细胞因子、激素及血液因子等已作为商品广泛应用于临床。各种内源性微量生理活性物质,包括各种生长因子、细胞因子、活性肽、神经递质和激素将成为某些新药研究的出发点和归宿。

利用细胞生物学技术为人类服务,将来的设想也很多。如研究设计开发能阻断遗传密码转录的药物,将其用于防止产生由致癌基因编码的或能引起遗传病的致病蛋白;可设计有机小分子或特殊的脂类,用于干扰细胞内信号传递途径。例如调节蛋白激酶 C (PKC)的药物(PKC 的超活化可使细胞分化失控)用于治疗肿瘤、心血管疾病、牛皮癣等。也可以研究阻遏白细胞膜内 G 蛋白的药物,使 G 蛋白不对刺激发生反应而不向炎症部位迁移。

2003 年,美国国立卫生研究院(NH)正式提出转化医学(translational medicine)的新概念,试图在基础研究与临床医疗之间建立更直接的联系,强调从实验室到病床旁的连接,迅速缩短基础与临床之间的距离,而医学细胞生物学就是此转化医学的基石,将细胞生物学研究的成果转化成为患者提供的真正治疗手段。

总之,细胞生物学的新发现与医学研究密切结合所展示的前景十分诱人。学科的相互沟通、相互渗透,高技术与新仪器的使用大大加快了从基础研究过渡到实际应用的进程。细胞生物学是现代医学的重要的基础理论。研究现代医学必须学习细胞生物学的基础理论,掌握细胞生物学的实验技能和实验方法,才能深入探索医学科学中的许多疑难问题,并能够使医学重大课题研究有根本性的变化。

提　要

细胞是生物体形态结构和功能活动的基本单位,有了细胞才有完整的生命活动。

细胞生物学把细胞看成是最基本的生命单位,以形态与功能相结合的观点,整体与动态的观点,把细胞的显微水平、亚显微水平和分子水平三个层次有机地结合起来,探讨细胞的形态与结构、兴奋与运动、增殖与分化、遗传与变异、衰老与死亡、起源与进化、信息传递等细胞的基本生命活动规律。

细胞学与细胞生物学发展已有300多年的历史,主要经历了三个阶段:细胞的发现与细胞学说的创立形成;以显微水平为主的细胞学研究;在亚显微水平、分子水平上的细胞生物学研究,每一阶段都有承前启后的作用。细胞生物学是研究细胞生命活动基本规律的学科,形成很多分支,与医学其他学科相互联系、相互渗透,起着先导和纽带作用。细胞生物学既是现代医学研究的基础,又可以应用于医学实践,使本身的研究技术与成果产生经济效益与社会效益。细胞生物学研究的发展,得益于研究技术和方法的改进与突破,以及细胞生物学与其他学科研究的相互结合。

作为医学生应当学好医学细胞生物学的基本理论,掌握医学细胞生物学研究的基本技能,为学习其他专业基础课以及临床实践打下坚实的基础。

Synopsis

Cell is the basic unit of structure and function of the organism. The complete life activities can be attributed to the cell.

Cytobiology considers cell as basic unit of life. Viewing the combination of structure and function, as well as the whole and dynamic, it links three levels of cell which including microscopic, submicroscopic and molecular levels together, and explores the cellular basic life activities rules containing the morphology and structure, excitation and mobility, heredity and variation, aging and death, origin and evolution, as well as information transmission.

Cytology and cytobiology have a history for more than 300 years, and have mainly experienced three stages: the discovery of cell and the establishment of cell theory; cytology studies mainly based microscopic level, cytobiology research at the submicroscopic and molecular levels. Each stage has a role of connecting the past and the future. Cytobiology is a science of studying the basic laws of cell life activities, which has many branches that interconnected, mutual penetration with other sciences, and playing the leading and bonding role. Cytobiology is not only the basis of the modern medical studies, but also applies to the medical practices to produce the economic and social benefits. The development of the cytobiology benefits from the improvement and breakthrough of the technique and approach, and the combination with other sciences.

As a medical student, it is necessary to study the basic theory and master the basic skills of the medical cytobiology, and lay the foundation for other professional classes and the medical practices.

复习思考题

1.什么是细胞学? 什么是细胞生物学?

2.简述细胞学说的三个基本要点,你是怎样认识细胞学说的重要意义的?

3.细胞生物学与医学有哪些方面的密切关系?

4. 简述细胞生物学学科的形成过程及其今后发展的趋势。

(杨建一)

第2章　细胞生物学的基本研究技术和方法

光学显微镜的应用使人们观察到了细胞的显微结构,电子显微镜技术的应用使人们观察到了细胞的超微结构。因此,现在进入了生物超微结构学或显微形态学的新领域。超速离心技术与放射性核素示踪技术的应用,使人们对细胞的成分与代谢过程进行了更精确的定性定量分析,为生化细胞学、分子细胞学奠定了基础。显然,细胞生物学所取得的突飞猛进的发展,是与不断创新的研究技术与工具分不开的。许多细胞生物学的重要进展及新的发现都是由于引入了新技术的结果。为了学好和深入理解细胞生物学理论及其取得的丰硕成果,有必要对细胞生物学研究中的基本研究技术和方法进行了解和掌握。

第1节　细胞形态结构观察

观察与研究细胞形态结构的主要仪器是光学显微镜和电子显微镜,分别为研究细胞的显微和超微结构的主要工具。

一、细 胞 显 微 结 构 观 察

细胞的显微结构观察主要依靠光学显微镜(light microscope),其主要组成部分是:①光学放大系统,目镜与物镜为两组玻璃透镜;②照明系统,包括光源(可见光与紫外光)、反光镜与聚光镜,有时另加各种滤光片,以限制光的波长范围;③机械和支架系统,主要是保证光学系统的准确配置和灵活调控。在各类显微镜中,上述系统各有不同。如相差显微镜主要是改变了光学放大系统;暗视野显微镜和荧光显微镜主要是改变了照明系统;倒置显微镜则主要是改变了支架系统。下面介绍几种目前常用的光学显微镜。

1. 复式显微镜(compound microscope)　复式显微镜分为单筒目镜和双筒目镜两种,是最常用的显微镜,并且在将来一段时间内仍会使用,因为其结构简单,观察方便,而且有利于获得细胞整体水平的概念。复式显微镜的有效放大倍数为几十倍到上千倍,并且通常要使用经过有机染料或细胞化学等染色处理后的样品。

2. 暗视野显微镜(dark-field microscope)　暗视野显微镜是利用被检物所反射或衍射的光线来观察标本的。适用于观察细菌、原生动物或提纯的细胞器等颗粒性被检物。可观察小至 $0.1\sim0.2\mu m$ 的细菌,但不能观察细胞内部的精细结构。暗视野照明可通过中央遮光方法和暗视野聚光两种方法形成暗视野,而被检物则为明亮的像。

3. 荧光显微镜(fluorescence microscope)　光源多采用高压汞灯发射的强光,经激发滤片过滤,形成一定波长的激发光,如紫外光、蓝紫光等,以激发标本内天然物质或结合的荧光物质,发射出不同颜色的荧光。荧光再通过物镜和目镜的放大以及阻断滤光片的作用,使特异的荧光通过,即可观察到荧光现象(图2-1)。

4. 相差显微镜(phase contrast microscope)　相差显微镜是利用光线通过不同的物质所形成的反差来观察标本,其原理是在物镜后装有一块"相差板",偏转的光线分别通过相

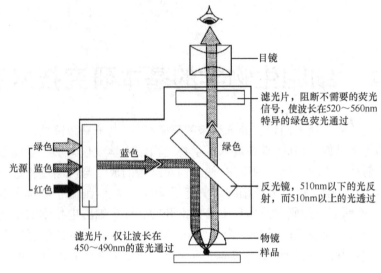

图 2-1　荧光显微镜的光学系统

荧光显微镜的滤镜组包括两个滤光镜和一个反光镜

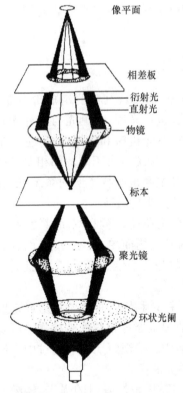

图 2-2　相差显微镜的光路图

差板的不同区域,由于相差板上部分区域涂有吸光物质,所以又使得两组光线之间增添新的光程差,从而对样品密度不同造成的相位差起"夸张"作用。最后这两组光线经过透镜又汇聚成一束,发生互相叠加或抵消的干涉现象,表现出肉眼明显可见的明暗区别(图 2-2)。观察活细胞的微细结构和变化一般要使用相差显微镜。

5. 倒置显微镜(inverted microscope)　倒置显微镜是一种把照明系统置于载物台的上面,把物镜置于载物台下面的显微镜。一般的相差显微镜都为倒置。倒置显微镜利用柯勒照明(Kohler illumination)原理,光源经隔热玻璃、光源聚光镜、滤色片后成像于孔径光阑,再经长工作距离或超长工作距离聚光镜成平行光均匀照明标本,视场光阑经长工作距离或超长工作距离聚光镜成像于标本处。这种显微镜主要适用于细胞培养和组织培养的观察等。

6. 激光扫描共聚焦显微镜技术(laser scanning confocal microscope)　激光扫描共聚焦显微镜技术是 20 世纪 80 年代发展起来的一种新型的显微镜。在荧光显微镜成像的基础上装有激光扫描装置,以单色激光作为光源,使样品被激发出荧光,利用计算机进行图像处理,从而得到细胞或组织内部微细结构的荧光图像(图 2-3)。传统的光学显微镜使用的是场光源,标本上的每一点的图像都会受到邻近点的衍射光或散射光的干扰,激光扫描共聚焦显微镜利用激光扫描束经照明针孔形成点光源对标本内焦平面上的每一点扫描,标本上的被照射点在检测器的检测针孔处成像,由检测器逐点收集,并在计算机监视器屏幕上形成荧光图像。

照明针孔与探测针孔相对于物镜角平面是共轭的，焦平面上的点同时聚焦于照明针孔和检测针孔，焦平面以外的点不会在检测针孔处成像，这样得到的共聚焦图像是标本清晰的光学切面图，克服了普通光镜图像模糊的缺点。

二、细胞超微结构观察

目前一般用于超微结构研究的工具有电子显微镜、X 射线衍射仪等。以电子显微镜（electron microscope）技术为代表的新一代研究技术手段，曾把细胞学推进到细胞生物学的新阶段。电镜技术不仅帮助人们发现了很多新的细胞结构，如内质网和核糖体、双层核膜及核孔复合体、溶酶体、细胞骨架系统等，而且对一些已知的细胞器，也通过电子显微镜才弄清了它们的超微结构。现代电子显微镜的分辨率已达到可以观察金属原子的水平（图 2-4）。

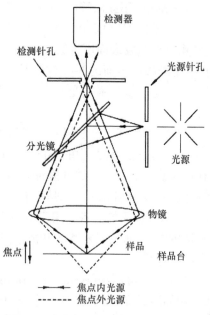

图 2-3　激光扫描共聚焦显微镜原理图

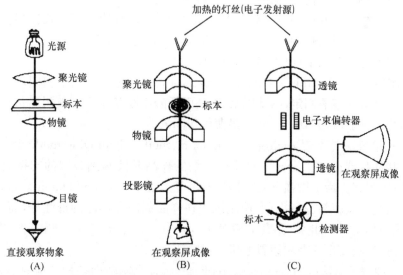

图 2-4　光镜、透射电镜和扫描电镜主要特征示意图
（A）光学显微镜；（B）透射电子显微镜；（C）扫描电子显微镜

1. 透射电子显微镜（transmission electron microscope）　其成像原理与光学显微镜不同，它是用电子枪发射的高速电子代替了照明的光线，用特殊的电极或磁极代替了光学显微镜的聚光镜、目镜和物镜的作用，达到聚焦和放大的目的。当电子束透射样品时，由于样品各不同部位对入射电子具有不同散射度，而形成不同电子密度的高度放大图像，最后就显示在荧光屏上或记录在照相感光胶片上。因为电子波的波长远比光波的波长短，所以电镜的分辨率比光学显微镜显著提高，最高可达 0.08nm 左右。目前已能在电镜照片上直接看到生物大分子的大致轮廓。透射电镜主要用于观察和研究细胞内部细微结构，也能结合细胞化学和免疫细胞化学技术对观察的生物分子作定性和定位研究。

2. 扫描电子显微镜(scanning electron microscope) 其电子枪发射的电子束，经过磁透镜汇聚成极细(约 5.0nm)的电子探针，由扫描线圈控制，在样品的表面进行"栅状扫描"。电子束可以激发表面产生第二次电子，二次电子产生的多少与电子束在标本表面的投射角有关，也与样品表面的凹凸高低形态有关。与此同时，在观察的荧光屏上也在进行同步扫描。二次电子被收集并变成光信号，再经放大，样品发放电子多的地方，在荧光屏上相应的点就亮。

扫描电镜景深长，成像具有强烈的立体感，适宜观察复杂精细的三维形态结构。此外，在电子束轰击下，样品中的不同原子还会发出具有特定波长的 X 射线，若收集 X 射线的不同信号，就可以利用扫描电镜对样品各个位区的元素进行分析。扫描电镜的缺点一是分辨率较低(一般 3～10nm)，二是不能观察样品的内部结构。

3. 电镜样品的制备 用于电镜观察时，样品制备的方法主要有组织分离法、细胞培养法、悬滴法、冷冻蚀刻复型法和放射性核素电镜自显影技术等。分别将其样品制备程序与要点叙述如下。

(1) 组织分离法(tissue separating)：是最早用于电镜研究生物组织的一种较简单的方法。例如肌纤维，以及有病毒感染的组织等。先用机械分离的方法将其组织分离成碎片，再以各种不同速度的离心作用将它们分开，然后用于滴浮法将用吸管吸取含有各种不同组织的液体，滴在已盖有支持膜的铜网上，待干后即可进行镜检。

(2) 细胞培养法(cell culture)：将细胞培养于培养管中，使它们生长在塑胶膜上，然后进行固定，并将固定的材料和膜一起转移到铜网上，即可进行观察。此法的缺点是一些较大的细胞由于没有展开拉平，电子仍不能通过。

(3) 超薄切片法(ultrathin sectioning)：步骤与显微切片技术基本相同，但有其特殊之处。一般都用锇酸固定液固定，酒精脱水，甲基丙烯酸甲酯和丁酯环氧树脂包埋，最后用超薄切片机切片。一般可切 50～100nm，最薄可切 5nm。

(4) 悬滴-复染法与喷镀法(drop - complex method and spraying method)：适用于研究细微的颗粒状样品或生物大分子。将适当浓缩的样品悬液滴到载网的支持膜上，使之展开，然后用电镜观察。为了增强反差，可采用：①复染法(compound staining method)，用电子散射力强的重金属原料进行染色，使之沉积在样品周围和样品的低洼处，而将明亮的样品、特别是其凸部位衬托出来；②真空喷镀法(vacuum evaporation)，将铂、钯、铬等金属在真空中加热蒸发，蒸发出的微粒倾斜地喷镀到样品上。

(5) 冷冻蚀刻复型法(freeze-etching replica)：将样品割断面各种结构的形貌印在复型膜上，在透射电镜下观察复型膜。其方法是将样品用液氮超低温冷冻，置于真空蒸发仪中，利用特殊的断裂装置将冷冻后的样品骤然断开，当断裂面的冰升华(蚀刻)后，就浮雕出细胞的超微结构。再喷镀铂与碳制作断面复型膜，最后在腐蚀液中除去样品，剩下的碳—铂膜就是复型膜，打捞在铜网上，就可在电镜下观察。这一技术用于研究生物膜的镶嵌结构和核膜孔的三维结构。

(6) 放射性核素电镜自显影技术(radionuclide electron microscopic autoradiographic techniques)：用放射性核素(常用 ^{3}H)标记的化合物，通过不同途径掺入到待观察样品中。在由此样品切成的超薄切片上，覆盖一层卤化银单晶体厚度的核子感光乳胶。经过一定时间曝光，有放射性核素掺入的地方会使乳胶感光而产生银粒。这样，在电镜下就可以直接观察银粒与样品结构互相重合的情况，从而断定标记化合物掺入到样品中的部位和数量。

第 2 节　细胞组分分析

在研究细胞和亚细胞结构形态学的基础上,结合细胞化学测定、生化和物理学方法分析细胞组分,是研究细胞生物学中结构和功能关系的重要手段。

一、细胞化学免疫荧光技术

细胞化学法(cytochemistry)是在保持细胞结构的基础上,利用某些化学物质可与细胞内某些成分发生化学反应,而在局部范围形成有色沉淀物的原理,以对细胞的成分进行定性、定位和定量的研究。如 Feulgen 染色法,即是特异性显示 DNA 的细胞化学法。

免疫荧光技术(immunofluorescence technique)是将免疫学方法与荧光染色法相结合,应用显微组织学的技术。当用一种波长的光(如紫外光)照射某种物质时,这种物质会在极短的时间内发出较强照射波长的光(可见光),这种光称为荧光(fluorescence)。细胞内少数物质具有自发荧光,但大多数需外加荧光素,以形成发荧光的络合物,进行特异性的显示,这即是荧光探针(fluorescent probe)技术。如荧光素标记在已知的抗体分子上,再用这种荧光抗体溶液浸染标本,使其与相应的抗原特异结合,在荧光显微镜下进行定位研究,监测活细胞中某些大分子的浓度和变化。这一技术对细胞中的多种激素、酶、受体及膜抗原的检测,提供了特异、灵敏而又直观的方法。

二、细胞显微分光光度测定技术

细胞显微分光光度测定技术(microspectrophotometry)是根据细胞内某些物质对光谱吸收的原理,用以测定这些物质如核酸与蛋白质等生物大分子在细胞内的含量。因此,它是目前细胞化学定量研究的一种重要手段。细胞内的分子成分无论是在自然状态或经过化学反应染色以后均能吸收光谱的某一特定波段,它们吸收的波长大部分在 230~700nm 之间,有很多细胞内的重要物质在自然状态下对可见光不能吸收,如果这些物质经过特异的染色反应后,就可吸收可见光特定波段。如 DNA 经 Feulgen 染色反应后,就可以吸收波长为 546nm 的可见波段。这一技术既可以定位,也可以测出一个细胞内成分的含量,其精确性是一般分光光度法所无法比拟的。

三、流式细胞计量术

流式细胞计量术(flow cytometry,FCM)是用氩离子激光发出的激光束为激发光通过调节液压,迫使悬浮细胞排成单列,按重力方向流动,当细胞通过激光束检测区时,细胞被激光束照射而向各个方向发出散射光,若经荧光染色的细胞,就会发出一定强度的荧光,仪器的检测系统就可逐个对细胞的散射光和荧光强度进行测定,并将测得的光信号转变成电信号,由电子控制台放大和显示(图 2-5)。它还可形成含单个细胞带正电荷或负电荷的小液滴,通过高压板极的电场作用,实现对活细胞的精确分选和收集。目前已可测量细胞的大小、体积、DNA、RNA、总蛋白含量、表面抗原、受体以及染色体等参数,可以每秒 2 万个以上的速度对细胞或染色体进行分选,纯度可达 90%~99%,广泛用于细胞动力学、体细胞学、免疫学、肿瘤的诊断和治疗等领域。

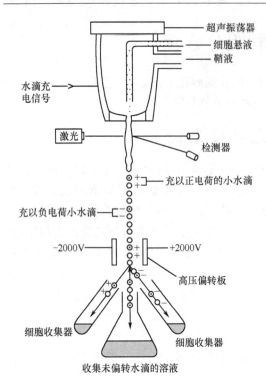

图 2-5　流式细胞仪细胞分选原理示意图

四、放射自显影术

放射自显影术(autoradiography)是利用放射性核素(^{3}H、^{14}C、^{32}P、^{125}I 等)来标记生物分子,并引入细胞或机体中,当放射性核素衰变时会放出射线,射线通过感光乳胶时,能被乳胶中的溴化银吸收而形成潜影。再经显影、定影作用,把潜影部分的溴化银还原为黑色的金属颗粒,从而可借感光乳胶上银粒的所在部分和灰度,来判断样品中的射线物质分布位置或强度,或通过银粒颗粒计数。此技术能揭示细胞分子水平的动态变化,使之成为显微镜下可见的形态,并可用以做定位和定量分析。

五、细胞器分离与提纯技术

细胞器的提纯一般用差速离心法(differential centrifugation)。用不同的转速将细胞匀浆中的细胞核、线粒体、溶酶体、微粒体等分级离心沉淀下来,这种分离方法简便,但只能作为粗分离,不可能得到很纯的细胞器与组分,因为高压后细胞破碎的膜与颗粒结构常混合在一起(图 2-6)。

为了得到纯的细胞器与组分,经常将差速离心分离的沉淀物,再进行密度梯度离心(density gradient centrifugation),这种离心方法经常是用浓度很大的蔗糖溶液或氯化铯密度梯度溶液做介质。把介质先从离心管底到管口制成几级不同浓度的区带,当不同大小、形状与密度的细胞器加入管面,由于它们的沉降系数不同,在超速离心力的作用下,就会以不同的速度向管下移动,集中到不同区带(这种区带可以用浮力密度表示),可以从不同的区带里分别收集纯度很高的细胞器与组分。

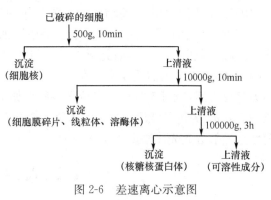

图 2-6　差速离心示意图

第 3 节　细胞培养与细胞融合

细胞培养、细胞融合和细胞显微操作均是实验操作技术,在细胞工程领域中具有非常重要的应用价值。细胞培养即细胞的体外培养,包括单个细胞的培养。简言之,就是在无菌条件下,把动物或植物的细胞从有机体分离出来,置于培养皿中,在适合的环境中,给以营养物质,使细胞能继续生存和生长的一种方法,其优点是能直接观察生活细胞的形态及生长活动,从而了解各类细胞在一定生理状态下所需的各种条件及其反应。

一、体外细胞培养技术

体外培养(culture in vitro)的细胞可分为原代细胞(primary cell)和传代细胞(passage cell)。原代细胞是从机体取出后立即培养的细胞,适应在体外条件下继续培养的细胞称为传代细胞。

任何动物的细胞培养均须从原代细胞培养(primary cell culture)做起。动物很多组织的细胞,如幼体动物的肾、肺、肝、卵巢、精巢、肌肉与肿瘤等组织的细胞较易培养,而神经细胞等较难培养。给予原代细胞良好的营养液与无菌培养环境,细胞很快会贴壁(adherence),原来圆形的细胞一经贴壁就迅速铺展呈多种形态,此后细胞就开始有丝分裂,进入对数生长期。数天之内可形成致密的细胞单层。通过各种传代培养(secondary culture)方法,可以得到各种细胞系(cell line)、细胞株(cell strain)和克隆(clone)等细胞的培养物。培养物可用添加保护剂的培养液,冻存在液氮中长期保存。体外培养细胞的突出优点是简化了环境因素,排除了体内实验时一些复杂因素的影响,便于应用各种物理、化学和生物等外界因素探索和揭示细胞生命活动的规律;便于应用各种不同的技术和方法,研究和观察细胞结构、功能的变化;可长期研究和观察细胞遗传行为的改变;同时提供大量生物形状相同的细胞,特别是以活细胞材料作为研究对象,不仅耗费少,比较经济,而且解决了不能用人体做实验的问题。这是其他实验对象或方法不能比拟的。

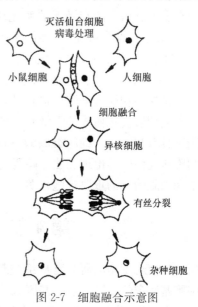

图 2-7　细胞融合示意图

二、细胞融合技术

细胞融合(cell fusion)又称细胞杂交(cell hybridization),即细胞彼此接触时,两个或两个以上的细胞并合形成一个细胞的过程。在自然情况下体内或体外培养的细胞发生融合的现象,称为自然融合(natural fusion),如受精过程。而在体外用人工方法促使相同或不同的细胞间发生融合,称为人工诱导融合(artificial induced fusion)。常用的细胞诱导因子有生物助融剂(如灭活的仙台病毒,图 2-7)、化学助融剂(如聚乙二醇,PEG)和物理的电脉冲融合技术等。

可以进行细胞融合的细胞种类范围很广,从种内、种间、属间、科间,一直到动、植物两界之间的细胞融合都已获得过成功。目前,这一技术已成为研究细胞遗传、细胞免疫、肿瘤和培育生物新品种的重要手段。特别是利用细胞融合技术发展起来的杂交瘤(hybridoma)技术,为研制单克隆抗体开拓了新途径。

三、细胞显微操作技术

显微操作(micromanipulation)技术是在显微镜下,用显微操作装置对细胞进行解剖和微量注射的一种技术。目前生产的显微操作装置的设计愈来愈精密,利用这种微动装置,已有可能对细胞核进行解剖或向核内注射基因。可用于核移植、基因导入、胚胎切割等手术。此技术在研究核质相互关系、基因表达、细胞内微区的作用以及制作转基因动物等方面都有其广泛的应用价值。

四、干细胞技术

干细胞(stem cells,SC)是指存在于个体发育过程中,具有长期(或无限)自我更新、并且能分化产生某种(或多种)特殊细胞的生物学特性的原始细胞。它们是个体的生长发育、组织器官的结构和功能的动态平衡,以及损伤后的再生修复等生命现象发生的细胞学基础。又被称为"万能细胞"(universal cell)。

干细胞技术是新兴的生命科学领域。1999 年和 2000 年,世界最权威的美国 *Science* 杂志连续两年将干细胞和人类基因组计划列为当年的 10 大科学突破之首。为抢占这一科技制高点,世界各国纷纷投入大量的人力、物力和财力加紧研究开发,并已取得应用性成果。美国心脏协会(2005 年 11 月)报道了干细胞治疗心肌梗死的 204 例临床病例的研究报告,认为干细胞对心脏功能的改善效果,是没有任何现有临床药物能够达到的。英国《卫报》网站(2011 年 11 月 6 日)报道干细胞可转化成脑细胞治疗帕金森病。科学家已经能够在体外以干细胞为种子培养为人类的几乎各种组织和器官的细胞,来代替病变或衰老的组织器官的细胞,彻底根绝病源。据《美国新闻与世界报道》周刊最近报道,不久有以下 10 种疾病可能在干细胞研究的春风下被率先攻克,即脊椎损伤、糖尿病、心脏病、帕金森症、Alzheimer病、肌萎缩性侧索硬化症、肺部疾病、关节炎、镰刀型细胞贫血病、器官移植等。干细胞技术作为生物技术领域最具有发展前景和后劲的前沿技术,将可能导致一场医学和生物学革命,给无数疑难病症治疗带来了新的希望。

诱导多功能干细胞(induced pluripotent stem cells,iPS 细胞)是动物体细胞经过诱导因子处理后转化而成的干细胞。被 *Science* 杂志评为 2008 年世界十大科技进展之首。iPS细胞具有和胚胎干细胞类似的发育多潜能性,可以发育成组织和器官,同时规避了胚胎干细胞研究面临的伦理和法律障碍,在医疗领域具有非常广阔的前景。有望成为实施再生医学和细胞治疗的重要细胞来源。

第4节 细胞分子生物学技术

目前对细胞的研究已从细胞整体和亚细胞的超微结构水平深入到分子水平。在揭示细胞基因定位、基因表达、基因调控等细胞的遗传机制以及实现基因转移、改变细胞的基因组分等方面,分子生物学展示了其独特的技术领域。

一、细胞原位分子杂交技术

核酸(DNA 和 RNA)分子由许多单核苷酸分子组成,不同核酸的特性则由单核苷酸分子中碱基的排列顺序决定。根据模板学说,DNA 分子双链双螺旋的形成、DNA 的复制和转录等,都有赖于碱基互补关系。如果有 2 条核酸单链(如 DNA 与 DNA,或 DNA 与RNA),其中一条的碱基顺序恰好与另一条的碱基依次互补配对,则在一定条件下两者可形成核酸复合体;若两者在碱基顺序上不依次互补,则不形成复合体。这种复合体形成的现象称为核酸的分子杂交。应用这一原理检查两种核酸分子碱基排列有无互补关系或互补程度的技术,称为核酸分子杂交技术(nuclear acid molecular hybridization technique)。这一技术通常都是微量操作,进行反应时借助标记(放射性同位素或生物素等)的核酸分子探针,最后用放射性测量或其他检测手段进行识别、判断。原位分子杂交(in situ molecular hybridization,ISH)技术是将细胞或组织切片固定于载玻片上,使细胞中 DNA 或 RNA 在保持原来位置情况下,与标记的核酸进行原位杂交反应,通过放射自显影检测和显微镜观察,可以对所用材料中被杂交的 DNA 分子进行定位、定量分析或观察基因表达(mRNA)的水平。

二、聚合酶链反应

聚合酶链反应(polymerase chain reaction,PCR),又称无细胞克隆法(no cell cloning method),是 20 世纪 80 年代中期发展起来的一种快速的特定的 DNA 片段体外扩增法,在模拟体内条件下应用 DNA 聚合酶反应有目的地扩增某一特异性 DNA 片段。扩增样品经过一个周期的变性—复性—延伸等三步反应就可以产生倍增的 DNA,反复 n 个周期后,理论上就能扩增为 2^n 倍,一般经过 30～40 个周期就能扩增 100 万倍以上。将扩增产物进行电泳,经溴化乙啶(EB)染色,在紫外灯照射下肉眼能见到扩增特异区段的 DNA 带。

PCR 技术得到越来越广泛的应用,除了它的快速、简便、准确、可靠、经济、特异性强等优点外,还由于它能扩增混迹于大量 DNA 中的极微量的靶 DNA 或 RNA 分子,大约在 $10^5 \sim 10^6$ 细胞中有一个靶序列就能扩增出来。而且 PCR 技术对靶 DNA 的纯度要求不高,只需简单的破坏细胞、去蛋白即可,不像 Southern 杂交中对 DNA 的高纯度要求。即使靶 DNA 有所降解,只要引物所处的位置之间有完整的靶 DNA 片段,就无碍于 PCR 特异性扩增。因此,PCR 模板 DNA 可来自一个细胞、一根头发、一滴精斑、血斑、经固定液固定过或石蜡包埋标本,甚至 2000 多年前的木乃伊均可有效地进行扩增。所以该技术除用于遗传病的诊断外,还被广泛地应用于病原体检测、司法鉴定、新品种的培育、物种分类及其他的分子生物学研究。

三、反义技术与 RNA 干涉技术

1. 反义技术 与有功能 RNA(主要是 mRNA)互补结合,并干扰其功能的 RNA 或 DNA,称为反义核酸。利用反义核酸影响相对应 mRNA 的转录、翻译,从而改变细胞生物学功能的技术称反义技术(antisense technique)。反义核酸包括反义 RNA 和反义 DNA,两者均能阻断与其有互补序列的基因表达,在分子生物学和细胞生物学中广泛应用。

(1)基因功能研究:通过转入反义 RNA 或反义 DNA,可以观察和分析与其有互补序列的基因在细胞增殖、分化、发育、代谢等过程中的作用和功能。

(2)病毒基因组功能的研究。

(3)治疗药物:用反义核酸(RNA 或 DNA)治疗病毒性疾病,如艾滋病,用针对 HIV mRNA 序列的反义核酸,阻断 HIV 病毒蛋白的合成。

(4)抑制癌基因:阻断癌细胞的增殖或抑制促进癌细胞侵袭转移的基因表达,从而抑制癌细胞的侵袭转移。

用反义核酸还可杀伤寄生虫等。

2. RNA 干涉技术 由双链 RNA(double-stranded RNA,dsRNA)介导的序列特异的转录后基因沉默机制称为 RNA 干涉(RNA interference,RNAi),又称为 RNA 干扰。应用

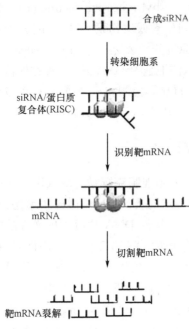

合成siRNA

↓ 转染细胞系

siRNA/蛋白质
复合体(RISC)

↓ 识别靶mRNA

mRNA

↓ 切割靶mRNA

靶mRNA裂解

图 2-8　siRNA 介导的 RNA 干涉

RNA 干涉的原理,研究基因的功能与特异地使基因沉默的方法称为 RNAi 干涉技术(RNA interference technique)。与反义 RNA 技术相比较,典型的 RNAi 技术有着特别的优势、有更大的特异性、高效性和放大性,基本上对任何 mRNA 系列都有着非常高的成功率。每个细胞仅需几个分子的小干涉 RNA(small inter-ference RNA,siRNA)就可产生 RNAi 效应,并可达到缺失突变体(deletion mutant)表型的程度(图 2-8)。

RNAi 是生物体中存在的一种普遍现象,广泛存在于线虫、果蝇、植物、真菌及哺乳动物等多种生物体中。RNAi 是基因组水平的免疫现象,代表了进化过程中原始的基因组对抗来自外来基因表达的保护机制,介导生物体对内源寄生性核酸及外源性病原核酸的防御,并调控蛋白编码基因的表达。根据中心法则,DNA 和 RNA 分别是双链与单链,基因通过 DNA 转录形成单链信使 RNA,通过翻译形成的蛋白质才起作用。德国科学家 Elbashir SM 等(2001 年)在 *Nature* 杂志上发表了用小的 21～23 个核苷酸合成的 dsRNA 可特异性、似瀑布式地降解破坏哺乳类细胞中某种基因转录形成的 mRNA,使之不能翻译形成蛋白质。这种很小的 dsRNA 在作用 48～72h 后,该基因表达形成的蛋白质可减少 90% 以上,而其他基因则不受任何影响。如果将 dsRNA 中的一个核苷酸改变,则丧失 RNAi 作用,因此特异性、专一性和靶向性很强,人们形象地称用这种 dsRNA 干涉技术可使基因敲除(gene knock-out)、基因沉默(gene silencing)或休眠。

从 RNAi 的发现至今,仅仅数年的时间,就已成为生命科学研究中的热点,在美国《科学》杂志评出的 2001 年十大科技成就中,RNAi 位居第二,2002 年则名列 *Science* 杂志十大科学成就之首,充分说明了 RNAi 在生命科学研究中的重要地位。RNA 干涉技术在分子生物学和细胞生物学中将得到广泛应用。

(1) 基因功能的研究:由于 RNAi 能高效特异的阻断基因的表达,因而成为研究基因功能的强有力工具,已有若干实验室运用 RNAi 技术对模式生物进行大规模的基因组筛选。他们主要是针对胚胎发育、细胞分裂、性腺发育等生物学过程,筛选影响和参与其中的关键性基因。

(2) 基因敲除:RNAi 已发展成为一种高效的遗传学实验技术,用于特异性地降低或关闭某些基因的表达,产生基因功能缺失型或基因敲除型表型。例如,Cannell 等用 RNAi 实现了小鼠种系细胞基因敲除。

(3) 基因治疗的新策略:RNAi 已成为当今高效特异,而又简便易行的基因治疗工具。RNAi 在那些基因表达异常增高引起的疾病(如恶性肿瘤、病毒感染)中的作用优于目前抑制基因表达常采用的反义技术和核酶等方法。人们早就在探索利用 siRNA 来治疗肿瘤、AIDS 和免疫缺陷等重大疾病。

(4) 药物筛选:RNAi 可作为鉴定药物靶位及药物筛选的工具,在药物开发中大有作为。RNAi 极大地缩短了从鉴定靶基因到认识其功能的时间,促进了药物发现过程中对已知靶基因功能的高通量分析。

虽然 RNAi 技术已在基因功能研究、基因敲除、基因治疗(gene therapy)以及药物筛选(drug screening)等领域显示了非常广阔的应用前景,但要保证该技术取得成功,仍然有必要对 RNAi 技术进行不断地完善。一些科学家预言,一旦 dsRNA 干涉技术能用于临床治疗艾滋病、肝炎和恶性肿瘤等,这将是病毒性、寄生病原性、突变基因和癌基因表达等所引起的疾病在基因治疗方面的一场新的革命。

提　　要

细胞生物学的发展与其他学科一样,在很大程度上依赖于研究技术的进步与仪器设备的改进。一种新技术或新方法的创立与应用,常常会给学科开辟一个新的领域,或给某一学科带来革命性的变化。细胞生物学的研究方法很多,原理和操作步骤各不相同。

复式显微镜、暗视野显微镜、荧光显微镜、相差显微镜、倒置显微镜、激光扫描共聚焦显微镜等光学显微镜和透射电子显微镜与扫描电子显微镜分别是研究细胞的显微和超微结构的主要仪器。细胞化学免疫荧光技术、显微分光光度测定技术、流式细胞计量术和放射自显影术等细胞化学测定、生化和物理学方法分析细胞组分技术,是研究细胞生物学中结构和功能关系的重要手段。细胞培养、细胞融合、干细胞技术和细胞显微操作在细胞工程领域中具有非常重要的应用价值。细胞原位分子杂交技术、聚合酶链反应技术、反义技术与 RNA 干涉技术等在揭示细胞基因定位、基因表达、基因调控等细胞的遗传机制以及实现基因转移、改变细胞的基因组分等方面,细胞分子生物学展示了其独特的技术领域。

本章仅从细胞形态结构观察、细胞组分的分析、细胞培养、细胞融合和细胞分子生物学技术等方面,对一些常用技术的原理和应用范围作一扼要的介绍,以期能对细胞生物学研究方法有一个基本的了解。在实际工作中,可根据工作需要,有选择地掌握某些特定的方法,以达到自己预定的目的。

Synopsis

Like other disciplines, the development of cytobiology is largely dependent on the technological progress and equipment improvements. The establishment and application of a new technology or method usually could open up a new field or bring revolutionary changes for the subject. There are so many research methods with different principles and operating procedures in cytobiology.

Optical microscopes, including compound microscope, darkfield microscope, fluorescence microscope, phase-contrast microscope, inverted microscope and laser scanning confocal microscope, are used to observe the microstructures of cells while transmission electron microscope and scanning electron microscopy are used to research the ultrastructures of cells. The main means, applying to study the relationship between structures and functions are consisted of cytochemistry, biochemistry and physics analyzing cellular component technologies, such as cytochemistry immunofluorescence, spectrophotometric determination of micro- technology, flow cytometry, autoradiography. Cell culture, cell fusion, stem cell technology and cell micromanipulation have very important application values in cell engineering field. Molecular biology technologies, such as cell in situ hybridization, polymerase chain reaction, antisense technology and RNA interference are especially suitable for revealing cell genetic mechanism of gene localization, gene expression, gene regulation, accomplishing gene transfer and changing gene element.

This chapter mainly introduces the principles and applications of the common techniques from cell morphology, cellular component, cell culture, cell fusion and cell molecularbiology. We hope that students can get a basic understanding to the research methods of cytobiology from this chapter. In the experimental work, please choose the corresponding methods you needed to achieve your goals.

复习思考题

1. 举例说明显微镜技术改进在细胞生物学研究中的作用。
2. 电子显微镜与光学显微镜的主要区别是什么？
3. 为什么说细胞培养技术是细胞生物学研究最基本的技术之一？
4. 什么是细胞融合？试述这项技术的实践意义。
5. 何谓反义技术和 RNA 干涉技术？
6. 何谓原位分子杂交和 PCR 技术？
7. 何谓干细胞技术？试述在临床实践中的应用。

（王培林）

第3章 细胞的起源和分子基础

在有机自然界中,有简单的单细胞生物,也有复杂的高等动、植物,各种生命现象是通过每一个细胞的功能活动来实现的。细胞是构成有机体的基本单位,是有机体生长发育的基础,具有独立有序的自控代谢体系,具有遗传的全能性,没有细胞就没有完整的生命。对细胞的认识和理解成为一切生命活动的基础之基础。细胞具有极为精密的结构体系,从系统进化、化学成分、功能活动等的角度讲,各种生物的细胞具有多种惊人的关联性和同一性。

第 1 节 细胞是基本单位

生命是物质运动的一种特殊形式。生命的基本特征是新陈代谢(metabolism)。生物有机体不断地和周围环境进行着物质和能量的交换,同时在体内不断进行着物质的分解和合成以及能量的转换。在此基础上表现出自我更新、自我调节、自我复制的生命活动,这些生命活动都是以细胞为基本单位进行的。

细胞是由膜包围的原生质(protoplasm)团,通过质膜与周围环境进行物质和信息交流;细胞是构成有机体的基本单位,具有自我复制的能力,是有机体生长发育的基础;细胞是代谢与功能的基本单位,具有一套完整的代谢和调节体系;细胞是遗传的基本单位,具有发育的全能性。

一、细胞是生物有机体形态结构的基本单位

一切生物有机体都是由细胞构成的。单细胞生物只由一个细胞构成;多细胞生物有机体则由数以亿计的细胞构成。由形态相同而功能相关的细胞构成组织,再由各种组织组成器官,由器官组成系统,由各种系统构成一个机体,以实现多细胞生物完整的生命过程。

从机体的个体发育过程来看,无论多么复杂的个体,都是由一个细胞(受精卵)经过不断分裂和分化而形成的。从整个生物界的系统发生过程也充分证明,复杂的多细胞生物是由单细胞生物进化发展而来的。

二、细胞是生物有机体生理功能的基本单位

机体的一切生理活动都是以细胞的生命活动为基础的,机体一切生理活动都是在细胞中进行的。细胞通过物质代谢和能量代谢表现出一系列生命现象,如运动、应激性、生长发育、生殖、遗传变异等。单细胞生物或离体培养的细胞可以由一个细胞独立完成全部生命活动,而高等多细胞生物是由不同形态的细胞组成一个完整机体。每类细胞分担机体的一部分功能,而它们又是生命活动的独立单位,细胞之间高度有序组装起来完成特定功能。

综上所述,细胞无论在结构上,还是功能上,都是机体不可分割的一部分,它服从整体

的活动规律,并与外界保持着密切的联系,因此要揭示生命的本质和规律,就必须以研究细胞的生物学特征为前提,而细胞又是研究分子生物学和整体生物学的枢纽。

第 2 节　细胞的起源与形成

生物有机体是由细胞组成的,最简单的低等生物由单个细胞构成,而复杂的高等生物则由行使各种特定功能的细胞群组成。构成生物体的所有细胞都是由一个共同的祖先细胞进化来的。最初的细胞经过漫长的演化过程,先由简单的有机分子结合成多聚体,再构成蛋白质和核酸等大分子,之后又进一步演变成具有外膜的原始细胞(primitive cell)。原始细胞没有完整的细胞核(因尚无核膜的分化),称为原核细胞。再由原核细胞进化成具有细胞核和丰富细胞器的真核细胞。以后又由真核细胞聚合成群体,进而发展成为多细胞生物。

1. 从无机小分子到有机小分子　大约 40 多亿年前形成了地球。原始地球的大气层主要由二氧化碳、氮气以及少量的氢气、甲烷和水蒸气等组成。这些物质在当时的条件下,可能利用雷雨放电,太阳的紫外线和火山放出的热量等能源形成了简单的有机分子,如氨基酸、核苷酸等。简单的有机分子各自相互结合起来,形成多聚体。一个氨基酸和另一个氨基酸能经肽键相互连接,两个核苷酸能通过磷酸二酯键互相连接起来。这些反应反复进行,便会形成多肽和多核苷酸线性多聚体。

2. 从有机小分子到生物大分子　单个核苷酸之间通过磷酸二酯键连接成多聚核苷酸。遗传信息传递过程中,碱基互补配对原则起了决定作用。例如,多核苷酸 RNA(ribonucleic acid,RNA)由 4 种核苷酸组成,这 4 种核苷酸又分别含有腺嘌呤(adenine,A)、鸟嘌呤(guanine,G)、胞嘧啶(cytosine,C)和尿嘧啶(uracil,U)4 种碱基。由于碱基 A 与 U,C 与 G 能专一地互补配对,在具备聚合的条件下,当 RNA 溶液中加入活化的上述 4 种核苷酸时,便会产生新的 RNA 分子。新生分子中的每一个碱基都与原来分子中的一个相应碱基配对。这样,RNA 分子便能通过碱基的互补配对而进行自我复制。

多核苷酸具有携带信息和具有折叠结构的特点。生命系统的信息被编码在多核苷酸(如 RNA)分子的核苷酸顺序之中,这种信息依靠碱基互补配对作用一代代传递下去。某些 RNA 和金属离子在配对过程中可能起到酶的作用。

氨基酸之间经脱水相互连接形成二肽,由多个氨基酸脱水缩合形成多肽。多肽具有多种多样的三维结构和许多表面反应部位,是细胞结构和功能的基础,可完成细胞的形态构筑和代谢反应功能。

在生命演化的进程中,随机产生的某些氨基酸多聚体,即原始蛋白质可能已具备了酶的特性,它们充当催化剂,催化了 RNA 分子的复制。核苷酸多聚体和氨基酸多聚体在当时是互相依存、互相作用的。氨基酸多聚体在核苷酸多聚体(RNA 分子)复制上起到了催化作用,RNA 则通过三联体密码子(codon)确定氨基酸在蛋白质中的种类和排列顺序,从而指导蛋白质的合成。蛋白质是在核糖体 RNA 上组装的。

3. 从生物大分子到原始细胞的产生　据推测,在生命出现前的原始液体表面,磷脂分子能自发地装配成膜结构,并把能自我复制的 RNA 和蛋白质分子包被于膜结构内,于是这种初级形式的形态实体,经过自然的选择,便形成了原始细胞。

RNA 被认为是最初的遗传物质,早期的化学进化也是建立在 RNA 分子的自我复制基础之上,这一进化阶段被称为"RNA 世界"。随后 RNA 和氨基酸之间有序的相互作用进化成今天的遗传密码,而脱氧核糖核酸(deoxyribonucleic acid,DNA)最终取代RNA成为主要的遗传物质。DNA不同于RNA,它们由互补的多核苷酸组成,以双链形式存在,以这种方式贮存的遗传信息更加稳定,而且还可提供修复的机会。DNA受到损伤时,完整无损的链可充当模板,修复对应的损伤链。

4. 从单细胞生物到多细胞生物　单细胞生物(unicellular organism)以它们能从少数简单的营养物质合成本身所需的所有物质的能力和迅速繁殖的特性,成功地适应了各种不同的生活环境。但是,多细胞生物则具备能开发单细胞不能很好利用的资源的特点,这种选择优势导致了单细胞向多细胞生物的进化。单细胞向多细胞生物进化的方式可能是先形成由单细胞聚集成的群体,再演化成具有各种特化细胞的多细胞生物(multicellular organism)。

多细胞生物进化的早期可能是由单细胞聚集成群体。有些原核细胞,如黏菌(myxomycete)仍营原始形式的群体生活。营群体生活时,每个黏菌分泌的消化酶汇集在一起,能提高摄取食物的效率。故群体能更有效地利用周围环境资源。多细胞生物的另一个特点是细胞产生了特化,同时又能协同合作,形成了一个协调的整体。在高等动物中,清楚可辨的特化细胞类型有200多种。这些特化了的具有许多微细差异的细胞构成了不同细胞系统。

第3节　原核细胞和真核细胞

地球上生存着的所有的生物都起源于原始细胞。原始细胞依靠其增殖能力胜过所有其他竞争者,在进化的过程中取得优势,最终覆盖了地球表面。大约15亿年前,从结构简单的原核细胞(prokaryotic cell)演化成结构复杂的真核细胞(eukaryotic cell)。

一、原核细胞

原核细胞的形成需要具备下列主要条件:包围细胞的细胞膜;储存遗传信息的遗传物质DNA;指导蛋白质合成的RNA和装配蛋白质的细胞器,即核糖体(ribosome)。原核细胞没有核膜,遗传物质集中在一个没有明确界限的低电子密度区,称为拟核(nucleoid)。DNA为裸露的环状分子,通常没有结合蛋白,DNA环的直径约为2.5nm,周长约几十纳米。大多数原核生物没有恒定的内膜系统,核糖体为70S(S指沉降系数)大小。原核细胞构成的生物称为原核生物,均为单细胞生物(unicellular organism)。

1. 支原体　支原体(mycoplasma)的大小通常为0.1～0.3μm,介于细菌与病毒之间,可通过滤菌器。有典型细胞膜,无细胞壁(cell wall),能在培养基上生长。一个双链环状DNA分子均匀散布在细胞内,可指导合成约750种蛋白质(图3-1)。支原体分布广泛,现已从人和动物体内分离出30多种支原体是致病的病原体,如人胸膜肺炎、尿道炎、关节炎等。支原体是目前已知能独立生活的,最小和最简单的生命单位。

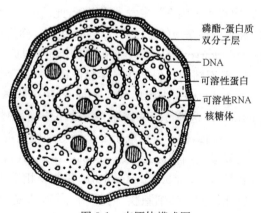

磷酯-蛋白质双分子层
DNA
可溶性蛋白
可溶性RNA
核糖体

图3-1　支原体模式图

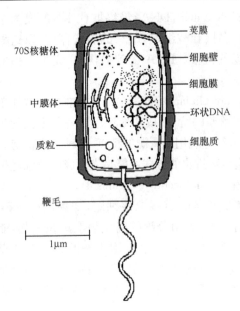

图 3-2　细菌细胞结构模式图

2. 细菌　细菌(bacteria)是现存原核细胞的主要代表,呈球形、杆状或螺旋状,直径在1~10μm之间,具有原核细胞结构的一般特点(图 3-2);第一,具有坚韧的细胞壁(cell wall),其主要成分为肽聚糖,除具有保护细胞的作用之外,还能部分地调节细胞的通透性。第二,具有细胞膜,由磷脂双分子层和蛋白质组成。细胞膜内陷形成复杂的折叠结构称为中膜体(mesosome),其中有小泡和细管样结构,中膜体上有细胞色素,可能还含有合成细胞壁所需要的各种酶类。第三,有细胞质,细菌的细胞质内有许多直径约 25nm 大小的颗粒,为核糖体。核糖体的沉降系数为 70S,由 30S 和 50S 的两个亚单位组成。细菌的细胞质内散布着指导蛋白质合成的 RNA;第四,在细胞质中有一遗传物质比较集中的核区(nuclear area),或称拟核,没有核膜和核仁,这是原核细胞的主要特征。核区在电子显微镜下呈丝状结构,实际是由一条连续的 DNA 分子折叠而成。有些细菌还具备荚膜、鞭毛、菌毛等特殊结构,它们与细菌的运动和侵袭力有关。

二、真核细胞

当大气中氧分子在不断积累时,有些厌氧菌(anaerobe)无疑已经绝迹,有些则找到了无氧的小环境继续营无氧生活,如产甲烷菌。然而,另一些厌氧菌则能与需氧型细菌密切结合,进行共同生活,并逐渐形成了最早的真核细胞。其具体过程可能是原始厌氧生物的后裔吞入了需氧菌(aerobion)并逐步演化而能在氧气充足的自然界生存下来。真核细胞通常比原核细胞体积大而结构复杂,具有细胞核,核内含有细胞的大部分 DNA。由于细胞核被核膜包围,核内的 DNA 能与细胞质完全隔开。细胞质内除核糖体外,还具有复杂的膜性细胞器,如内质网(endoplasmic reticulum,ER)、高尔基复合体(Golgi complex,GC)、溶酶体(lysosome)、过氧化物酶体(peroxisome)、线粒体(mitochondrion)和叶绿体(chloroplast)等,为细胞的各种代谢活动提供了特定的区域。1963 年,Slauterback 采用戊二醛常温固定法制备电镜切片,首次在水螅刺细胞中发现了微管,此后又发现了微丝和中间纤维,这些遍布于真核细胞细胞质和细胞核基质的蛋白质纤维网状结构,称为细胞骨架。由真核细胞构成的生物体称为真核生物(eukaryotes)。真核细胞的结构通常根据不同的显微水平进行描述。

1. 三部结构　根据在光学显微镜下观察到的细胞结构把真核细胞分为三部分:细胞膜(cell membrane)、细胞质(cytoplasm)和细胞核(nucleus),也称为细胞的显微结构(microstructure)。这种传统的描述方法简单明确,内外区域层次分明。

2. 两相结构　应用电子显微镜对细胞内部进一步研究之后,发现在细胞内部还有多种重要的亚显微结构(submicroscopic structure),是由膜性结构组成的,因此将细胞内结构分为膜相结构(membrane structure)和非膜相结构。

膜相结构包括细胞膜、内质网、高尔基复合体、线粒体、溶酶体、过氧化物酶体和核膜等;非膜相结构包括核糖体、中心体、染色质(体)、核仁、微管、微丝、中间纤维、细胞基质和核基质等。

两相结构的概念改变了传统的三部固定结构的概念,而且还补充了一些新的内涵。膜相结构能够很好地显示细胞内部结构的整体性,说明细胞外环境可以通过细胞膜、内质网、核膜而与核区域互相联系,也可以深入理解核膜并不是独立的单层膜结构,而是整个膜系所形成的具有比较复杂结构的双层膜的核被,核物质区域化有利于保护核内的遗传物质以增加其稳定性。

3. 三大功能体系　从超微结构水平上可将真核细胞分为三大功能体系:

(1) 生物膜体系:生物膜系统是指以生物膜为基础而形成的各种膜性结构或细胞器,包括细胞膜、内质网、高尔基复合体、线粒体、过氧化物酶体、溶酶体和核膜等。生物膜的厚度约为 7.5～10nm,在电子显微镜下观察都呈现两层致密度高的深色带夹一层电子致密度低的浅色带的单位膜(unit membrane)结构。主要成分是类脂和蛋白质。构成各种膜结构的膜功能有一定的共性。膜将细胞内分隔成的若干区域有利于代谢反应的有效进行。

(2) 细胞骨架体系:包括细胞质骨架(cytoskeleton)和细胞核骨架(nuclear skeleton),是由一系列纤维状蛋白质所组成的网状结构系统。细胞质骨架主要由微管(microtubule)、微丝(microfilament)和中间纤维(intermediate filament)组成。对维持细胞的形态结构、细胞内物质运输、细胞分裂等多种生理活动起重要作用。

(3) 遗传信息表达结构体系:是由 DNA、RNA 和蛋白质形成的颗粒状或纤维状结构系统。真核细胞核内的染色质(chromatin)主要由 DNA 和蛋白质组成,基本结构单位是核小体(nucleosome),并逐级装配成染色体结构。核仁(nucleolus)有纤维区和颗粒区,在核仁内合成的 rRNA,与蛋白质结合装配成核糖体亚基。核糖体是由 rRNA 和蛋白质构成的颗粒状结构。这一结构体系与遗传信息储存、复制和表达有关。

以上划分细胞的方法也不一定是完善的。因为在细胞生命活动中,不同的生理状态下,其形态结构会有所变化,例如 rRNA 刚从 rDNA 转录形成的初期是呈纤维状结构,后来与蛋白质结合形成颗粒状结构的核糖体。图 3-3 为真核细胞结构模式图。

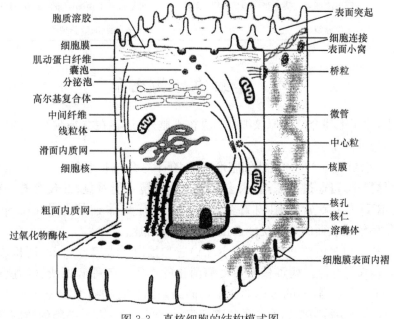

图 3-3　真核细胞的结构模式图

三、原核细胞与真核细胞的比较

1. 相同点

（1）两者在细胞表面都具有脂质双分子层组成的细胞膜,使细胞能与周围环境保持相对的独立性,并通过膜与周围环境进行物质交换。

（2）两者都具有两类核酸（DNA 和 RNA）作为遗传信息贮存和传递的物质,指导细胞内蛋白质的合成。

（3）两者细胞质中都有核糖体,它是细胞内蛋白质合成的场所。

（4）细胞分裂的方式基本上是一分为二。

2. 不同点 原核细胞和真核细胞的主要区别见表 3-1。

表 3-1 原核细胞与真核细胞的比较

比较要点	原核细胞	真核细胞
细胞大小	较小（1～10μm）	较大（10～100μm）
细胞壁成分	主要为肽聚糖	主要为纤维素
细胞质	具70S核糖体,无膜性细胞器,细菌具中膜体、蓝藻具类囊体,无细胞骨架、胞质流动、胞吞和胞吐作用,无中心粒	具80S核糖体,有内质网、高尔基复合体、溶酶体和线粒体等膜性细胞器,有细胞骨架、胞吞和胞吐作用,有中心粒
细胞核	拟核,无核膜及核仁	有双层核膜及核仁
基因组结构	一条环状 DNA,不与组蛋白结合,无或很少重复序列	若干线性 DNA,与组蛋白结合形成染色质（染色体）,有重复序列
转录与翻译	同时同地进行	转录在核内,翻译在细胞质
转录与翻译后大分子的加工与修饰	无	有
运动器官	鞭毛或纤毛由鞭毛蛋白组成,结构简单	鞭毛或纤毛由微管蛋白组成,结构复杂
细胞分裂方式	无丝分裂	有丝分裂、减数分裂

四、非细胞结构生命

在地球上,除了上述介绍的原核细胞和真核细胞外,还存在非细胞结构的生命,这就是病毒和蛋白质感染因子。

1. 病毒 病毒（virus）是一类非细胞形态的,介于生命与非生命形式之间的物质。主要特征是:①个体微小,可通过滤菌器,大多数必须用电镜才能看见;②仅含有一种类型的核酸,DNA 或 RNA;③专营细胞内寄生生活;④具有受体连接蛋白（receptor binding protein）,与敏感细胞表面的病毒受体连接,进而感染细胞。

病毒的结构简单。由核酸（DNA 或 RNA）芯和蛋白质衣壳（capsid）所构成,称核衣壳（nucleocapsid）,衣壳有保护病毒核酸不受酶消化的作用。各种病毒所含的遗传信息量不同,少的只含有 3 个基因,多的可达 300 个不同的基因。有的病毒衣壳外面尚有一层被膜（viral envelope）,这层被膜是病毒粒子脱离细胞时,包被上的宿主细胞的质膜,被膜中含有病毒融合蛋白(viral fusion protein)，如流感病毒。病毒融合蛋白在病毒进入宿主细胞时起着关键作用。

　　病毒只有在侵入细胞以后才表现出生命现象。病毒的生活周期可分为两个阶段：一个是细胞外阶段，以成熟的病毒粒子形式存在；另一个是细胞内阶段，即感染阶段，在此阶段中进行复制和繁殖。感染阶段开始时，病毒的遗传物质由衣壳中释放出来，注入宿主细胞中，首先关闭宿主细胞的基因调控系统和"篡夺"细胞 DNA 的指导作用，然后利用宿主细胞的全套代谢机构，在病毒核酸信息的指导控制下，形成新的病毒粒子。

　　根据寄生宿主的不同，病毒可分为动物病毒、植物病毒和细菌病毒(噬菌体)三大类。

　　类病毒(viroid)是在结构上比病毒还要简单的一类感染物，无蛋白质外壳，仅为一裸露的 RNA 分子。由于它们具有感染作用，类似于病毒，故称为类病毒。它们不能像病毒那样感染细胞，只有当细胞受到损伤，失去了膜屏障，它们才能在供体细胞与受体细胞间传染。目前还没有发现寄生在动物和人类细胞中的类病毒，只寄生在植物细胞中。

　　无论是病毒还是类病毒都不具有独立进行生物合成的能力，它们都是细胞的寄生物，因此在进化上病毒的出现晚于细胞。病毒的前身很可能是在宿主染色体外独立进行复制的质粒(plasmid)。质粒既有 DNA 型的，也有 RNA 型的。它与病毒相似之处主要在于具有专一的核苷酸序列作为复制的起始部位。但它又不同于病毒，不能制造蛋白质外壳，不能像病毒一样从一个细胞传递到另一个细胞。当 DNA 质粒获得了为衣壳蛋白质编码的基因时，即意味着病毒的出现。

　　2. 蛋白质感染因子　1982 年，美国病毒学家 S. B. Prusiner 在患羊瘙痒病(scrapie)的羊体内发现了一种蛋白质因子，证明是羊瘙痒病致病因子，命名为 prion，有人译为"朊蛋白"。Prusiner 的此项发现更新了医学感染的概念，获得 1997 年诺贝尔生理与医学奖。prion 不含核酸，仅由蛋白质构成，在复制方式和感染途径上完全不同于传统概念上的病毒，为了区别于病毒，将其称为"蛋白质感染因子"。蛋白质感染因子本身不能复制，其增殖方式是通过 1 个 PrP^{sc}(具有致病作用的蛋白质)分子与另 1 个 PrP^{c}(正常蛋白质)分子相结合，前者诱导后者变为 PrP^{sc}，形成 PrP^{sc} 二聚体，于是 1 个 PrP^{sc} 分子变成了 2 个。2 个 PrP^{sc} 分子以同样的方式变成 4 个，如此以 2^{n} 形式倍增。在此过程中 PrP^{sc} 起类似模板的作用。蛋白质感染因子的增殖不是基因的过表达所致，仅仅是由于正常蛋白质分子的构象发生转变造成的。PrP^{sc} 分子积累于神经元和其他感染细胞的胞质囊泡中。关于朊蛋白病的病理学损害，普遍认为是 PrP^{sc} 在神经元溶酶体中积聚引起，导致溶酶体膨胀后破裂。现已证明，人类皮质—纹状体—脊髓变性(克雅病，Creutzfeldt-Jakob)、库鲁病(Kuru 病)、Gerstmann-Straussler 综合征、恶性家族性失眠症(fatal familial insomnia，FFI)、无特征性病理改变的朊蛋白痴呆和朊蛋白痴呆伴痉挛性截瘫等是由 PrP^{sc} 蛋白所致。

第 4 节　细胞的形态与大小

一、细胞的形态

　　细胞由于类型不同，生理功能不同，所处的环境条件不同以及细胞间相互关系不同，因而，细胞的形状是多种多样的，但每类细胞多有各自固定的形状。

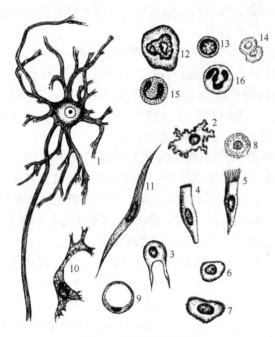

图 3-4　各种形态的细胞

1. 神经细胞；2~7. 各种上皮细胞；3. 卵细胞；9、10. 结缔组织细胞；11. 平滑肌细胞；12~16. 各种血细胞

原核细胞的形状常与细胞外沉积物（如细胞壁）有关，如细菌细胞呈球形、棒状、弧形、螺旋形等不同形状。单细胞动物或植物形状更复杂一些，如草履虫像鞋底状，眼虫呈梭形且带有长鞭毛，钟形虫呈袋状。

在真核细胞，细胞形状与细胞功能和细胞间的相互关系有关。游离的细胞常呈球形或近似球形，如动物的卵细胞、植物的花粉母细胞。人的血细胞多为圆形或椭圆形；具有收缩作用的肌细胞为梭形；传导神经冲动的神经细胞有长长的突起；精子有迅速运动的鞭毛；双凹圆盘状的红细胞有最大的表面积，以利于气体的交换，而且还有最大的变形能力，以利于通过毛细血管，这些都说明细胞的形态和它的生理功能紧密相关（图 3-4）。细胞的形态一方面取决于其完成的生理功能，另一方面还取决于它所处的环境以及与相邻细胞的关系，例如，起支持保护作用的上皮细胞多为扁平形，具有收缩功能的肌肉细胞为梭形，但扁平上皮细胞在离体悬浮培养中成为球形。细胞通过细胞骨架的作用来维持其形态。

二、细胞的大小

一般说来，真核细胞体积大于原核细胞，卵细胞体积大于体细胞，高等动物组织细胞一般比植物细胞小。大多数动植物细胞直径通常在 $20\sim30\mu m$ 间。鸵鸟蛋的卵黄直径可达 5cm，支原体仅 $0.1\mu m$，人坐骨神经细胞可长达 1m。表 3-2 列出几种细胞的大小。

表 3-2　几种细胞的大小（μm）

细胞名称	人卵	变形虫	人口腔上皮细胞	肝细胞	红细胞	伤寒菌	肺炎球菌
大小	120	100	75	18~20	7	2.4×0.5	0.2×0.1

细胞的大小一般要用光学显微镜的测微尺进行测量，其计量单位用微米（micrometer，μm）和纳米（nanometer，nm）表示。它们之间的换算关系是：

$$1m=10^2cm=10^3mm=10^6\mu m=10^9nm$$

人体细胞的大小一般都在光学显微镜的测量范围内（图 3-5）。

细胞的大小差别很大，不同种类的细胞大小各不相同。已知最小的细胞是支原体，其直径约为 $0.1\sim0.3\mu m$，需要借助电镜方可观察到；人体最大的细胞是卵细胞。一般来讲，一定类型的细胞体积是恒定的，这种关系称为"细胞体积守恒定律"。

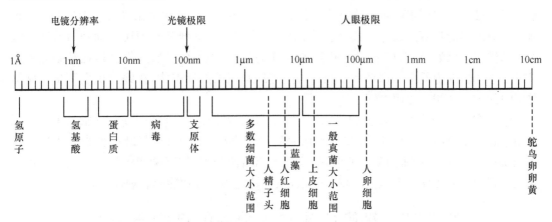

图 3-5　细胞的大小(对数尺从左至右每一大格数值递增 10 倍)

第 5 节　细胞内的化学与分子组成

构成细胞的生命物质统称为原生质(protoplasm)。分析各种细胞原生质的化学组成，含有 50 多种化学元素。其中最主要的是 C、H、O、N 四种元素，约占细胞全重的 90%；此外，还有 S、P、Na、K、Ca、Mg、Cl 等元素；上述化学元素约占细胞全重的 99.9% 以上，称为常量元素(macroelement)；还有 Cu、Zn、Mn、Mo、Co、Cr、Si、F、Br、I 等，含量极微，称为微量元素(microelement)。无论是微量元素还是常量元素，都是细胞生命活动不可缺少的，例如，C、H、O、N、S、P 等是组成蛋白质、核酸、糖类、脂类的主要化学元素；Ca、Mg、K、Na、Cl 是血液和各种体液所必需的成分；I 是合成甲状腺素的成分。

原生质中的所有元素在细胞内都以化合物的形式存在。从化学性质上可以分为两大类：无机化合物(inorganic compound)和有机化合物(organic compound)。

1. 无机化合物　无机化合物主要是水和无机盐类(inorganic salt)。水是原生质中含量最多的一种组分，约占原生质全重的 70%。水是原生质存在的环境条件，也是细胞内各种代谢反应的良好溶剂，与其他细胞组分相互作用，保证了细胞正常的生理活动。无机盐在细胞内的含量占其干重的 2%～5%，都是以离子状态存在，主要的无机阳离子有 Na^+、K^+、Ca^{2+}、Fe^{2+} 等；无机阴离子有 Cl^-、SO_4^{2-}、PO_4^{3-}、HCO_3^- 等。这些无机离子中，有的游离于水中，维持细胞内外液的渗透压和 pH、神经和肌肉的应激性以及酶的活性；有的直接与蛋白质和脂类结合，组成具有一定功能的结合蛋白质，如血红蛋白和磷脂等。

2. 有机化合物　有机化合物包括有机小分子和生物大分子。有机小分子有单糖(monosaccharide)、脂肪酸(fatty acid)、氨基酸(amino acid)和核苷酸(nucleotide)等；生物大分子是由有机小分子构成的，包括多糖(polysaccharide)、脂类(lipid)、蛋白质(protein)和核酸(nucleic acid)等，这些大分子占大多数细胞干重的 80%～90%。有机小分子是生物大分子的基本单位，在细胞内小分子组装成大分子，生物大分子按照特定的方式，组成了特殊结构，表现出高度的特异性和复杂的生物学功能，使生物与非生物之间有了本质的区别。

糖类主要由碳、氢、氧三种元素组成，所以又称为碳水化合物(carbohydrate)。根据组成可分为单糖和多糖。单糖如葡萄糖(glucose)是细胞的主要营养成分，分解后为细胞提供能量，而且还是合成细胞其他成分的原料。单糖分子可以以糖苷键连接起来，少数几个单糖分子连接在一起产生的聚合物称为寡糖(oligosaccharide),而由大量糖分子形成的聚合物称为多糖。多糖是糖的贮存形式,也是细胞的结构成分。寡糖和多糖还在细胞信号转导过程中起作用。例如,寡糖与蛋白质相连,寡糖作为受体,识别蛋白质并将其运送至细胞表面或进入不同的细胞器中。寡糖和多糖还可充当细胞表面的标志物,在细胞识别和多细胞器官组织的细胞间相互作用中起重要作用。

脂类在细胞中主要有功能包括:作为细胞内能量储存的一种重要形式;脂类中的磷脂是细胞膜的主要组成部分;脂类在细胞信号转导中发挥重要的作用,既可作为类固醇激素(steroid hormone),如雄激素和雌激素,又可充当信使分子(如三磷酸肌醇),将细胞外信号从细胞表面受体传导至细胞内的靶分子上,发挥特定的生理功能或病理效应。

第6节　细胞内生物大分子的结构与功能

细胞内的生命物质大部分是由生物大分子组成,它们的相对分子质量在 10 000～1 000 000之间,有机化合物中的蛋白质(酶)、核酸等分子量巨大,结构复杂,具有生物活性,携带着生命信息,决定着生物体的结构和功能,称为生物大分子(biological macromolecule)。

一、蛋　白　质

蛋白质是存在于一切细胞中的生物大分子,是一切机体形态结构和生理功能的物质基础,它是所有的生物大分子中最具多样性的分子,每个细胞中都含有数千种不同的蛋白质,它们在机体中担负着各种各样的生理功能。

1. 蛋白质的化学组成　天然蛋白质是由 20 种不同的 α 氨基酸构成的聚合物,氨基酸是蛋白质的基本组成单位。每种氨基酸都含有一个 α 羧基(—COOH),一个 α 氨基(—NH_2)和一个特异的侧链基团(—R),是含氨基的有机羧酸。其一般结构式的表示见图 3-6。不同的氨基酸侧链的化学特性决定了各氨基酸在蛋白质结构和功能中的作用。

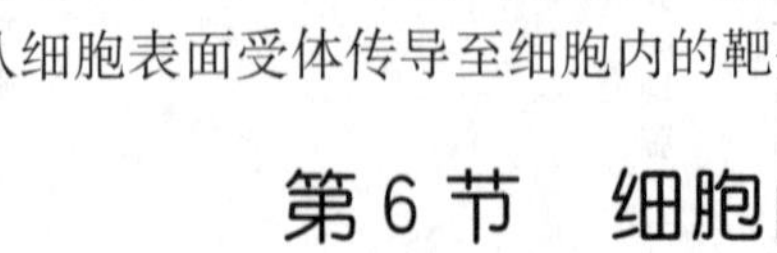

图 3-6　氨基酸分子结构通式

由于氨基酸含有不同的 R 基团,因而构成了不同种类的氨基酸。组成蛋白质的氨基酸有 20 种,氨基酸的名称及缩写符号见表 3-3。

表 3-3　20 种氨基酸名称及缩写符号

名称	3 字符号	1 字符号	名称	3 字符号	1 字符号
丙氨酸(alanine)	Ala	A	苯丙氨酸(phenylalanine)	Phe	F
甘氨酸(glycine)	Gly	G	酪氨酸(tyrosine)	Tyr	Y
丝氨酸(serine)	Ser	S	色氨酸(tryptophane)	Trp	W
亮氨酸(leucine)	Leu	L	天冬氨酸(aspartic acid)	Asp	D
异亮氨酸(isoleucine)	Ile	I	天冬酰胺(asparagine)	Asn	N
苏氨酸(threonine)	Thr	T	谷氨酰胺(glutamine)	Gln	Q
半胱氨酸(cysteine)	Cys	C	赖氨酸(lysine)	Lys	K
蛋氨酸(甲硫氨酸)(methionine)	Met	M	精氨酸(arginine)	Arg	R
缬氨酸(valine)	Val	V	组氨酸(histidine)	His	H
脯氨酸(proline)	Pro	P	谷氨酸(glutamic acid)	Glu	E

最简单的氨基酸为甘氨酸,其 R 基团是一个 H 原子,丙氨酸的 R 基团是一个—CH_3(甲基)。含酸性氨基酸(如天冬氨酸和谷氨酸)较多的蛋白质为酸性蛋白质;含碱性氨基酸(如赖氨酸和精氨酸)较多的蛋白质为碱性蛋白质。氨基酸不仅是蛋白质合成的原料,而且还可以转化为细胞内其他的化合物,如甲状腺素、肾上腺素和黑色素等发挥重要的作用。

2. 蛋白质的分子结构　蛋白质中所含的氨基酸虽然只有 20 种,但组成一个蛋白质分子氨基酸的数目却是很多的,较大的蛋白质分子可由成百上千个氨基酸组成。许许多多的氨基酸都是通过肽键(peptide bond)依次缩合而连成肽链(peptide chain)的。一个蛋白质分子可以含有一条或几条肽链。

肽键是由一个氨基酸分子的 α 羧基(—COOH)和另一个氨基酸分子的 α 氨基(—NH_2)之间脱水缩合而形成的键,肽键将氨基酸连接成链状结构称为肽链(图 3-7)。

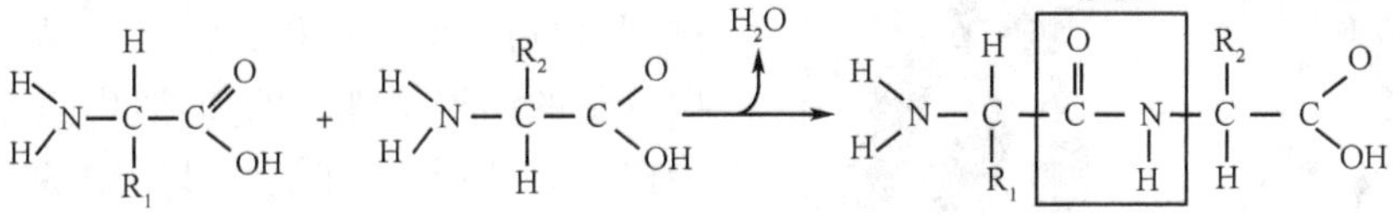

图 3-7　肽键的形成

由两个氨基酸分子脱水缩合而成的化合物称二肽;三个以上的氨基酸分子脱水缩合而成的化合物称多肽(polypeptide)。蛋白质是由几十个到成百上千个氨基酸通过肽键连接而成的生物大分子。按惯例,在书写肽链或蛋白质分子结构时,将游离的氨基(—NH_2)或氨基离子(—NH_3^+)置于开始端;将羧基(—COOH)或羧基离子(—COO^-)置于结束端,分别称为 N 端或 C 端。从 N 端到 C 端用顺序数字表示氨基酸的排列顺序。

人胰岛素分子由 A、B 两条链共由 51 个氨基酸组成,A 链有 21 个氨基酸,B 链有 30 个氨基酸,A、B 链之间通过二硫键(—S—S—)连接,其结构如图 3-8。

多肽链上氨基酸的种类、数目和排列顺序是由基因所决定的。

蛋白质分子具有一级、二级、三级和四级结构。多肽链中氨基酸的种类、数目和排列顺序形成的线性结构就是蛋白质分子的一级结构(primary structure)。一级结构的化学键主要是肽键(称为主键),但在侧链中可以有少量的二硫键(称为副键)。

蛋白质分子的二级结构是在一级结构的基础上,由多肽链本身局部区域的氨基酸规则排列形成的,氢键是稳定二级结构的主要作用力。常见的二级结构有 α 螺旋(α-helix)和 β 折叠(β-sheet)(图 3-9)。

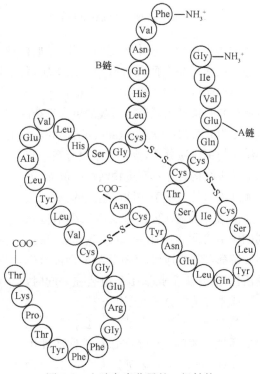

图 3-8　人胰岛素分子的一级结构

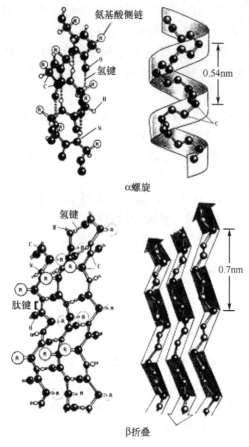

图 3-9　蛋白质的 α 螺旋和 β 折叠

α 螺旋是多肽链中各个肽平面围绕同一轴旋转，形成右手螺旋，肽链内每个肽键的 N—H 中的氢和第四个肽键的 C＝O 中的氧形成氢键（氢键出现在多肽链之内），氨基酸侧链伸向螺旋外侧。每 3.6 个氨基酸残基螺旋盘旋一圈。螺距为 0.54nm，所以每个氨基酸残基上升的高度为 0.15nm。β 折叠是由两条或多条几乎完全伸展的肽链平行排列，肽链间 N—H 中的氢和 C＝O 中的氧形成氢键（氢键出现在多肽链之间），从而稳固 β-折叠结构。肽链的主链呈锯齿状折叠构象，氨基酸侧链交替地位于锯齿状结构的上、下方；各肽链可同向平行排列，也可反向平行排列。二级结构是纤维蛋白分子的结构基础。例如，肌肉组织中的肌动蛋白和肌球蛋白、细胞外基质中的胶原蛋白以及毛、发、鳞、甲等中的角蛋白。

蛋白质分子的三级结构（tertiary structure）是指在二级结构的基础上，蛋白质分子按一定的方式再行盘曲折叠形成的空间结构。主要的化学键有氢键、离子键和疏水键等。在大多数蛋白质中，α 螺旋和 β 折叠由一个多肽链的环形区域连接并折叠成紧密的球状结构，称为结构域（structural domain），后者是三级结构的基本单位。较小的蛋白质分子，如核糖核酸酶或肌红蛋白，只含有一个结构域（单结构域）；而大的蛋白质则含有数个结构域，各结构域均具有特定的功能。

蛋白质分子的四级结构（quaternary structure）是由两条或两条以上具有三级结构的多肽链通过非共价键相互连接形成的更为复杂的空间结构。其中的每条具有独立三级结构的多肽链则称为此蛋白质的亚基（subunit）。并不是所有的蛋白质分子都具有四级结构，但是具有四级结构的蛋白质分子，亚基完整聚合在一起形成四级结构时才具有生物活性。例如，人的血红蛋白是由 4 条多肽链组成的，这 4 条多肽链（4 个亚基）通过与维持三级结构相同的作用力而连接在一起（图 3-10）。每条多肽链都可独立地形成三级结构，但没有生物活性，只有 4 个亚基相互组装在一起时，才形成血红蛋白分子的四级结构。

蛋白质的空间结构保证了蛋白质分子中的活性基团（active group），或称活性中心（active center）能够充分地发挥其生物学效应。

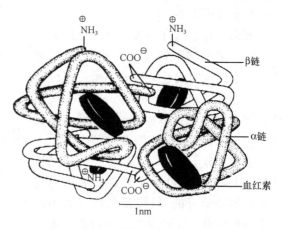

图 3-10　血红蛋白的四级结构

从上述蛋白质的分子结构来看,20种氨基酸的独特化学特性导致蛋白质三维构象的多态性(polymorphism),从而构成了极其复杂多样的蛋白质分子,以适应于它们在细胞中执行各种不同功能的需要。研究蛋白质分子结构与功能的关系,对于了解生命的本质具有重要的意义。

3. 蛋白质的分类 蛋白质的种类繁多、结构复杂。因此,目前还不能根据其结构特点来进行分类,仅可根据其外形、所带电荷、功能和组成成分的不同分类。如果按蛋白质分子的形状来分类,可分为纤维状蛋白和球状蛋白;如果按蛋白质分子在电解质中带电荷的情况来分类,可以分为酸性蛋白和碱性蛋白;如果按其功能来分类,可以分为结构蛋白、调控蛋白、转运蛋白等;如果按蛋白质组分分类,可以分为单纯蛋白质(simple protein)和结合蛋白质(binding protein),前者是水解时只产生氨基酸的蛋白质,例如,清蛋白、组蛋白等;后者是由单纯蛋白质与非蛋白物质相结合而成,非蛋白部分称为辅基(prosthetic group),辅基可以是有机化合物,例如,糖类、脂类、核酸等,也可以是无机化合物,例如,磷酸和某些金属离子等,分别形成糖蛋白、脂蛋白、核蛋白、磷蛋白和铜蓝蛋白等。

4. 蛋白质在生命活动中的作用 蛋白质是细胞内的重要的生物活性物质,在生命活动中起着十分重要的作用。

(1) 结构和支持作用:蛋白质是构成细胞的主要成分,也是生物体形态结构的主要成分。例如,骨骼、肌腱等都含有胶原蛋白。

(2) 催化作用:蛋白质参与细胞内的各种代谢活动。体内绝大多数酶(enzyme)的化学本质是蛋白质,催化细胞内的各种代谢反应。如果酶发生异常改变时,可导致新陈代谢障碍而引起各种疾病。

(3) 传递和运输作用:蛋白质在生物体内起着传递信息(神经组织)和运输氧和二氧化碳(血红蛋白)的作用。

(4) 收缩作用:有些蛋白质具有收缩作用。例如,肌肉细胞中的肌动蛋白与肌球蛋白相互滑动,导致肌肉的收缩。

(5) 防御作用:高等动物和人体细胞防御细菌入侵的抗体就是免疫球蛋白。

(6) 调节作用:细胞内起调节作用的某些肽类激素是蛋白质,具有调节生长、发育和代谢的作用。

蛋白质的功能还涉及控制膜的通透性,调节代谢物质的浓度,控制基因及其表达等方面。因此,蛋白质几乎执行细胞内一切生命活动,没有蛋白质就没有生命。

二、核　酸

核酸是细胞中重要的一类生物大分子。由于最初是从细胞核分离出来,又具有酸性,故称为核酸。现已知,核酸不仅存在于细胞核内,也存在于细胞质中。核酸是生物的遗传物质基础,担负着遗传信息的储存、复制和表达的功能。蛋白质中氨基酸的种类、排列顺序等是由核酸决定的。

1. 核酸的组成和结构 核酸是由数十个乃至数百万个单核苷酸(mononucleotide)聚合而成的复杂的大分子化合物。每个单核苷酸又是由三类小分子化合物组成,即戊糖(五碳糖)、磷酸和含氮碱基。

核酸中的戊糖有两种:核糖(ribose)和脱氧核糖(deoxyribose)(图3-11)。

碱基有两类:嘌呤碱(purine)和嘧啶碱(pyrimidine),前者为双环化合物,后者为单环化

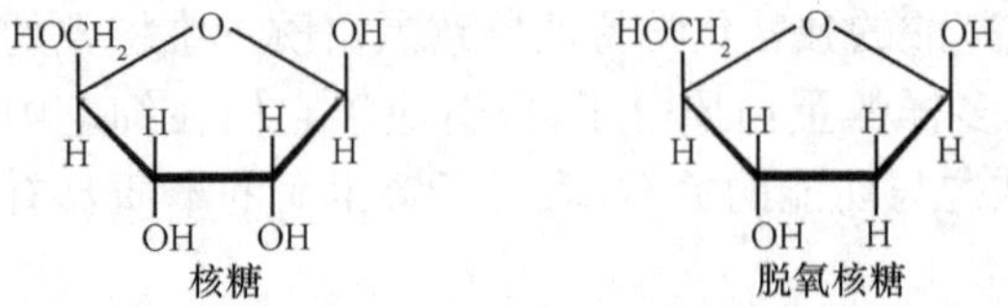

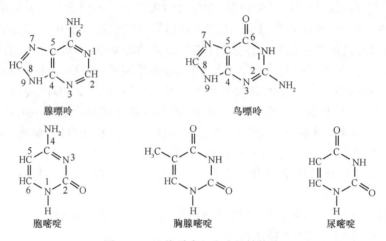

图 3-11 核糖和脱氧核糖的结构式

合物,嘌呤有腺嘌呤(adenine,A)、鸟嘌呤(guanine,G);嘧啶有胞嘧啶(cytosine,C)、胸腺嘧啶(thymine,T)、尿嘧啶(uracil,U)(图 3-12)。嘌呤和嘧啶均为含氮的杂环化合物,故常称为含氮碱基。

图 3-12 几种嘌呤和嘧啶的结构式

由戊糖 1 位碳上的羟基和碱基(嘌呤为 9 位 N,嘧啶为 1 位 N)上的 H 原子结合,结合后脱去 1 分子的 H_2O,所形成的化合物称为核苷(nucleoside),其连接的键称为糖苷键(glycosidic bond)(C^1N^9 糖苷键或 C^1N^1 糖苷键);由核苷 5 位碳上的羟基与磷酸上 H 原子结合,结合后也是脱去 1 分子 H_2O,所形成的化合物就是单核苷酸,其连接的键称为 C^5 酯键(图 3-13)。

由许许多多的核苷酸首尾相接序贯排列,通过前一个核苷酸戊糖 3 位碳上的羟基与后一个核苷酸磷酸上的 H 原子结合,在核酸聚合酶的作用下,脱去 1 分子的 H_2O,形成 C^3 酯键相连,从而把各个核苷酸合成一条多核苷酸链,这就是核酸分子的基本结构(图 3-14)。核酸分子的基本结构有两个基本特征:一是单核苷酸的组成,二是多核苷酸的聚合。在核酸的链状结构中,靠磷酸形成的二酯键(图 3-15),

图 3-13 胞嘧啶核苷酸和腺嘌呤核苷酸

将核苷酸连接成核酸。所以 3′-5′磷酸二酯键对于组成和维持核酸分子结构起着十分重要的作用。

习惯上,按 5′→3′的方向书写 DNA 或 RNA 的碱基序列。多核苷酸链上核苷酸的排列顺序称为核酸的一级结构。无论哪一种核酸都以此结构为基础,通过另一些化学键(主要是氢键)的连接,使单一的长链分子相互盘曲扭合,形成螺旋状的空间立体结构。这种复杂的空间结构对于表现核酸的功能是极其重要的。

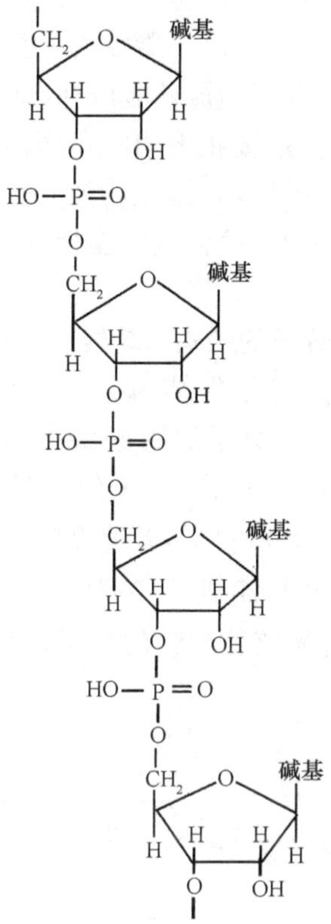

图 3-14　多核苷酸链片段的分子结构

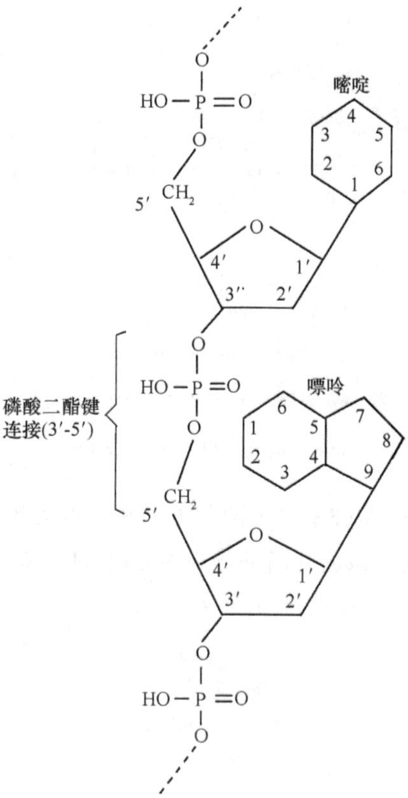

图 3-15　多核苷酸链中的磷酸二酯键

2. 核酸的种类与比较　根据所含戊糖和碱基的不同,将核酸分为两类:即核糖核酸(ribonucleic acid,RNA)和脱氧核糖核酸(deoxyribonucleic acid,DNA),二者的区别见表 3-4。

表 3-4　DNA 和 RNA 的区别

类别名称	主要碱基	戊糖	结构	存在部位	功能
DNA	A G C T	脱氧核糖	双链	主要存在于细胞核中	遗传信息的载体
RNA	A G C U	核糖	单链	主要存在于细胞质中	与遗传信息的表达有关

核苷酸的命名可根据分子中的碱基和戊糖的不同来命名(表 3-5)。

表 3-5　核苷酸的组成和名称

碱基	+	戊糖	→	核苷	+	磷酸	→	核苷酸	→	一磷酸	→	二磷酸	→	三磷酸
A				腺苷				腺苷酸		AMP		ADP		ATP
G		核糖		鸟苷		磷酸		鸟苷酸		GMP		GDP		GTP
C				胞苷				胞苷酸		CMP		CDP		CTP
U				鸟苷				鸟苷酸		UMP		UDP		UTP
A				脱氧腺苷				脱氧腺苷酸		dAMP		dADP		dATP
G				脱氧鸟苷				脱氧鸟苷酸		dGMP		dGDP		dGTP
C		脱氧核糖		脱氧胞苷		磷酸		脱氧胞苷酸		dCMP		dCDP		dCTP
T				脱氧胸苷				脱氧胸苷酸		dTMP		dTDP		dTTP

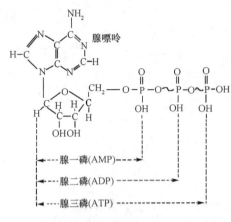

图 3-16　三磷酸腺苷(ATP)分子结构式

核酸链中的核苷酸都是一磷酸核苷酸,但在进行合成时,却都是以三磷酸核苷酸的形式作为原料而出现。除了组成核酸以外,某些核苷酸还在细胞内起着重要的作用。例如三磷酸腺苷(ATP)就是细胞内的储能物质,其高能磷酸键(符号为"～")蕴藏着大量的能量,供细胞代谢之需要(图 3-16)。

3. DNA 分子的结构与功能

(1) DNA 分子的结构:1953 年,Watson 和 Crick 根据 DNA 分子的 X 射线衍射(X ray diffraction)分析,提出了 DNA 分子双螺旋结构模型(double-helix model),其要点如下:

1) DNA 分子是由两条方向相反的多聚脱氧核苷酸链所组成,一条为 5′→3′,另一条为 3′→5′,脱氧核糖和磷酸排在两条链的外侧,构成多聚脱氧核苷酸链的骨架,围绕同一中心轴构成双螺旋结构(图 3-17)。

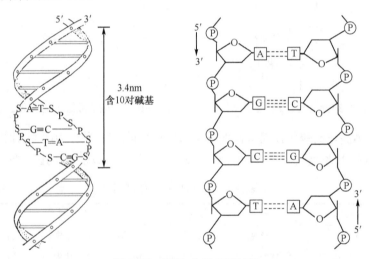

图 3-17　DNA 分子双链结构

2) 每一条链上的碱基伸向内侧,两条链上的碱基是互相对应的,各自伸向内侧的碱基可以形成氢键,一条链上的 A 总是与另一条链上的 T 配对,G 总是与 C 配对。DNA 分子中碱基互补原则为 A=T、C≡G,这是由各个碱基分子结构特征所决定的。A 和 T(或 T 和 A)之间恰好可形成两个氢键,C 和 G(或 G 和 C)之间恰好可形成三个氢键(图 3-18)。

3) DNA 分子中双螺旋的直径为 2nm,螺距(pitch)为 3.4nm,内含 10 个碱基对,亦即相邻碱基对的平均间距为 0.34nm。

DNA 分子双螺旋结构多为线性结构,也有呈环状的结构,如线粒体 DNA 和细菌质粒DNA。如果一条多聚脱氧核苷酸的碱基排列顺序为 5′-AGCTCAATGGCC-3′,则另一条多聚脱氧核苷酸链的排列顺序必然是 3′-TCGAGTTACCGG-5′,这两条链称为互补链(complementary chain),互补链中嘌呤碱基的总数和嘧啶碱基的总数是相等的,即 A+G=C+T。

组成 DNA 分子结构中的碱基对(base pair,bp)数目可以是很大的,而且碱基的排列顺

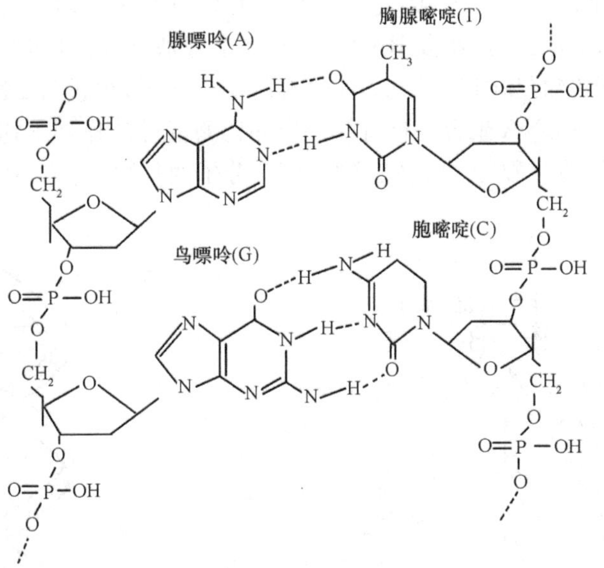

图 3-18　DNA 双链间的氢键形成(分子结构式)

序是随机的,这就决定了 DNA 分子的复杂性和多样性。假如一个 DNA 分子中有 100 个碱基对,则 4 种碱基对的组合方式就有 4^{100} 之多。由于 DNA 分子量是巨大的,所以排列组合方式可以是无限的,在这样复杂多样的 DNA 分子内蕴藏着生物体无数的遗传信息。

(2) DNA 分子的功能:DNA 分子主要有储存遗传信息、自我复制和传递遗传信息的功能。

1) DNA 分子的复制:复制是以亲代 DNA 为模板,合成子代 DNA 的过程。DNA 分子通过自我复制,把储存的遗传信息随着细胞的分裂传给子细胞。复制过程十分复杂,其要点可归纳如下:

i. 半保留复制:通过 DNA 的复制所产生的两条新的 DNA 分子与原来的 DNA 分子完全相同,由于每个子代 DNA 分子的两条多核苷酸链中一条是亲代 DNA 分子,另一条是新合成的,这种复制方式称为半保留复制(semiconservative replication)。

ii. 复制方向:DNA 分子的复制方向是按 $5'{\rightarrow}3'$ 进行的。复制过程中只能把脱氧核苷酸加到多核苷酸链的 $3'$ 端的—OH 上,$3'$ 端为其生长端,所以新合成的 DNA 分子链只能沿 $5'{\rightarrow}3'$ 方向进行。

iii. 复制的半不连续性:DNA 分子的两条链都可以作为模板。复制是从起点开始,双向进行复制,即起点的一侧为 $3'{\rightarrow}5'$ 方向,另一侧为 $5'{\rightarrow}3'$ 方向。在 $3'{\rightarrow}5'$ 模板链上,DNA分子可以沿 $5'{\rightarrow}3'$ 方向连续复制,复制速度较快,完成复制较早,称为前导链(leading strand)。而在 $5'{\rightarrow}3'$ 模板链上,DNA 分子也是按 $5'{\rightarrow}3'$ 方向复制,但是复制是一个片段一个片段的合成,这些片段称为冈崎片段(okazaki fragment)。最后,冈崎片段在 DNA 连接酶的作用下连接起来,形成一条完整的单链。这条 DNA 链的合成较为复杂,完成复制较晚,称为后随链(lagging strand)。由于前导链以 $5'{\rightarrow}3'$ 方向连续复制,后随链以 $5'{\rightarrow}3'$ 方向的冈崎片段不连续复制,因此,DNA 分子的复制方式是半不连续复制(semidiscontinuous replication)(图 3-19)。

iv. 复制时需要引物:DNA 分子在复制时需要 RNA 作为引物(primer),因为 DNA 聚合酶在复制起始时,不能直接起始 DNA 新链或冈崎片段的合成,只能在已有的 $3'$—OH 上聚合脱氧核糖核酸延伸 DNA 链。因此,在 DNA 开始复制时,必须先借助于 RNA 聚合酶以 DNA 分子为模板,先合成一小段 RNA(约 10 多个碱基对),为 DNA 分子提供 3′端,起引导的作用。然后在引物的基础上,在 DNA 聚合酶的作用下,再进行 DNA 的合成。整条链或冈崎片段合成后,在 DNA 聚合酶自身 5′→3′外切酶活性的作用下切除 RNA 引物,在空隙处填补上新的脱氧核苷酸。这时,完成了 DNA 分子的复制(图 3-20)。

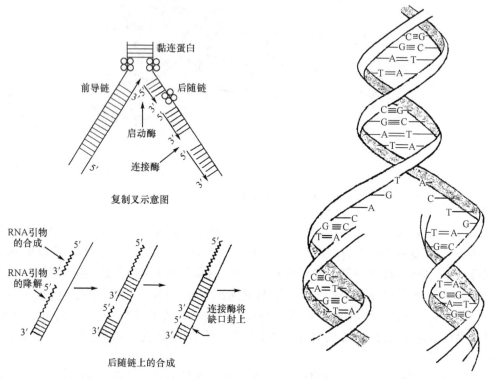

图 3-19　DNA 复制的先行链和后随链　　　　图 3-20　DNA 分子复制示意图

　　v. 复制子:DNA 分子的复制是从一个特定的区域开始,向两个方向同时进行的,但其复制起始点不止一个,而是多个。含有一个复制起始点,能够独立进行复制的 DNA 片断,称为复制子(replicon)。每个复制子大约有 30～300kb,每一个复制子只有起点,没有终点。在复制时,许多复制子同时进行复制,从起点开始,双向进行。在起点的两侧各形成一个复制叉(replication fork),随着复制叉的移动,相邻的复制子汇合,并且相连在一起,当所有的复制子都汇合相连时,形成两条连续的 DNA 分子,DNA 分子的复制才得以完成。

　　2) 传递遗传信息:以 DNA 的反编码链(anticoding strand)为模板,在 RNA 聚合酶的作用下,通过碱基互补配对(base pairing)(A=U、C≡G、T=A、G≡C)合成 RNA 的过程称为转录(transcription)。合成后的 RNA 碱基排列顺序是与 DNA 碱基顺序相对应的。由于 DNA 分子中蕴藏了遗传信息,所以 RNA 分子中也包含了这种信息,通过 RNA 将 DNA 分子中的遗传信息表达为相应的遗传性状。

　　总之,DNA 分子的功能是储存、复制和传递遗传信息。由于 DNA 分子的复杂性和多样性造就了自然界丰富多彩的物种以及个体间的千差万别。

　　4. RNA 分子的结构和功能　　组成 RNA 的基本结构单位是核苷酸,其戊糖为核糖,4 种碱基为 A、U、C、G。RNA 分子是由一条多核苷酸长链所组成,但单链的 RNA 分子有时也可以通过自身回折而形成一定的空间结构。在这种回折的多核苷酸链中,由于碱基互补配对,可形成局部双股螺旋区,称为假双链结构。细胞内的 RNA 主要分布于细胞质中,在细胞核内也有少量存在。在细胞内与蛋白质合成有关的 RNA 主要有三类,主要结构特点和功能见表 3-6。

表 3-6　三类 RNA 分子的结构特征和功能

	mRNA	tRNA	rRNA
在细胞中含量比例	5%~10%	5%~10%	80%~90%
分子量	1×10^5~2×10^6 大小悬殊	$(2.4$~$3)\times10^4$ 约有 70~80 个碱基对	$(0.6$~$12)\times10^6$
沉降系数	6S~25S	4S	5S、5.8S、18S、28S
碱基或核苷酸特点	无稀有碱基	含有较多的假尿嘧啶核苷。此外还含有一些稀有碱基,如甲基腺嘌呤和甲基鸟嘌呤等	无特殊碱基
结构特征	基本上呈线形,部分节段可能绕成环形	呈三叶草形,柄部和基部可成双螺旋形,柄末端有 CCA 三个碱基,其相对端呈环形,有三个碱基形成反密码子	线形,某些节段可能形成双螺旋结构
存在部位	细胞质或核糖体	细胞质或核糖体	细胞质中,常出现由 mRNA 链结合数个核糖体形成的多聚核糖体
功能	转录 DNA 中的遗传信息,并带到核糖体上作为蛋白质合成的模板	运输活化的氨基酸到核糖体上的特定部位。每种氨基酸均由一种或一类特定的 tRNA 转运	是蛋白质合成的场所核糖体的组成部分

（1）信使 RNA（messenger-RNA，mRNA）：所谓"信使"是指起着传递 DNA 分子上遗传信息而言。真核生物的 mRNA 前身是核内不均一核 RNA（heterogeneous nuclear RNA，hnRNA）,在细胞核内合成,经过剪接和加工才成为成熟的 mRNA 并移出核外。所以 mRNA 的作用是从细胞核内的 DNA 分子上转录出遗传信息,将这种遗传信息带到细胞质与核糖体结合,作为合成蛋白质的模板。

（2）转运 RNA（transfer-RNA，tRNA）：tRNA 分子的单链常常自身扭曲成双螺旋（即假双链）结构,整个分子呈三叶草形,靠近柄部有"CCA"三个碱基,与之对应的一端呈球形,称为反密码环,在环上有三个碱基,称为反密码子（anti-codon）（图 3-21）。反密码子可与 mRNA 上的密码子通过碱基互补配对。

tRNA 的作用是在遗传信息表达过程中运输活化氨基酸到核糖体上的特定部位,每种氨基酸均由一种或一类特异的 tRNA 转运,这种转运是按照 tRNA 上的反密码子与 mRNA 上的密码子相对应形成碱基互补来转运特定的氨基酸。

（3）核糖体 RNA（ribosomal-RNA，rRNA）：rRNA 是三类 RNA 分子中分子量最大的一类,代谢更新较慢,"寿命"较长。rRNA 是构成核糖体的重要成分,占核糖体总量的 60%,其余 40% 为蛋白质。核糖体是细胞蛋白质合成的场所。rRNA 和蛋白质相结合维系核糖体的立体结构。

此外,真核细胞内还存在小分子 RNA（small RNA）,包括小核 RNA（small nuclear RNA，snRNA）、小核仁 RNA（small nucleolar RNA，snoRNA）、微小 RNA（micro RNA，miRNA）和小分子干扰 RNA（small interfering RNA，siRNA）等。snRNA 和蛋白质分子

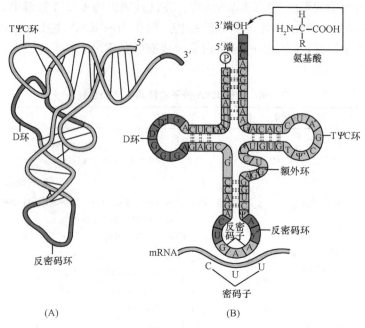

图 3-21　tRNA 的一级结构和空间结构

(A) tRNA 的倒 L 形三级结构；(B) tRNA 的一级结构与二级结构

组成剪接体，参与 mRNA 加工过程中内含子的剪切。snoRNA 参与 rRNA 的加工与修饰。miRNA 和 siRNA 大约含有 21～23 个核苷酸，均可以在转录后和翻译水平干扰以抑制靶基因的翻译。它们产生的机制不同。miRNA 为内源性的，产生于茎环结构的转录产物，而 siRNA 由长的双链 RNA 前体经 RNAⅢ型酶的切割而来，多数是外源性的，如病毒感染等。miRNA 和 siRNA 已经广泛应用于基因功能的研究，并具有治疗多种疾病的前景。

三、核酶与脱氧核酶

1. 核酶　核酶(ribozyme)是指一类具有催化功能的 RNA，亦称 RNA 催化剂。1981年，美国 Thomas Cech 等研究原生动物四膜虫 rRNA 时，首次发现 rRNA 基因转录产物的Ⅰ型内含子剪切和外显子拼接过程可在无任何蛋白质存在的情况下发生，证明了 RNA 具有催化功能。为区别于传统的蛋白质催化剂，Cech 给这种具有催化活性的 RNA 定名为核酶(RNase P，RNA 酶 P)。1983 年，Altman 等在研究细菌 RNase P 时发现，当约 400 个核苷酸的 RNA 单独存在时，也具有完成切割 rRNA 前体的功能，并证明了此 RNA 分子具有全酶的活性。自然界中已发现多种核酶，目前主要有四种核酶能用于反式切割靶 RNA：四膜虫自身剪接内含子、大肠杆菌 RNase P、锤头状核酶和发夹状核酶。

核酶的发现，从根本上改变了以往只有蛋白质才具有催化功能的概念，Cech 和 Altman 也因此而获得了 1989 年的诺贝尔化学奖。

2. 脱氧核酶　脱氧核酶(deoxyribozyme)是一类具有催化功能的 DNA，1994 年，由美国的 Gerald. F. Joyce 定名。脱氧核酶是在体外人工合成的一种具有催化功能的单链 DNA片段，具有高效的催化活性和结构识别能力。DNA 在自然界中主要以双螺旋形式存在，被认为是一种被动分子,仅适合于编码和携带遗传信息,其结构及化学特征限制了本身具备其他功能的可能性。但近年来随着分子生物学技术的发展,发现 DNA 也具有酶的活性。脱氧核酶最重要的一种性质,也是目前研究最活跃的一个方面,是具有通过酯化作用而切割 RNA 分子的功能。DNA 这种独特的性质,使其有可能应用于破坏体内细胞和病毒的 RNA,具有潜在的体内治疗作用。

核酶和脱氧核酶的发现,极大地改变了我们对生命起源和生物进化的概念,并拓展了酶学研究的范围。在科研以及临床领域,可作为基因功能研究、核酸突变分析等新型的核酸工具酶,利用它们能够破坏核酸分子的性质,有望达到抗病毒、治疗肿瘤及遗传性疾病的目的。

提　要

细胞是生物机体结构和功能的基本单位,机体的一切活动都是以细胞的生命活动为基础的。

细胞是生物进化的产物,细胞的形成经历了从无机小分子产生有机小分子物质;从有机小分子物质生成生物大分子物质;由生物大分子演变到原始细胞,再由原始细胞演化成原核细胞和真核细胞等阶段。真核细胞是由原核细胞进化而来,二者在结构和功能上有许多相同之处,真核细胞比原核细胞结构更复杂,功能更完善。病毒结构简单,是非细胞形态的生命体。类病毒和蛋白质感染因子是比病毒更简单的感染因子。

细胞的形态、大小和数目与其结构和功能相适应。细胞内的化学元素在自然界都能找到,由这些化学元素构成各种化合物,包括无机化合物和有机化合物两类。无机化合物包括水和无机盐类;有机化合物包括蛋白质、核酸、酶、糖类和脂类等。

蛋白质是由氨基酸通过肽键依次缩合而成的多聚体,氨基酸的线形排列所形成的多肽链是蛋白质的一级结构,在此基础上形成二级、三级和四级结构。由于蛋白质所含的氨基酸的种类、数目、排列顺序及空间构象的不同,产生为数众多的蛋白质。蛋白质是细胞内重要的生物活性物质,其功能几乎涉及细胞的一切生命活动。

核酸是生物的遗传物质,分为 DNA 和 RNA。DNA 分子是由两条方向相反的多聚脱氧核苷酸链组成,其碱基的排列顺序蕴藏着遗传信息。DNA 分子可以自我复制,将遗传信息传给下一代,还可通过转录将遗传信息传给 RNA 并翻译成蛋白质,将遗传信息表达出来。RNA 分子由一条多聚核苷酸链组成,它是以 DNA 分子的非编码链为模板合成的。根据 RNA 分子在遗传信息表达过程中所起的作用将其分为三类:mRNA、tRNA 和 rRNA。

自然界中绝大多数的酶是由蛋白质构成,近年来发现 RNA 和 DNA 也具有催化功能,分别称为核酶和脱氧核酶。

Synopsis

Cell is the basic unit of structure and function of organism. Cells are responsible for everything that gose on inside the organism.

Cells are the products of biological evolution, which have experienced from inorganic small molecules to organic small molecules, from organic small molecules to biological macromolecules, from biological macromolecules to original cell, from original cell to prokaryotic cell and eukaryotic cell. Eukaryotic cell, evolved from prokaryotic cell, is more complicated than prokaryotic cell. There are many similarities between them both in structure and function. The virus is a non—cell organism. The structure of virus is simple. Viroid and prion are simpler than virus.

Cellular morphology, size and number accommodate its structure and function. Intracellular chemical elements, including inorganic compounds and organic compounds, can be found in the nature. The inorganic compounds include water and inorganic salts, the organic compounds include proteins, nucleic acids, enzymes, carbohydrates and lipids.

Protein is a condensation polymer of the amino acids by peptide bond. The linear arrangement of amino acid polypeptide chain forms the primary structure, basis of which forms the secondary, the tertiary and the quaternary structure. There are many kinds of proteins due to the difference in numbers, types, orders and space conformation of the amino acids in the proteins. The protein is an important biologically active substance in the cells, the function of which is involved in almost all the life activities.

Nucleic acid is the biological genetic material, including DNA and RNA. A DNA molecule consists of two complementary chains of nucleotides. The structure of DNA provides a mechanism for heredity. DNA can self—replicate and transfer genetic information to the next generation. DNA transfers the genetic information to RNA through transcription and expresses the genetic information through translation into protein by RNA. Transcription produces RNA complementary to one strand of DNA. The RNA is divided into mRNA, tRNA and rRNA according to their actions in the genetic expression.

Most of the enzyme is made up of proteins. In recent years it is found that RNA and DNA also have the catalytic functions. They are called ribozyme and deoxyribozyme respectively.

复习思考题

1. 原核细胞与真核细胞在结构和功能上有何异同?
2. 什么是生物大分子? 简述蛋白质、核酸的结构及功能。
3. DNA 分子的结构要点有哪些?
4. 简述 DNA 复制的特点。
5. 简述 RNA 分子的类型、结构特征和功能。

（李　莉）

第4章　细胞膜的化学组成及特性

细胞膜（cell membrane）是将原生质与周围环境相分隔的一层界膜，又称为质膜（plasma membrane）。光镜下看不清楚细胞膜的结构，仅呈现为一层与周围环境折光性和着色程度不同的界限。在电镜下观察，细胞膜呈现出"暗-明-暗"的三层结构，即内外各有一层电子密度（electron density）高的致密层，中间为电子密度低的浅色层，总厚度约为7.5nm，具有这种三层结构的膜称为单位膜（unit membrane）（图4-1）。

在真核细胞中，除质膜以外，细胞内还有构成各种细胞器的膜，如内质网膜、高尔基复合体膜、溶酶体膜及核膜等，统称为胞内膜（endomembrane）。胞内膜的厚度虽然与细胞膜不尽相同，但也同属于单位膜，即在结构上与细胞膜一样，均具有典型的三层结构，这在一定程度上反映了细胞的整体性以及膜发生的同源性。现在将细胞膜和胞内膜统称为生物膜（biomembrane）。

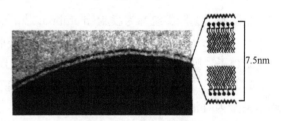

图4-1　电镜下的单位膜

生命的进化过程中，细胞膜的形成具有十分重要的意义，可视为由非细胞的原始生命体演化为细胞生物的一个转折点。首先，细胞膜构成了细胞结构上的边界，使细胞具有一个相对稳定的内环境，使原始生命体获得了更大的相对独立性。其次，细胞膜是一个具有高度选择性的滤过装置和主动的运输装置，可以有选择地从周围环境摄取营养，排出代谢产物，从而大大提高了生命体与周围环境进行物质交换的水平。第三，细胞膜还是细胞对外界信号的感受装置，介导了细胞外因子对细胞引发的各种反应，提升了细胞与周围环境的信息传递水平。细胞膜的出现使原始生命体有了进一步的生存和发展能力，推动了细胞内物质向更高级的形态和功能分化。

细胞膜最基本的功能是维持细胞内微环境的相对稳定，并与外界环境不断地进行物质交换以及能量和信息的传递。另外，实验证明细胞膜与细胞起源、细胞生长与分化、细胞识别、免疫、物质运输、信息传递、代谢调控、能量转换、神经传导以及肿瘤发生等均有密切的关系。

第1节　细胞膜的化学组成

在各种不同类型的细胞中，构成细胞膜的化学成分基本相同，主要成分是脂类、蛋白质和少量糖类，此外，还含有水、无机盐和金属离子等。三种成分的比例在不同细胞的质膜中差异很大，对大多数细胞来说，膜脂约占50%，蛋白质占40%～50%，糖占1%～10%。脂类在膜中主要起骨架作用，而各种蛋白质则决定膜的特殊功能，不同类型细胞膜组成成分的比例很不一致，如脂类与蛋白质的比例，其范围可从1∶4～4∶1。一般来说，蛋白质的含量与种类越多，膜的功能越复杂（表4-1）。

表 4-1 不同细胞膜中膜脂与膜蛋白的比例

膜的种类	蛋白质	脂质	蛋白质/脂质
神经髓鞘	18	79	0.23
红细胞膜	60~80	20~40	1.5~4
内质网膜	67	33	2.0
线粒体内膜	76	24	3.1
HeLa 细胞膜	60	40	1.5
细菌细胞膜	70~80	20~30	2~4

一、膜　脂

生物膜上的脂类统称为膜脂(membrane lipid)。其分子排列成连续的双层,构成质膜的基本骨架。每个动物细胞的细胞膜上约有 10^9 个膜脂分子,即每平方微米的质膜上约有 $5×10^6$ 个膜脂分子。膜脂主要包括磷脂(phospholipid)、胆固醇(cholesterol)和糖脂(glycolipid)三种。

1. 磷脂　磷脂是膜脂的基本成分,在三种膜脂中含量最高,约占全部膜脂的50%以上。磷脂又分为甘油磷脂和鞘磷脂两种。

(1) 甘油磷酯(phosphoglycerides)主链为甘油-3-磷酸,甘油分子中的另外两个羟基都被脂肪酸所酯化,磷酸基团又可被各种结构不同的小分子化合物酯化后形成各种磷酸甘油酯。根据磷脂酰碱基的不同,甘油磷脂又分为磷脂酰胆碱(卵磷脂)(phosphatidylcholine,PC)、磷脂酰乙醇胺(脑磷脂)(phosphatidyl ethanolamine,PE)、磷脂酰丝氨酸(phosphatidylserine,PS)和磷脂酰肌醇(phosphatidylinositol,PI)等(图 4-2)。通常含量最高的是磷脂酰胆碱,其次是磷脂酰乙醇胺。

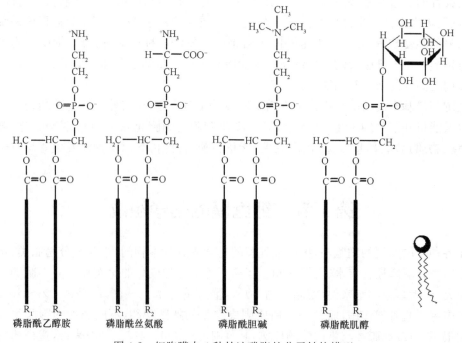

图 4-2 细胞膜中 4 种甘油磷脂的分子结构模型

磷脂酰碱基带有电荷,和甘油一起构成磷脂分子的极性头部(polar head),具有亲水性(water affinity)。两条脂肪酸链与甘油骨架相连,构成非极性的尾部(nonpolar tail),具有明显的疏水性(hydrophobic nature)。这种一头亲水一头疏水的分子称为双亲媒性分子或兼性分子(amphoteric molecule)(图 4-3)。

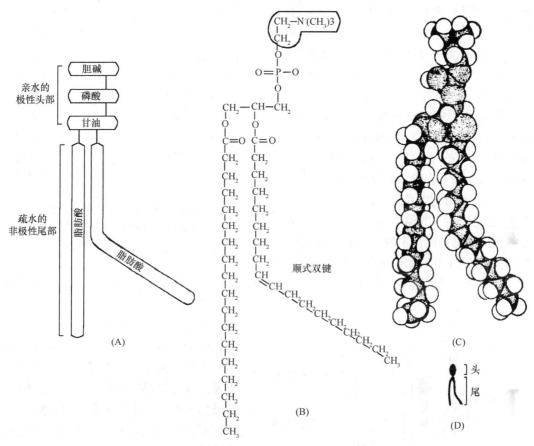

图 4-3　磷脂酰胆碱的分子结构(仿 B. Alberts 等)

(A) 分子结构示意图;(B) 结构式;(C) 空间结构模型;(D) 空间结构符号

(2) 鞘磷脂是鞘氨醇衍生物,它由一分子磷脂酰胆碱与一条脂肪酸链通过鞘氨醇骨架(一种长的不饱和碳氢链的氨基醇)结合而成。与甘油磷脂结构相似,也具有双亲媒性。

在磷脂分子中,脂肪酸链的长度和不饱和度不同,一般脂肪酸链的碳原子数在 12～24 之间都是偶数,其中以 16 碳和 18 碳为多,通常在一条脂肪酸链中含有一个或多个双键(不饱和),另一条脂肪酸链则不含双键(饱和)。

磷脂分子逐个相依地整齐排列构成膜的骨架结构,其尾部脂肪酸链的长度和饱和度的不同能影响磷脂分子的相互位置,从而影响膜的流动性。而头部基团的大小、形状及所带电荷则与磷脂-蛋白质的相互作用有关。

2. 胆固醇　胆固醇是另一类重要的膜脂,一般只存在于真核细胞膜上,其含量在各种动物细胞膜中均较高,有些细胞膜中的胆固醇含量甚至可与磷脂相等。胆固醇是一个具有盘状分子结构的化合物,由 4 个联合在一起的甾环构成主体,具有刚韧性结构特点。甾环本身为非极性,羟基基团连接于甾环上构成其极性头部,甾环的另一端与一条脂肪酸链相连形成非极性的尾部(图 4-4)。

胆固醇散布于磷脂分子之间,其极性头部紧靠磷脂分子的极性头部,将固醇环固定在近磷脂头部的碳氢链上,其余部分游离,其刚性的盘状甾环结构使与之相邻的磷脂分子的尾部不易活动(图 4-5),通过这种作用,胆固醇可以阻止磷脂的凝集,从而对膜的物理状态(即膜的稳定性和流动性)进行调节。

3. 糖脂 糖脂为含有一个或数个糖基的类脂,普遍存在于原核和真核细胞的细胞膜上,其含量约占膜脂总量的 5%。在神经细胞膜上糖脂含量较高,约占 5%~10%。动物细胞膜中的糖脂与鞘磷脂结构类似,也是鞘氨醇的衍生物,只是由 1~15 个或更多的糖基取代了磷脂酰胆碱作为极性的头部,两条烃链为疏水的尾部。

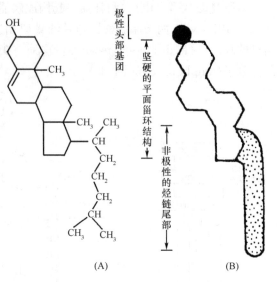

图 4-4 胆固醇分子的分子式和示意图
(引自 B. Alberts 等)
(A) 分子式;(B) 分子示意图

最简单的糖脂为半乳糖脑苷脂(galactocerebroside),只含有一个半乳糖残基,富含于神经纤维髓鞘膜中。最复杂、变化最多的是神经节苷脂(ganglioside),除含有半乳糖和葡萄糖基外,还含有一个或多个唾液酸残基。神经节苷脂是神经细胞膜的重要组分,同时又是膜上的一类受体,已知破伤风毒素、霍乱毒素、干扰素、促甲状腺素、绒毛膜促性腺激素及 5-羟色胺等的受体就是不同的神经节苷脂。

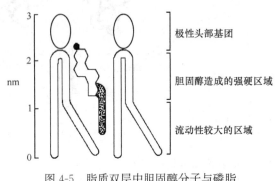

图 4-5 脂质双层中胆固醇分子与磷脂分子的相互关系

上述膜脂分子具有的兼性分子特点,赋予其独特的物理性质,形成了生物膜的脂质双分子层结构。

二、膜 蛋 白

生物膜所含的蛋白质,称为膜蛋白(membrane protein),约占细胞总蛋白含量的 25%。与膜脂不同,膜蛋白的种类繁多,性状和功能各异,研究表明,膜蛋白主要是球状蛋白质,有单体,也有多聚体。膜蛋白是膜功能的主要承担者和执行者,如有催化代谢反应的酶蛋白、进行物质运输的转运蛋白、与细胞连接有关的连接蛋白以及可感受或传递信息的受体或抗体等。

根据膜蛋白与膜脂的相互作用方式及其在膜上所处的位置的不同,膜蛋白可分为外在蛋白(extrinsic protein)和内在蛋白(intrinsic protein)两大类。

1. 外在蛋白　又称为外周蛋白(peripheral protein)，一般约占膜蛋白总量的 20%～30%，红细胞膜中可达 50%左右。外周蛋白多数为水溶性蛋白(water soluble protein)，分布于膜的内外表面，暴露在水相之中，通过离子键、静电作用或氢键等弱的非共价键与膜脂分子的极性头部结合，或通过与内在蛋白相互作用间接与膜结合(图 4-6⑦～⑧)。这种结合相对较为松散，很容易分离提取，例如用高、低渗溶液或极端 pH 的溶液即可将其分离出来。

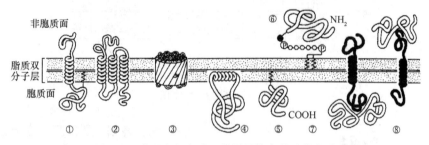

图 4-6　膜蛋白与脂质双分子层结合的几种方式

2. 内在蛋白　又称为整合蛋白(intergral protein)，约占膜蛋白总量的 70%以上，在功能复杂的膜中含量较多。内在蛋白多为兼性分子，由非极性氨基酸构成其疏水部分，插入膜内，通过共价键连接直接与脂双层的疏水区域相互作用，极性氨基酸构成的亲水部分则暴露于脂双层的内外表面。由于这类蛋白以不同程度嵌入脂双层的内部，故又称为镶嵌蛋白(mosaic protein)。其中有些蛋白贯穿整个脂质双层，两端暴露于膜的内外环境之中，称为跨膜蛋白(transmembrane protein)。

内在蛋白与膜脂的结合主要有 5 种方式(图 4-6①～⑥)：①单次穿膜，跨膜蛋白以单条α-螺旋贯穿脂质双层。②多次跨膜，跨膜蛋白以数条 α 螺旋多次折返穿越脂质双层。③形成 β 筒，即跨膜蛋白以 β-片层卷起成筒状贯穿脂双层。④～⑤非穿越性共价结合，膜蛋白位于胞质，但其肽链的疏水端锚入脂双层的胞质侧单层或与胞质单层的烃链或基团共价结合。⑥肽链与磷脂酰肌醇结合，膜蛋白通过一寡糖链共价结合于与膜的非胞质面脂质单层中的磷脂酰肌醇上。内在蛋白与膜脂分子的结合相当牢固，不易分离，只有用去垢剂使膜崩解后才可能将其分离出来。

内在蛋白不仅是结构蛋白，具有支持功能，同时还具有多种生物学功能，如参与细胞的物质运输、能量传递、神经传导、信息传递等。

三、膜　糖　类

所有真核细胞膜表面均含有糖类，称为膜糖，总量约占膜重量的 2%～10%。膜糖不单独存在，是以低聚糖(oligosaccharide)或多聚糖链形式共价结合于膜蛋白，形成糖蛋白(glycoprotein)；或者以低聚糖链共价结合于膜脂，形成糖脂(图 4-7)。

大部分寡糖(oligosaccharide)链都以直链(straight chain)或分枝状链(cladodromous)结合于膜蛋白上。一个糖蛋白分子往往有多条寡糖侧链，如人红细胞 MN 血型糖蛋白共含 16 个低聚糖侧链(图 4-8)。一个糖脂分子上只连接一个糖残基或一条直链的寡糖链，糖脂的含量不到膜单层脂质总量的 1/10。糖链全部伸出于膜的非胞质面，即在质膜上位于细胞

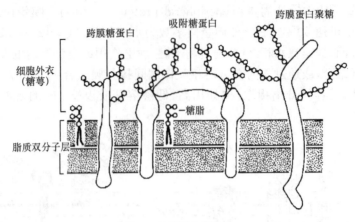

图 4-7　糖脂与糖蛋白

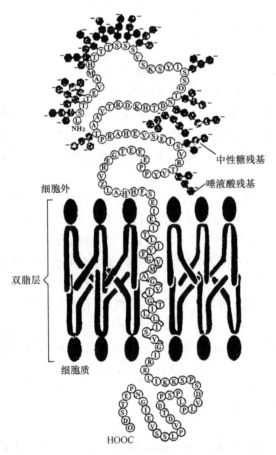

图 4-8　人红细胞膜中 MN 血型糖蛋白分子图解

外侧,而在各细胞器的膜上位于腔面,构成膜表面的微环境。此外,膜糖也可以多聚糖链形式与膜蛋白共价结合,形成蛋白聚糖(proteoglycan),主要见于细胞外表面,往往构成细胞外基质的一部分。

自然界中发现的糖类有 100 多种,而动物细胞膜上构成寡糖链的单糖残基主要有 7 种,分别是半乳糖、甘露糖、岩藻糖、葡萄糖、N-乙酰半乳糖胺、N-乙酰葡萄糖胺和唾液酸。尽管糖基的种类不多,且构成寡糖链的糖基数目也较少,一般不超过 15 个单糖残基,但它们的排列顺序、分枝连接样式以及与膜蛋白连接方式等多种多样,因而使糖链极具多样性(diversity),使得不同细胞表面具备特异的分子图像,从而构成了细胞表面具备特异性抗原及相互识别的分子基础。

膜糖的功能还不完全清楚,除了与细胞免疫、细胞识别有关外,还参与细胞之间的黏着连接,并具有润滑保护作用。此外,某些跨膜蛋白上的寡糖链可能还有助于蛋白质在膜上的定位及固定,可防止其滑入细胞质或在脂质双层中翻转。

第 2 节　几种有代表性的质膜模型

细胞膜主要由脂类、蛋白质以及少量糖类构成,这些成分是如何有机地结合在一起构成完整的细胞膜的呢?关于细胞膜分子结构的问题,至今已提出多种分子结构模型,虽然这些模型各有其局限性,不能完全对膜的功能进行说明,但却从不同侧面解释了膜的分子构成,使人们对细胞膜的分子结构有了深刻的认识。下面介绍几种有代表性的模型。

一、片层结构模型

1935 年,James Danielli 和 Hugh Davson 提出片层结构模型(lamella structure model),该模型认为细胞膜中有两层磷脂分子,构成脂质双层。每个磷脂分子的亲水端朝向膜的内外表面,而其疏水端在膜的内部彼此相对,球形蛋白分子附着在脂双层的两侧,形成蛋白质-磷脂-蛋白质的三层结构。1954年又对该模型加以修改:膜上有一些二维伸展的孔,孔的表面也是由蛋白质包被的,这样使孔具有极性,可提高水对膜的通透性(图4-9)。片层结构模型在实验的基础上首次描述了膜上脂质分子与蛋白质的可能排布情况,对后来的膜分子结构模型研究以很大的启示。

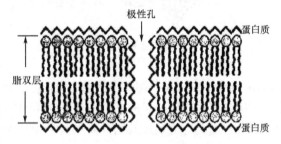

图 4-9 片层结构模型

二、单位膜模型

单位膜模型(unit membrane model)是在 20 世纪 50 年代末由 J. D. Robertson 提出。他用电镜观察细胞膜和其他细胞器的膜,发现所有的生物膜的厚度基本一致,且均呈现"暗-明-暗"的三层结构,即内外两侧为电子密度高的暗线,厚度为 2nm,中间为电子密度低的明线,厚度为 3.5nm,膜总厚度约为 7.5nm,这种三层夹心结构(sandwich)膜在细胞中普遍存在,故称单位膜。并推测膜的内外两侧为蛋白质,中间为脂质双分子层,蛋白质通过静电作用与磷脂极性端相结合,这就是单位膜模型(图4-10)。

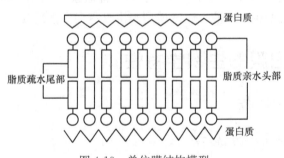

图 4-10 单位膜结构模型

此模型指出了各种生物膜在形态结构上的共性,具有理论上的参考意义。但它将膜视为一种静态的单一结构,无法解释膜的动态变化及各种膜的功能差异。

三、液态镶嵌模型

20 世纪 60 年代后,由于生物学研究中新技术的应用,使人们对膜的分子结构有了更深刻的认识。1972 年 S. J. Singer 和 G. L. Nicolson 在单位膜的基础上提出了液态镶嵌模型(fluid mosaic model),并随即得到了多种实验结果的支持。该模型认为,细胞膜是由流动的脂质双分子层中镶嵌着球形蛋白按二维排列的液态体,流动的脂质双分子层构成了膜的连续主体,蛋白质则以不同方式和深度嵌入脂分子层中。脂质分子和蛋白质分子均可在膜的平面进行侧向运动,大部分膜是不对称的,膜的内部及内外表面具有不同功能的蛋白质(图4-11)。

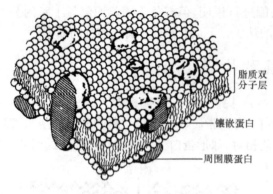

脂质双
分子层

镶嵌蛋白

周围膜蛋白

图 4-11　液态镶嵌模型

此模型的主要特点是强调了膜的流动性和膜蛋白分布的不对称性，它以动态的观点分析膜中各化学组分的相互关系，比较合理地解释了膜结构的动态变化及膜的功能差异，是目前普遍为人们接受的一种模型。但液态镶嵌模型也有不足之处，它忽视了蛋白质分子对脂质分子的限制作用，没有说明流动的液态膜如何在变化过程中保持其相对完整性和稳定性。

在液态镶嵌模型的基础上，1975 年，由 Wallach 提出了晶格镶嵌模型（crystal mosaic model），认为生物膜中流动的类脂是在可逆地进行无序（液态）和有序（晶态）的相变过程，膜蛋白对脂质分子的活动具有限制作用，镶嵌蛋白和其周围的脂质分子形成膜中的晶态部分，而具有流动性的脂质在二维排列的膜脂分子层中呈小片的点状分布，因此脂质的流动性是局部的，而非整个脂质双层都在流动。1977 年，由 Jain 和 White 提出了板块镶嵌模型（block mosaic model），指出流动的脂质双分子层中存在着大小不同的，能彼此独立移动的，为有序结构的脂质区，这些有序结构的脂质区被无序结构的脂质区所分割。以上两种模型比较合理地说明了生物膜既具有流动性，又具有完整性和相对稳定性的原因，但实际上是对液态镶嵌模型的补充和完善。

所以，液态镶嵌模型能够真实地说明膜的结构和属性，被学术界所普遍接受，是深入研究生物膜公认的依据。以后提出的一些模型相对于液态镶嵌模型来讲没有根本性的改变。

第 3 节　细胞膜的生物学特性

细胞膜的主要特性表现为流动性和不对称性。

一、细胞膜的流动性

膜的流动性（fluidity）是生物膜结构的基本特征之一，是指组成膜分子的运动性。早期的概念主要是指膜脂分子的运动，现在也包括膜蛋白的运动。由同一种磷脂人工合成的脂质双层，在一个凝固点上可由液态转变为晶态（凝胶状态），这种状态的变化称为相变（phase transition）。同样，生物膜也具有这种特性，构成膜的组分的排列既是有序的，又是可以流动的，因而脂质双分子层具有液晶态（liquid crystalline state）的性质。在一定温度下，可以从流动的液晶态转变为晶态（crystalline state），温度改变时，又可由晶态转变为液晶态，引起相变发生的温度称为相变温度。在相变温度以上时，膜处于流动的液晶态，构成膜的脂质分子和蛋白质均处于运动状态，这是保证膜功能正常的重要条件。

1. 膜脂的流动性　应用多种物理学技术如电子自旋共振、核磁共振等可对膜脂分子的运动进行测量。研究表明，在相变温度以上时，膜脂分子有以下几种运动方式（图 4-12）：

（1）侧向扩散（lateral diffusion）：脂质分子在同一单层内沿膜平面不断侧向移动互换位置。这种运动极易发生，且速度很快，每秒钟可达约 10^7 次。

（2）旋转运动（rotation）：脂质分子围绕垂直于膜平面的轴进行快速自旋转，每秒钟约 $10^8 \sim 10^9$ 次。

（3）左右摆动（bilateral wobble）：脂质分子位置不变，而是围绕与膜平面垂直的轴进行左右摆动。膜脂分子的烃链尾部摆动幅度较大，而靠近极性头部摆动幅度较小。

（4）翻转运动（flip-flop）：脂质分子从脂双层的一层翻转到另一层。这种运动极少发生，且速度很慢，因为发生翻转时磷脂的亲水头部基团要克服所穿过疏水层的阻力才能到达另一层，但对维持膜的不对称性很重要。

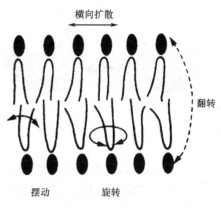

图 4-12　膜脂分子的几种运动方式

2. 膜蛋白的流动性　膜蛋白也具有流动性，但没有膜脂分子那么自由，往往局限于某一特定区域，且速度比脂分子慢得多。其运动方式主要有侧向扩散和旋转两种。

（1）侧向扩散：指膜蛋白在膜平面上进行的侧向移位。1970 年，Michael Edidin 等用细胞融合（cell fusion）实验首次证明了膜蛋白侧向扩散的运动方式。他们用融合剂（fusogenic agent）使离体培养的小鼠和人的细胞融合。融合前，对两种细胞的膜表面抗原用结合有荧光染料的特异抗体进行标记，人细胞结合红色荧光（rhodamine）标记，小鼠细胞结合绿色荧光（fluorescein）标记。这样通过观察人-鼠杂交细胞表面抗原分布的变化就可确定膜蛋白是否发生移位。结果发现：刚融合时形成的异核细胞一半为红色，一半为绿色，在 40 分钟的孵育后，两种颜色的荧光点就均匀分布在整个杂交细胞膜上。这就表明膜蛋白发生了侧向移位而重新分布（图 4-13）。

目前测定膜蛋白侧向扩散常采用光漂白荧光素恢复法（fluorescence photobleaching recovery，FPR）。其原理是用激光照射膜上的某一微区，使该区结合有荧光素的膜蛋白被不可逆地漂白，之后，当邻近区域未被漂白的带有荧光的膜蛋白由于侧向扩散进入漂白区域时，荧光又重新恢复（图 4-14）。用此方法可测出不同细胞膜、不同膜蛋白分子的扩散系数和速度。

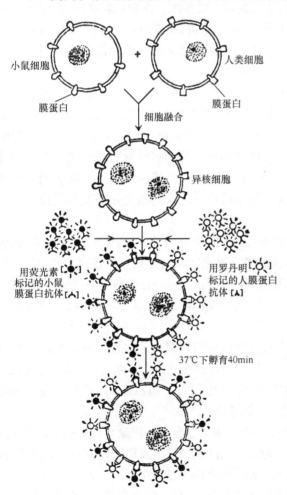

图 4-13　两种膜蛋白在人-小鼠杂交细胞膜上的扩散

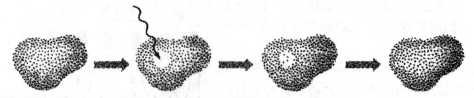

荧光染料标记细胞表面　激光处理使表面形成漂白斑　通过扩散,标记分子进入漂白斑　标记分子进一步扩散,斑点消失

图 4-14　光致漂白后的荧光恢复

(2) 旋转扩散:指膜蛋白围绕与膜平面垂直的轴线进行旋转的运动方式。旋转速度比侧向扩散更为缓慢,不同膜蛋白的旋转速度也有很大差异。

膜蛋白在脂质双层中的流动是受限的,即某些蛋白的扩散往往是局限于某一特定区域,这保证了膜蛋白分布的不对称性,对于维持膜的正常生理功能有着重要的意义。例如,小肠上皮细胞的顶部细胞膜与基底部、侧面细胞膜上的酶和运输蛋白不同,这保证了小肠对物质的吸收与转运的正常进行。

3.影响膜流动性的因素

(1) 胆固醇的双重影响:胆固醇具有调节膜流动性的作用。在相变温度以上,它可使磷脂分子的脂肪酸链末端运动减小,从而限制膜的流动性;在相变温度以下时又可阻止磷脂分子的相互聚集,从而增加膜的流动性,防止低温时膜流动性的突然降低。另外细胞膜中胆固醇含量增多能加强膜的稳定性,而降低其流动性。

(2) 脂肪酸链的长度与不饱和度:脂肪酸链的长度与膜流动性有关,短链能降低脂肪酸链尾部的相互作用,在相变温度以下不易凝集;而长链则会增加脂质分子排列的有序性,使膜的流动性降低。饱和脂肪酸链(saturated fatty acid)为直链,不弯曲;而不饱和脂肪酸(unsaturated fatty acid)链中含有双键,链在双键处会形成折曲,使脂肪酸链尾部不易相互靠近,从而增加流动性,故脂质分子的脂肪酸链越不饱和,膜的流动性越大。膜脂脂肪酸链不饱和的程度主要通过细胞代谢来调节,这是细胞适应温度及其他变化来调节膜流动性的主要途径。

(3) 卵磷脂/鞘磷脂的比值:哺乳动物细胞膜中,卵磷脂和鞘磷脂约占整个膜脂的50%,卵磷脂所含的脂肪酸不饱和程度高,而鞘磷脂所含的脂肪酸饱和程度高。在 37℃下,二者均呈液态,但在此条件下,鞘磷脂的黏度比卵磷脂高 6 倍。因此,卵磷脂/鞘磷脂比值高的膜,其流动性较大。衰老的细胞和动脉粥样硬化的细胞膜上,卵磷脂/鞘磷脂比值逐渐下降,其流动性也随之降低。

(4) 膜蛋白的影响:膜蛋白与膜脂分子的结合也会影响膜的流动性。镶嵌蛋白与周围的脂质分子的疏水区牢固结合,形成一个相对稳定的蛋白质-脂片区,称为界面脂(boundary lipid)。它使脂质分子不能单独活动,微黏度增加,从而膜的有序性(order)增加。嵌入的蛋白质量越多,形成的界面脂越多,而膜的流动性就越小。

另外,除了对膜脂的影响外,膜蛋白的自身的流动性也会受到限制,如膜蛋白聚集成群集状态,或是内在蛋白与外在蛋白或膜下细胞骨架相互作用,以及膜蛋白与膜外的配体或抗体等相互作用均会限制膜蛋白的运动速度,从而影响膜的流动性。

以上所列的影响膜流动性的因素主要来自膜本身的组分,除此之外,一些环境因素如温度、pH、金属离子及离子强度等都能影响膜的流动性。

　　流动性是生物膜正常功能的必要条件,具有十分重要的生理意义,因为刚性有序的结构是无法产生运动的。研究表明,通过膜的物质运输、生长分裂、信息传递、膜上酶的活性以及细胞识别、细胞连接的建立、细胞分化和激素、药物的作用等都与膜的流动性密切相关。膜流动性的异常改变往往会造成细胞功能障碍,如镰状细胞贫血患者红细胞膜的流动性明显比正常人低,而恶性淋巴瘤细胞膜的流动性则远高于正常细胞。

二、细胞膜的不对称性

　　细胞膜内外两层的组分分布和功能有很大差异,称为细胞膜的不对称性(asymmetry)。各种生物膜均存在着不对称性。

　　1.膜脂的不对称　膜脂的不对称表现在脂质分子在脂双层的内外两层中组成成分及含量比例的不同。以红细胞膜为例,含胆碱的磷脂,如磷脂酰胆碱和鞘磷脂大多分布在膜外层;而含氨基的磷脂,如磷脂酰乙醇胺和磷脂酰丝氨酸主要分布于内层(图 4-15),胆固醇的分布也不是对称的,它倾向集中于细胞膜的外层。

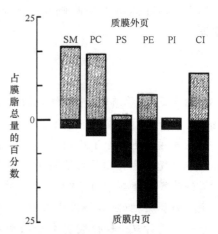

　　大多数磷脂和胆固醇的不对称分布是相对的,在内外两层中仅为含量和比例上的差异,而糖脂的不对称分布则是绝对的,全部分布在细胞膜的外层。糖脂的不对称分布是膜完成其生理功能的结构基础。

　　磷脂分子不对称分布的生物学意义还不十分清楚,但它与膜某些物理性质的维持有关。如磷脂酰胆碱和鞘磷脂的脂肪酸链较磷脂酰乙醇胺和磷脂酰丝氨酸所含双键少,因而造成内外两层的流动性有差异;另外,磷脂酰丝氨酸带有负电荷,从而形成膜内层为负、外层为正的电位差。这种不对称分布可能与膜蛋白的定位、膜上酶的活性以及胞质蛋白与膜的结合有关。

图 4-15　各种磷脂在红细胞膜上的分布
SM:鞘磷脂;PC:卵磷脂;PS 磷脂酰丝氨酸;PE:磷脂酰乙醇胺;PI:磷脂酰肌醇;CI:胆固醇

　　2. 膜蛋白的不对称　各种膜蛋白在细胞膜中都有特定的位置,所有的膜蛋白,不管是外在蛋白,还是内在蛋白,在质膜上都呈不对称分布(图 4-16)。

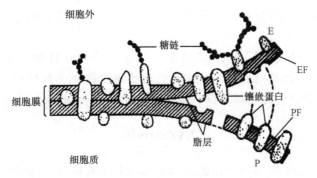

图 4-16　细胞膜的冰冻蚀刻模型(示膜蛋白的不对称分布)
EF 代表细胞外断裂面;PF 代表细胞质断裂面

对于非跨膜的镶嵌蛋白,利用冰冻蚀刻技术可以清楚地显示镶嵌蛋白在细胞膜内外两层的分布是非随机的,内层多于外层;对贯穿脂质全层的跨膜蛋白,其不对称性表现在其特定的方向性,即分别突出于细胞内外表面的两个亲水端,不仅长度不同,而且氨基酸种类、排列顺序均不相同;外周蛋白主要附着在膜内表面,如血影蛋白(spectrin)、锚定蛋白(anchorin)和细胞骨架蛋白(cytoskeletal protein)等,也有的分布在膜外表面;与膜结合的各种酶分子,有的只分布于外表面,如 Mg^{2+}-ATP 酶、$5'$-核酸酶、乙酰胆碱酯酶等,有的则分布于内表面,如腺苷酸环化酶。

膜蛋白为膜功能的主要承担者,膜蛋白的不对称分布决定了其作用的时空顺序和方向。如膜上的受体和载体蛋白都是按一定的方向传递信号或转运物质;而膜内外表面不同的酶蛋白则决定了相关的酶促反应只能在膜的某一侧发生。

3. 膜糖的不对称 细胞膜的寡糖链全部分布于细胞膜的外表面(非胞质面),而在胞质面没有,在内膜系统,寡糖链都分布于腔内面,因此细胞膜糖的分布呈严格的不对称性。

膜分子分布的不对称性决定了膜内外表面功能的不对称性以及特定的功能方向性。膜的不对称性提供了膜两侧功能不同的结构条件,是生物膜完成各种复杂生理功能的保证。

提　　要

细胞膜,也称质膜,它将细胞的原生质与环境分隔开来。细胞膜具有选择透过性,使细胞保持一个相对稳定的内环境。

在真核细胞中除了质膜外,还有构成各种细胞器的膜,这些膜称为细胞内膜。细胞膜和细胞内膜都具有相同的结构和化学组成,统称为生物膜。

细胞膜由脂类、蛋白质和糖类构成。其中主要成分为蛋白质和脂类。构成细胞膜的脂质主要为磷脂、胆固醇和糖脂三种。膜脂含有亲水的区域和疏水区域,因此被称为双亲媒性分子。这种双亲媒性脂类分子形成脂双层,极性头部暴露在外,疏水尾部在内部。膜蛋白按照在膜上的存在方式可分为两类:内在蛋白和外在蛋白,它们以不同的方式结合于膜上。膜蛋白与膜的功能密切相关。细胞膜含少量的糖类,只位于膜的外表面,与膜脂头部或膜蛋白结合。

细胞膜的分子结构模型有片层结构模型、单位膜模型和液态镶嵌模型等。液态镶嵌模型能更准确地反映各化学组分在膜上的结构组成。液态镶嵌模型的主要论点:脂类以双分子层的形式构成膜的骨架,蛋白质分子以各种形式镶嵌在脂双层中,蛋白质和脂类分子都是可以流动的。

流动性和不对称性是生物膜的基本特征。膜脂、膜蛋白及膜糖在膜的内外两侧分布均不对称,膜两侧的酶活性及功能不同。膜的流动性指膜脂分子和膜蛋白的运动,膜的流动性受许多因素的影响。膜的流动性和不对称性是细胞膜完成复杂生理功能的必要条件。

Synopsis

The cell membrane is also called plasma membrane. It surrounds the cytoplasm of a cell and separates the intracellular components from the extracellular environment. The cell membrane works as a selective filter that allows only certain things to come inside or go outside the cell. It can maintain a stable and healthy environment for cell.

The endomembrane is composed of the different organelle membranes that are suspended in the cytoplasm within a eukaryotic cell. Cell membrane and endomembrane are called biological membranes.

The cell membrane consists of lipids, proteins and carbohydrates. Lipids and proteins are the chief ingredients of cell membrane. Membrane lipids include phospholipids, cholesterols and glycolipids. Lipid molecules are amphipathic, both a hydrophobic and a hydrophilic region. The amphipathic lipid molecules form lipid bilayer. Hydrophilic heads exposed, hydrophobic tails protected. Proteins of cell membrane include transmembrane proteins and peripheral proteins. They combine with membrane in various ways. Membrane proteins are responsible for specific function of each membrane. There are small amounts of carbohydrates in plasma membrane which are restricted to the exterior surface. They combine with pilid heads or membrane proteins.

Structure model of cell membrane include lamella structure model, unit membrane model and fluid mosaic model etc. Among three models, fluid mosaic model can accurate explain the array of different compositions in cell membrane. Main point of fluid mosaic model includes that lipid bilayer forms the frame of cell membrane, different proteins embedd in the lipids bilayer, proteins and lipids can move freely in the membrane.

Asymmetry and fluidity are two notable characteristic of cell membrane. The asymmetry signifies that the inner and outer leaflets of the membrane have different compositions of lipids and proteins. Carbohydrates only exist in exterior surface of cell membrane. There are different enzymatic activity and functions in the outer and inner membrane surfaces. Membrane fluidity means that the lipids and proteins can move in the membrane. Many factors affect membrane fluidity. Both asymmetry and fluidity are necessary to cell membrane finishing all kinds of functions.

复习思考题

1. 构成生物膜的主要化学成分有哪些？它们在膜结构中各起什么作用？
2. 膜蛋白以哪些方式参与膜的构成？
3. 简述各种细胞膜模型的结构特点及其局限性。
4. 怎样理解细胞膜的流动性？细胞膜的流动性受哪些因素影响？
5. 细胞膜的不对称性表现在哪些方面？这与膜的功能有何关系？

（赵俊霞）

第5章 细胞表面与细胞外基质

任何活细胞在与外环境进行物质、能量和信息交换的过程中,都必须维持一个完整连续和动态变化的细胞表面(cell surface),作为交换过程的中界面。细胞表面是以质膜为中心所形成的结构与功能的复合体,由胞外到胞内包括三个层次:细胞外被、细胞膜(质膜)和细胞皮质。

以双层膜脂为结构基础的质膜本身是非常薄弱的,很容易在外力,甚至细胞自身运动(如肌肉收缩等)所产生的应力作用下发生破损。细胞外被和细胞皮质一方面对质膜有保护和加固作用,即对质膜损伤有防御作用;另一方面对于质膜的局限性破损,还可迅速启动修复过程。因此,细胞表面的首要功能是维持细胞内环境稳定,质膜损伤的防御和修复是内环境稳定的必要条件。细胞表面的功能还包括:介导细胞内外物质运输、能量转换和作用力的传递;产生细胞极性(cell polarity),维持或改变各种细胞的特有形态;与其他细胞的表面或细胞外基质相互作用,构建各种组织器官;参与细胞的识别、通讯和迁移运动;调控细胞增殖、分化、程序性细胞死亡等多种过程。

绝大多数人体组织中的细胞其表面是有极性的,这是细胞表面的一个重要特征。细胞表面的极性是指整个细胞表面在形态结构、分子组成和功能上具有空间不对称性和方向性,并可据此将细胞表面划分为不同的结构域(domain)。细胞表面极性体现的是整个细胞的宏观不对称性,这与质膜的微观不对称性是不同的概念。根据极性差异可将上皮细胞表面按结构域划分为三种类型:①顶面(apical surface),又称顶域(apical domain);②侧面(lateral surface)或侧域;③底面(basal surface)或底域。由于底面和侧面在极性发生上有相似机制,故常将二者合称为底侧面(basolateral surface)。顶面通常暴露于脏器中各种管腔的游离面,并具有多种类型的细胞表面特化结构,即在光镜或电镜下可见的,有稳定形态特征和特定功能的结构,如微绒毛和纤毛等。侧面是相邻细胞的接触面,底面是细胞与基膜的接触面。细胞的底面和侧面均有一类统称为细胞连接(cell junctions)的结构,此外尚有膜内褶和膜外褶等其他特化结构。

第1节 细胞外被与细胞皮质

一、细 胞 外 被

细胞外被(cell coat)又称糖萼(glycocalyx),是位于质膜外表面并富含糖类的覆盖物。细胞外被中的糖类不是游离的单糖,而是以寡糖或多糖的形式存在(图5-1)。寡糖和多糖由不同种类的单糖通过不同类型的糖苷键,共价连接成直链或有分枝的糖链。糖链可以像核酸和肽链一样编码巨量的生物信息,在细胞识别与通讯中发挥关键作用。细胞外被中的糖链除透明质酸(hyaluronic acid,HA)是纯多糖以外,其余均是糖缀合物(glycoconjugates,又称糖复合物),即糖类与非糖分子(包括蛋白质和脂类)形成的共价结合物。糖蛋白、蛋白聚糖和糖脂上的糖链是细胞外被的主要结构成分。

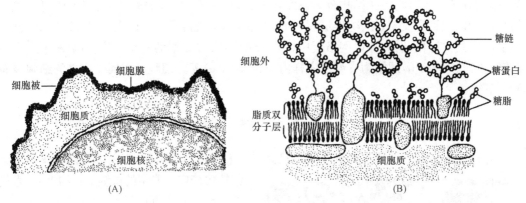

图 5-1　细胞表面的细胞外被

（A）淋巴细胞表面（电镜照片）；（B）细胞被示意图

　　细胞外被厚度可达质膜的 20 倍，具有亲水胶体的理化特性，对质膜可发挥缓冲和保护作用，并介导细胞黏附（cell adhesion）。然而细胞外被不能在电镜下直接显示，须经特殊处理，如钌红染色才能观察到。细胞外被与细胞外基质具有相似的糖链成分，可相互移行过渡，没有严格的界限。

　　细胞外被中有种类繁多、且密集和重复出现的糖抗原决定簇，具有强免疫原性，并常脱落进入血循环，这在医学上有重要意义。ABO 血型系统即是由红细胞外被中的糖抗原表位特征决定的。近年来细胞外被抗原在基础研究和临床应用中的作用日益受到重视，例如在干细胞诱导、筛选和定向分化研究中，可将特定糖抗原或其受体（即凝集素）作为分子标志；又如临床上常用的多种肿瘤诊断分子标志如 CA125、CA19-9、CC49（sTn）等，便是以癌细胞外被或从中脱落入血的糖抗原为靶标的。以癌细胞外被糖抗原为攻击目标的抗肿瘤人工合成糖链疫苗为战胜癌症带来了新希望。

二、细 胞 皮 质

　　细胞皮质（cell cortex）是在质膜内表面由组装成网状的高浓度蛋白质形成的凝胶状物质层，厚约 0.2μm。细胞皮质内的蛋白质纤维网络又称皮质细胞骨架（cortical cytoskele-ton），其主要成分为纤维状肌动蛋白（F-actin），以及与微丝结合的多种微丝结合蛋白（microfilament-associated proteins，MAPs）。这些微丝结合蛋白将微丝锚定在某些跨膜糖蛋白的胞内区上，并将微丝交联成网。细胞皮质还含有微管捕获蛋白（capture protein），可与微管的正极末端结合，将垂直抵达细胞表面的微管固定，从而建立细胞极性。

　　皮质细胞骨架受多种信号分子的调控，可发生组装和去组装，对细胞表面施加内在应力，改变其延展方向，这在细胞的形态维持、变形与运动、入胞与出胞作用等过程中均有决定性影响。细胞皮质的功能主要有：①加固和保护质膜，并在膜出现局部破损时参与修复作用；②募集多种信号转导分子，进而调控多条信号通路；③诱导细胞极性，维持细胞形态，参与细胞的变形和运动；④调控入胞和出胞作用；⑤参与细胞分裂和细胞凋亡等过程。

第2节　细胞表面的特化结构

　　细胞表面特化结构的形成依赖于质膜下方特定纤维支架的支撑或牵引作用。根据纤维支架的分子组成可将特化结构分为三类：①以微丝为支架者，如微绒毛、膜内褶、膜外褶、伪足等；②以微管为支架、结构和功能最为复杂者，如常规纤毛、鞭毛、原纤毛、结纤毛、感觉纤毛等；③其他特化结构，如以网格蛋白（clathrin）网络为支架的有被小窝（coated pits）、和以陷窝蛋白（caveolin）网络为支架的穴样内陷（caveolae）等。细胞连接属于广义的细胞表面特化结构。

一、微 绒 毛

微绒毛（microvilli）是密集排列并呈指状突出于上皮细胞的顶面，其内部是以微丝为支架

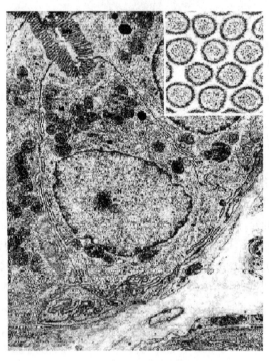

图 5-2　小肠上皮细胞的微绒毛和膜内褶（电镜照片）
（右上角的插图为微绒毛的横截面）

的特化结构。典型的微绒毛长约 $1\mu m$，直径约 80nm，其内部的微丝纤维数目在 20～50 根之间。微绒毛大大增加了顶面膜域的表面积，其所在质膜富含载体蛋白和通道蛋白，提升了跨膜运输的效率。例如，小肠上皮突起的指状绒毛（villi），表面有刷状缘；刷状缘由相邻上皮细胞上的微绒毛紧密排列而成，其上富含 Na^+-葡萄糖协同转运蛋白，有助于葡萄糖的吸收（图 5-2）。

与听觉有关的听毛（stereocilia）是一种特化的粗大微绒毛，存在于耳蜗考替氏器（Corti's organ）中的毛细胞（hair cells）上，长达 $5～10\mu m$，并平行排列成内高外低的弧形。声波在耳蜗内引发的振动可牵动听毛，激活应力活化的 K^+ 通道，引起毛细胞去极化，产生听觉信号。毛细胞在生理条件下很难再生，氨基糖苷类抗生素使用不当和长时间强噪声刺激，均可致毛细胞死亡，引起听力减退甚至耳聋。

二、纤毛和鞭毛

纤毛（cilium）是突起于细胞表面、内部以微管为支架的特化结构。新研究进展表明绝大多数人体有核细胞均有纤毛。常规纤毛有运动能力。感觉纤毛亦属于特化变形的纤毛。鞭毛（flagellum）相当于一根特化变形的巨大纤毛，高等动物见于精子表面。

纤毛和鞭毛在结构上分为杆部和基体（basal body）两部分。基体是纤毛生发中心，由 9 组三联微管排列成空心圆筒状，排列方式与中心粒（centriole）相同（9×3＋0）。纤毛和鞭毛的杆部具有轴丝（axoneme），是由 9 组二联微管排列成的柱状结构。轴丝分两种类型：①含 2 根中央微管者（9×2＋2），见于常规纤毛和鞭毛；②无中央微管者（9×2＋0），见于原纤毛和结纤毛。

人体内具有常规纤毛的纤毛上皮细胞仅存在于呼吸道黏膜、室管膜、输卵管上皮、子宫内膜、输精管和曲细精管上皮。常规纤毛为动纤毛，可通过定向抽打运动，推动所属管腔内

的液体流动。纤毛运动具有方向和极性,一般是单向的,有助于呼吸道自洁等过程;但输卵管和子宫内膜上的纤毛运动方向是可逆转的,并受月经周期和妊娠期激素的调控:既可推动精子沿输卵管上行,完成受精;又可促进受精卵下行进入子宫,实现着床。纤毛功能障碍可导致不孕症和宫外孕等妇科疾病。

嗅觉和视觉感受装置本质上均是特化变形的感觉纤毛(sensory cilia),其上布满气味分子受体(odorant receptor),可对特定气味分子产生信号响应。视网膜光感受器细胞的外节是由感觉纤毛的远端变形而成,含大量紧密垒叠的受光膜盘,膜盘上的感光蛋白即视紫红质可对光子发生响应。

原纤毛(primary cilium)普遍存在于各种组织器官中处于静止期即 G_0 期的有核细胞上,为不能运动的静止纤毛。原纤毛的生发以中心粒为模板,亦即原纤毛的基体就是 G_0 期两个中心粒之一。原纤毛是细胞的触角或感受器,既能感受化学刺激,又能感受机械刺激,在各大脏器的形态发生和功能活动中均具有非常重要的生物学意义。脏器多囊化与结构发育错乱是原纤毛病变的特征性表现。结纤毛(nodal cilium)分布于早期胚胎的胚结(embryonic node),能够以一定倾角做顺时针旋转运动,使得体液围绕胚结定向流动,进而引发胚胎发育的左右不对称性。结纤毛病变可导致内脏左右转位。

纤毛功能障碍所致疾病统称为纤毛病(ciliopathies)。可导致纤毛病的突变涉及多达50 种纤毛结构和功能相关基因,且突变常同时累及多种类型的纤毛,故纤毛病常以多器官病变综合征的形式出现。许多表面上不相关的常见疾病,如癌症、肥胖、糖尿病、高血压、心脑血管疾病、神经系统疾病等,均涉及纤毛、尤其原纤毛的功能障碍。根据受累纤毛种类和组织器官分布的差异,纤毛病的常见表现形式有:脏器多囊化(如多囊肾)、内脏左右转位、失嗅、失明、失聪、多指畸形、骨骼缺陷、肥胖、肝胆病变、脑积水、脑发育不良和结构错乱、认知障碍、呼吸道反复感染、男性不育、女性不孕不育等。

第 3 节　细胞间的连接

在细胞与细胞或细胞与细胞外基质的接触区内,可形成多种具有标志性形态和分子组成特征的局域性细胞表面结构,以便提供亲和力,维系接触区的功能,这类结构统称为细胞连接(cell junction)。细胞连接确立了细胞的正确空间定位和极性方向,是由细胞构建组织器官的必要保障。细胞连接中亲和力的形成依赖于细胞黏附分子或连接蛋白,它们均为跨膜糖蛋白,常由庞大的分子家族组成,表明细胞连接有高度的多样性和组织器官特异性,并能诱导和稳定细胞分化状态,介导细胞通讯,进而使组织器官作为一个整体发挥生理功能。

细胞连接按结构和功能特征可分为四大类:①闭锁连接(occluding junctions),代表类型为紧密连接;②锚定连接(anchoring junctions);③通讯连接(communicating junctions),包括间隙连接和化学突触等;④胞间桥(intercellular bridge)。通讯连接的胞间通讯功能非常发达,但其他所有类型的连接均有通讯功能,并受动态调控。前三类连接所在细胞的质膜均是完整独立的,相邻细胞间不存在膜融合;但在胞间桥之处,相邻细胞的质膜融合,直接贯通了细胞质(图 5-3)。

一、紧　密　连　接

紧密连接(tight junctions)又称闭锁带(zonula occludens),位于相邻上皮细胞的侧面近顶部,该处两层相邻质膜外片紧密接触,形成宽 10nm 的封闭索,多条封闭索连成网络,在每个上皮细胞侧面环绕一周,使整个区域呈现为 100~800nm 宽的环形条带(图 5-4)。闭锁带的胞质侧存在电子密度高的胞质斑(cytoplasmic plaque),即紧密连接斑,该处富含蛋白质并有密集的微丝附着。构成紧密连接的关键分子为两类细胞黏附分子,即壳牢素(claudins)和闭锁素(occludin),它们均为跨膜糖蛋白,可通过同亲性相互作用将相邻细胞的质膜拉近和固定。

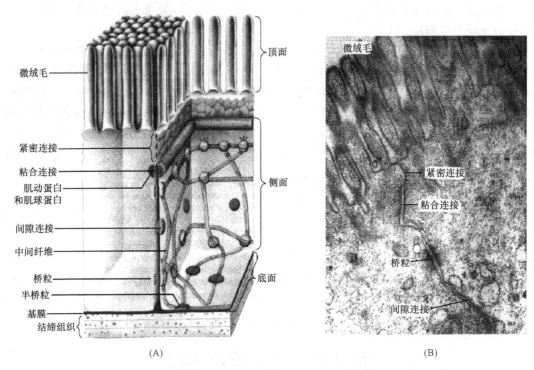

图 5-3　小肠上皮细胞表面的结构域分区及其微绒毛和细胞连接

(A) 模式图;(B) 透射电镜图

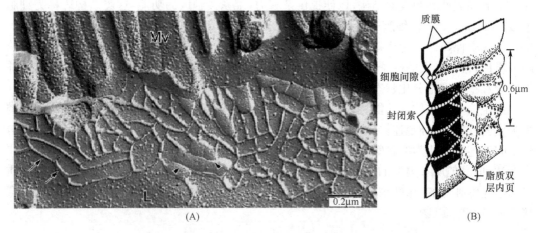

图 5-4　小肠上皮细胞的电镜冰冻断裂复型图像显示微绒毛和紧密连接

(A) 电镜冰冻断裂复型图像(M$_v$ 为微绒毛,箭和箭头显示封闭索);(B) 紧密连接结构模式图紧密连接普遍存在于上皮组织的细胞间(包括各类腔道和腺体的上皮细胞、内皮细胞、表皮的颗粒细胞等),以及神经髓鞘上。骨髓基质细胞与造血干细胞之间亦存在紧密连接,可确保干细胞处于适宜的微环境。紧密连接的主要功能为:①连接相邻细胞,维持组织器官的完整性。②确立细胞表面的极性,进而调控形态发生和细胞分化。③封闭和调控相邻细胞间隙的通透性,维持机体内环境稳定。物质经被动扩散穿越相邻细胞之间的空隙,实现上皮细胞层内外的物质运输,该途径称为细胞旁通路(paracellular pathway)。紧密连接对细胞旁通路可起到屏障(barrier)和闸门(gate)样作用。不同组织中紧密连接的通透性差异极大,并受信号转导的调控。正常状态下紧密连接对于蛋白质等大分子,以及病毒和细菌是封闭的,可防止致敏原和病原体入侵,由此构成了表皮屏障和黏膜屏障。然而紧密连接对于水分子、离子、小分子营养物质和代谢产物又具有可调控的通透性,这在消化道营养吸收和肾小管重吸收等过程中均有重要作用。脑血管内皮细胞之间紧密连接的通透性最低,故此紧密连接是血-脑屏障最重要的结构基础。④限制膜蛋白与膜脂的侧向扩散,确保上皮细胞顶面和底侧面分子组成的差异和功能上的分工协作。紧密连接的这一分隔作用发生在同一个细胞的质膜上,可称为栅栏(fence)样作用。

紧密连接与多种病生理过程密切相关。炎症时血细胞的出血管过程与血管内皮紧密连接通透性增加有关。紧密连接的血-脑屏障功能损害可引起多种中枢神经系统疾病,如多发性硬化等。在多种致病因素如环境和食品污染物、感染和炎症因子、遗传缺陷等作用下,肠道上皮细胞紧密连接的通透性会异常增加,即黏膜屏障功能受损,导致食物中的过敏原经细胞旁通路进入体内,引起多种自身免疫性疾病,包括节段性回肠炎或克罗恩病(Crohn's disease)、溃疡性结肠炎、强直性脊柱炎、多发性硬化、1型糖尿病和 IgA 肾病等。某些皮肤病则与紧密连接的表皮屏障功能受损有关。

二、锚定连接

锚定连接是以产生亲和力,实现细胞—细胞或细胞—细胞外基质之间的牢固粘合为主要功能的细胞连接。根据连接对象、分子组成和内部纤维支架的不同,可将锚定连接分为四种:粘合带、粘着斑、桥粒和半桥粒(表5-1)。

表 5-1　锚定连接的分类及其特点

连接种类	连接对象	产生亲和力的细胞黏附分子	细胞黏附分子的配体	黏附分子作用方式	胞质侧锚定纤维的细胞骨架类型
粘合带	细胞—细胞	经典钙黏素	经典钙黏素	同亲性	微丝
粘着斑	细胞—细胞外基质	整合素	纤连蛋白等	异亲性	微丝
桥粒	细胞—细胞	桥粒钙黏素	桥粒钙黏素	同亲性	中间纤维
半桥粒	细胞—细胞外基质	整合素	层连蛋白等	异亲性	中间纤维

1. 粘合带　粘合带(adhesion belt)是粘合连接(adherens junctions)的主要类型,是上皮细胞之间由钙黏蛋白(cadherins)介导的、在胞质侧有肌动蛋白纤维附着加固的带状细胞连接。粘合带环绕在相邻上皮细胞侧面近顶部,邻近紧密连接的下方,其所在区域相邻质膜间有 15～20nm 的间隙。粘合带的亲和力来自相邻质膜上成对钙黏蛋白之间依赖于 Ca^{2+} 的同亲性相互作用。钙黏蛋白为一类跨膜糖蛋白超家族,定位于粘合带中的钙黏蛋白

为经典钙黏蛋白家族，有 22 个成员。钙黏蛋白的胞质区可与 α-和 β-连环蛋白（α-/β-catenins）结合，并在后者的中介下与密集成束的微丝带结合。粘合带具有建立细胞极性、维持组织器官的完整性、参与信号转导等功能，并调控形态发生和细胞分化。胚胎发育期间粘合带内微丝束的收缩可引起上皮内卷，形成神经管等管状结构。E-钙黏蛋白（E-cadherin）是上皮组织粘合带的标志分子，其基因 *CDH*1 的表达下调或突变与多种癌症有关，为抑癌基因。相反，神经管上的标志分子为 N-cadherin，其基因 *CDH*2 在正常上皮细胞上不表达，但在癌变细胞中高表达，可促进癌细胞的增殖和转移，是癌基因。

2. 粘着斑　粘着斑（adhesion plaque）是细胞黏附于细胞外基质上所形成的特化结构，呈局灶性或斑点状分布。参与粘着斑组装的细胞黏附分子为整合素（integrins），是由 α-和 β-亚单位形成的异二聚体。整合素的胞外区与细胞外基质中的纤连蛋白结合，即具有异亲性；胞内区则在中介蛋白介导下与肌动蛋白纤维束（即应力纤维）结合（图 5-5）。粘着斑通常处于高度动态变化中，不断进行组装和去组装。粘着斑具有信号转导功能，过程涉及整合素和粘着斑激酶（FAK）的活化。粘着斑一方面参与细胞在细胞外基质中的迁移运动，另一方面可对基质施加作用力，重塑基质大分子的排列方式和方向。

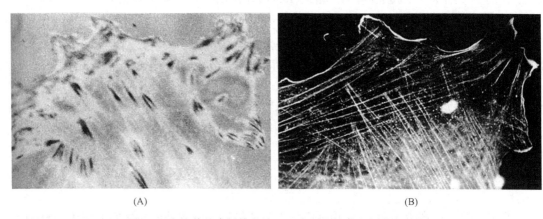

(A)　　　　　　　　　　　　　　　　(B)

图 5-5　在培养的成纤维细胞上观察到的粘着斑与应力纤维

（A）相差显微镜下的活细胞上的粘着斑；（B）同一个细胞经固定后用抗肌动蛋白抗体免疫荧光法显示的应力纤维

3. 桥粒与半桥粒　桥粒（desmosome）位于上皮细胞粘合带的下方，呈圆盘状，在相邻质膜间有 20～30nm 宽的间隙，内含丝状物和致密线，是由桥粒钙黏素（desmosomal cadherins）的胞外区构成。分别定位于相邻质膜上的桥粒钙黏素互相配对结合，为桥粒提供了连接力。在桥粒的胞质侧有致密的胞质斑，即桥粒斑（desmosomal plaque），其内含桥粒钙黏素的胞质区和中介蛋白，在后者介导下与角蛋白中间纤维束结合，使其以返折绊环的形式锚定在桥粒斑上（图 5-6）。中间纤维束将散在分布的多个桥粒串联成布满整个细胞的网络，并通过桥粒钙黏素将作用力传递到相邻细胞的中间纤维网络上，维持了细胞自身的形态和细胞所在组织的结构完整性，防止在外力作用下出现组织撕裂。皮肤细胞之间有发达的桥粒，多种皮肤病与桥粒损坏有关。

半桥粒（hemidesmosome）是上皮细胞底面以整合素为黏附分子，并以角蛋白中间纤维为胞内支架的锚定连接，其结构类似于半个桥粒（图 5-7）。半桥粒中的整合素胞外区与基膜中的层连蛋白结合，将上皮细胞锚定在基膜上，防止机械力引起上皮与其下方组织剥离。

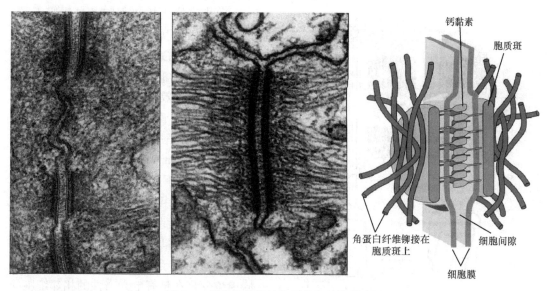

图 5-6　桥粒的超微结构图像与结构模式图

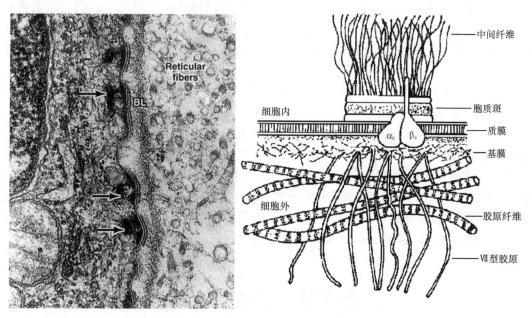

图 5-7　半桥粒的超微结构图像与结构模式图

三、间 隙 连 接

间隙连接(gap junctions)又称缝隙连接,普遍存在于大多数组织中的相邻细胞之间,其结构特征是:在细胞侧面有盘状结构,其中相邻细胞质膜的间隙极小,仅存在 2～3nm 的狭缝。盘状结构内含有许多两两相对的连接子(connexon),每个连接子由 6 个连接蛋白(connexin)分子聚合组装成贯通质膜,直径约 1.5～2nm 的亲水孔道,允许分子量小于 1000～2000 的分子经被动扩散自由通过(图 5-8)。

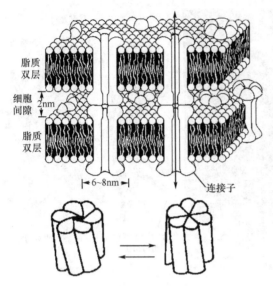

脂质双层

细胞间隙 2nm

脂质双层

←6~8nm→

连接子

图 5-8　间隙连接结构模式图
（6 个亚单位组成连接子，亚单位的相互滑动使亲水
小管开放或关闭）

分别定位于相邻细胞各自质膜上的、成对的连接子互相吻合对接，一方面提供了维系间隙连接的亲和力，另一方面直接连通了两个相邻细胞的细胞质，结果产生了两种生物学效应：①代谢耦联：是指细胞质内的小分子营养物和代谢产物如氨基酸、单糖、核苷酸、无机离子等，以及第二信使如 cAMP、Ca^{2+}、IP_3 等，均可通过间隙连接在相邻细胞间共享交换；其中第二信使的共享可造成组织器官中的一群细胞对刺激因素产生同步化反应，从而放大生物学效应。②离子耦联：存在于电突触和闰盘，其中所含连接子的离子通透性高，可促使膜电位变化在具有电兴奋性的相邻细胞间快速传递。电突触即为神经细胞间的间隙连接；闰盘（intercalated disc）是心肌细胞的连接复合体，内含间隙连接，可保证心肌细胞的同步收缩和舒张，以及电兴奋沿蒲肯野（Purkinje）传导系统的快速传递。离子耦联和代谢耦联均有细胞间通讯的重要功能。间隙连接的孔道受细胞质内 Ca^{2+} 浓度和 pH 等因素的影响，可发生"开—关"状态互变，进而动态调控细胞间的离子和代谢耦联，并可阻断损伤因子在邻近细胞间的扩散。

除上述产生胞间连接力和介导胞间通讯的功能以外，间隙连接还具有调控细胞增殖与分化、参与形态发生等功能。人类连接蛋白家族含 13 个成员，不同成员的表达有显著的组织器官特异性，可编码细胞分化信息，确保各个分化阶段的细胞有序、定向和定量地生成。由于多种不同组织中的不同连接蛋白均可因基因突变出现功能障碍，故间隙连接与多种先天性疾病有关，包括耳聋、皮肤病、脱发、心脏畸形、传导阻滞和异位心率、白内障、不孕症等。癌组织中间隙连接普遍减少或通透性降低，这与癌细胞增殖失控和出现化疗抗药性有关。

第 4 节　细胞外基质

细胞外基质（extracellular，ECM）是由细胞合成和分泌到外环境中，并经自组装形成的精细复杂的不溶性大分子网络，其主要成分包括四类大分子：胶原、非胶原糖蛋白、弹性蛋白和氨基聚糖与蛋白聚糖。这四类大分子互相结合并常发生交联，在理化性质和功能上各有分工，在机体内发挥着广泛和重要的作用。细胞外基质有两大类存在形式：

第一是结缔组织中的基质，是由结缔组织细胞分泌而来。不同结缔组织中细胞外基质四类大分子的种类、比例和组装排列方式各异，并可发生钙化，形成了肌腱、韧带、软骨、骨、玻璃体、角膜基质、疏松结缔组织、网状组织等丰富多样的组织形式。

第二是基膜，位于上皮细胞（也包括内皮和表皮细胞，因其属于广义的上皮组织）的底面和肌肉细胞的周围，分别由上述细胞分泌而来。包裹卵母细胞表面的透明带属于特化和极度增厚的基膜。基膜与其所接触细胞的糖萼互相移行过渡,不同之处是基膜在结构上比糖萼更加致密。基膜的大分子组成特征是富含Ⅳ型胶原和层连蛋白。

细胞外基质与细胞之间有多层次的相互作用,介导二者之间相互作用的生物大分子主要有三大类:①细胞黏附分子:可与细胞外基质大分子特异结合的细胞黏附分子又称细胞外基质受体,为跨膜糖蛋白,既能介导基质对细胞的作用,又能介导细胞对基质的调控,以整合素超家族为其代表类型。整合素具有双向性信号转导作用,一方面介导胞外信号内传,即将细胞外基质对细胞的作用内传;另一方面也介导胞内信号外传,即通过改变整合素在细胞表面的分布、构象和活化状态,改变细胞对细胞外基质的作用方式。②凝集素(lectins)和细胞因子(cytokines):这类蛋白质一般通过旁分泌的方式由特定细胞释放到细胞外基质并与之结合,再经细胞表面特异受体的介导,作用于靶细胞。凝集素泛指能够特异识别和结合糖链的蛋白质。细胞外基质中糖链复杂多样,可与多种人体内源性凝集素结合并广泛交联,形成亲水凝胶。细胞因子是细胞外具有旁分泌效应的各种小分子量蛋白质的统称,代表性成员有表皮生长因子(EGF)和成纤维细胞生长因子(FGF)等。细胞因子普遍具有凝集素样活性,可通过糖链对细胞因子的捕获与富集效应,在细胞外基质中形成浓度梯度,从而诱导细胞极性确立、产生趋化作用、刺激细胞增殖、促进细胞分化和形态发生。③作用于基质大分子的酶类:主要分交联酶和水解酶两类。交联酶以赖氨酰氧化酶为代表,可使胶原等基质大分子发生交联,增加其强韧性。水解酶的代表性家族为基质金属蛋白酶(matrix metalloproteinases,MMPs),是一类作用于细胞外基质、活性依赖于Zn^{2+}的内切蛋白水解酶,包括分泌到细胞外的胶原酶、明胶酶、弹性蛋白酶、基质溶解酶,和定位于细胞表面的膜型基质金属蛋白酶。具有迁移能力的细胞主要通过MMPs突破基质的范限,抵达其目的地;癌细胞常高表达多种MMPs,从而引起肿瘤转移。

细胞外基质的生物学作用主要为:①维持组织器官结构与功能的完整性和内环境稳定;在许多重要脏器,细胞外基质的内环境稳定作用表现为基膜的选择性滤过和屏障功能,如肾小球基膜;②诱导细胞极性的建立,调控组织器官的形态发生;③调控细胞的增殖和分化;④引导细胞的迁移运动,传递细胞的收缩力和牵引力;⑤参与细胞凋亡的调控;⑥缓冲和防御重要脏器的损伤,促进损伤修复,并为组织和器官再生提供必不可少的微环境和支架。

一、胶　　原

胶原(collagen)是细胞外基质中的纤维形蛋白质,在人体所有蛋白质中含量最高、分布最广,其特征是分子中含有由三条肽链互相缠绕形成的三股螺旋结构区(图 5-9)。胶原中的三条肽链(即亚单位)均称为 α-链。如果某种胶原分子的三条肽链序列相同,均由同一基因编码,则可表述为该胶原分子由三条 α_1 链构成;如果三条肽链的序列不同,则可用 α_1、α_2 和 α_3 表示其差异。胶原肽链的一级结构特征为具有 Gly-X-Y 三肽重复序列,其中 Gly 是甘氨酸,X 和 Y 代表其他氨基酸,常为脯氨酸 Pro、羟脯氨酸 Hypro、赖氨酸 Lys 和羟赖氨酸 Hylys,且部分 Hypro 和 Hylys 残基常发生糖基化。羟脯氨酸是胶原的特有标记之一,尿中游离羟脯氨酸升高表明胶原降解加速,提示结缔组织或基膜出现退变。

编码人类胶原 α 链的基因多达 25 种。由各种 α 链组装成的胶原蛋白类型多样,以大写罗马字母依次命名。Ⅰ、Ⅱ和Ⅲ型胶原是结缔组织中的常见胶原,其特征是:胶原蛋白的三股螺旋区连续延伸,形成直径 10~30nm 的细长纤维,又称胶原原纤维(collagen fibril);多

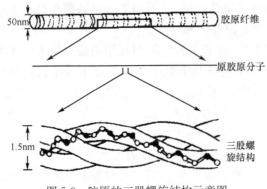

50nm 胶原纤维

原胶原分子

1.5nm 三股螺旋结构

图 5-9 胶原的三股螺旋结构示意图

条原纤维等距同向平行排列,且首尾位置如叠瓦状有序错开,组装成胶原微纤维和规模更大的胶原纤维;由此形成的胶原纤维(collagen fiber)在电镜下可见 67nm 的明暗相间横纹。Ⅰ~Ⅲ型胶原的特征有助于为结缔组织提供机械韧性和抗张力强度。Ⅳ型胶原主要存在于基膜,其三股螺旋区是不连续的,不能形成平行的纤维,而是交联成网,为基膜的选择性滤过和屏障作用提供了稳定的支架。

胶原的生物合成具有分泌蛋白合成的共同规律但又有其特殊性。新生胶原多肽链携带信号肽,引导其进入内质网腔;在内质网中完成一系列加工修饰和初步糖基化后,转运到高尔基体进一步修饰和糖基化,形成前胶原(procollagen)并分泌至细胞外(图 5-10)。胶原合成的特殊性表现为:①在内质网中实现胶原 α-链独特的脯氨酸和赖氨酸残基羟化和糖基化。催化羟化和糖基化两类反应的酶是同一种酶,即脯氨酰羟化酶或赖氨酰羟化酶,该酶的辅因子是维生素 C;维生素 C 缺乏可阻断胶原的羟化和糖基化,造成血管壁和牙龈等处的结缔组织退变,出现坏血病。②前胶原在细胞外基质中进一步加工成熟。前胶原需在细胞外经内肽酶水解才能成为成熟的胶原蛋白,后者还需在成纤维细胞的牵引和指导下定向排列,并经赖氨酰氧化酶的作用发生交联,才能组装成有功能的胶原纤维。赖氨酰氧化酶活性依赖于 Cu^{2+},故缺铜可导致结缔组织病变。胶原的降解依赖于基质金属蛋白酶。

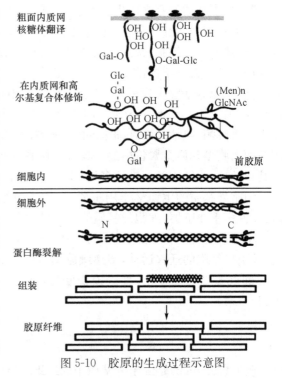

粗面内质网核糖体翻译

在内质网和高尔基复合体修饰

前胶原

细胞内

细胞外

N　　　　C

蛋白酶裂解

组装

胶原纤维

图 5-10 胶原的生成过程示意图

二、弹 性 蛋 白

弹性蛋白(elastin)是一种呈无规则卷曲的纤维蛋白,存在于皮下、肺和血管壁等伸展性大的结缔组织中;富含 Gly 和 Pro,具有高度疏水性,可借 Lys 残基交联成网;但不含 Gly-X-Y 重复顺序,也不发生糖基化(图 5-11)。为防止弹性蛋白纤维压缩后发生疏水性聚合,其纤维表面被亲水性的糖蛋白紧紧包裹,形成"漆包线"样的结构,进一步增强了其在压缩后复原的回弹能力。

三、非胶原糖蛋白

非胶原糖蛋白是细胞外基质中除胶原以外的多结构域大分子糖蛋白的总称,其共性是可同时与细胞上和基质中的多种其他分子结合,一方面促使细胞黏附于基质,另一方面有助于维持细胞外基质的整体性。该类分子有数十种之多,其中代表性成员为纤连蛋白和层连蛋白。

1. 纤连蛋白　纤连蛋白(fibronection,FN)是一种由纤维状多肽组装成的,聚合度不等的高分子量糖蛋白,含糖达4.5%~9.5%,广泛存在于多种组织,根据聚合度和分布的不同可分为三种存在形式:①可溶性二聚体:存在于血浆和体液中,又称血浆纤连蛋白,主要由肝细胞合成。其特征是由两条相同的多肽链在C端以二硫键相连,形成V字型结构(图5-12)。②不溶性寡聚体:分布于细胞表面。③不溶性多聚体:位于结缔组织基质。

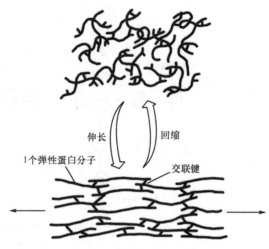

图 5-11　弹性蛋白分子伸长与回缩结构示意图

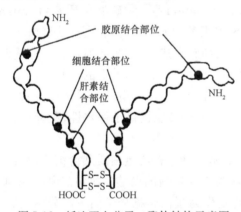

图 5-12　纤连蛋白分子二聚体结构示意图

纤连蛋白最直接的生物学作用是介导细胞黏附,其他作用如诱导细胞铺展和变形运动,促进定向细胞迁移,调控细胞增殖、分化和凋亡,促进损伤修复和组织再生等,均是由细胞黏附过程所致一系列信号通路活化所产生的下游效应。纤连蛋白介导的细胞—基质间的黏附主要存在于结缔组织,细胞—细胞间的黏附亦可通过细胞表面纤连蛋白的中介实现。纤连蛋白含有多种可与细胞黏附分子结合的结构域(domain)和模体(motif)。结构域是指按特定三级结构折叠的肽链区段,具有完整三维特征,一般涉及数十至数百个氨基酸残基;模体是指肽链的一维线性氨基酸排列特征,范围短小。纤连蛋白上介导细胞黏附的代表性模体为RGD(Arg-Gly-Asp)三肽序列。多种黏附分子如整合素等均可特异识别RGD模体,启动信号通路,产生纤连蛋白的上述生物学效应。

2. 层连蛋白　层连蛋白(laminin,LN)是基膜中的高分子量糖蛋白,含糖15%~28%,由α、β和γ三条肽链结合成异三聚体,外观上呈非对称的十字形,包括一条重链和三条轻链(图5-13)。层连蛋白的生物学作用方式与纤连蛋白非常相似,只是在发挥作用的组织和细胞类型上有功能分工:纤连蛋白主要存在于结缔组织并作用于间质细胞;层连蛋白则主要存在于基膜并作用于上皮细胞和肌肉细胞,神经细胞的迁移运动和分化也与层连蛋白有关。纤连蛋白参与粘着斑的形成,层连蛋白则与半桥粒有关。层连蛋白同样具有RGD模体,可活化整合素介导的信号通路。

四、氨基聚糖和蛋白聚糖

1. 氨基聚糖　氨基聚糖(glycosaminoglycan,GAG)是由重复二糖单位构成的直链多糖,其重复二糖单位之一是氨基己糖(氨基葡萄糖或氨基半乳糖),另一糖基通常为糖醛酸

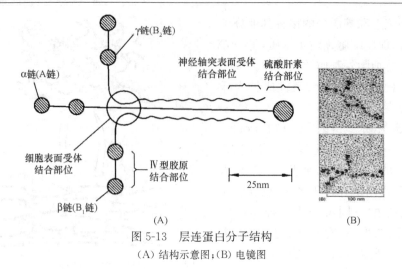

图 5-13 层连蛋白分子结构

（A）结构示意图；（B）电镜图

（葡萄糖醛酸或艾杜糖醛酸，但硫酸角质素例外，不含糖醛酸）。根据二糖单位组成单糖和糖苷键的差异，可将氨基聚糖分为 5 类：①透明质酸（hyaluronic acid，HA）；②硫酸软骨素（chondroitin sulfate，CS）；③硫酸皮肤素（dermatan sulfate，DS）；④硫酸角质素（keratan sulfate，KS）；⑤硫酸乙酰肝素（heparan sulfate，HS）和肝素（heparin）。上述氨基聚糖除肝素外分布均很广泛，可由多种细胞合成；肝素只由肥大细胞合成，参与抗凝血过程。除透明质酸外，氨基聚糖中糖基的多个位点均有硫酸化修饰。硫酸根和糖醛酸上的羧基使得氨基聚糖携带着大量负电荷，一方面可捕获阳离子，有助于维持渗透压和电解质平衡；另一方面在静电斥力作用下糖链极度伸展，形成亲水凝胶，为细胞外基质提供了保水性、黏弹性、抗压性和润滑性等重要理化特征。

2. 蛋白聚糖 蛋白聚糖（proteoglycan，PG）是氨基聚糖与核心蛋白质共价结合形成的糖缀合物，除透明质酸外，其他各类氨基聚糖均可成为蛋白聚糖的糖链。换句话说，透明质酸是游离的多糖，而其他氨基聚糖在生理条件下均是作为蛋白聚糖分子的一部分存在着。所有细胞均能合成蛋白聚糖。

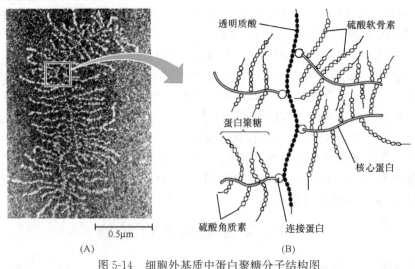

图 5-14 细胞外基质中蛋白聚糖分子结构图

（A）电镜照片；（B）结构模式图

　　蛋白聚糖的命名以核心蛋白肽链的独特性为准,种类多达数百种。一个蛋白聚糖分子可携带一至数种氨基聚糖,且同种氨基聚糖可重复出现,故此不同蛋白聚糖分子携带的氨基聚糖分子链总数不等,少至一条,多至逾百条。细胞表面富含多种类型的蛋白聚糖,并以跨膜蛋白单体的形式存在,其糖链伸展成为细胞外被的一部分。细胞外基质中的蛋白聚糖常以多聚体形式存在,即多个蛋白聚糖单体通过连接蛋白的中介,以一条透明质酸链为轴心,非共价聚合而成,在电镜下呈羽毛状或试管刷状(图 5-14)。蛋白聚糖单体和多聚体在极大空间范围内整合了氨基聚糖上的糖链信息,为细胞与细胞外基质的相互作用提供了多方面的调控途径。

提　要

　　细胞表面是围绕质膜形成的结构和功能复合体,包括细胞外被、质膜、细胞皮质。细胞表面的功能涉及内环境稳定,包括质膜损伤的防御和修复;细胞变形运动;细胞与其外环境间的物质、能量和信息交换等多个方面。细胞表面的重要特征是具有极性,据此可对细胞表面进行结构域分区。细胞表面有多种特化结构,顶面有以微丝为支架的微绒毛、以微管为支架的纤毛等;底侧面有细胞连接。纤毛(包括鞭毛)是最复杂的特化结构,分为动纤毛和静止纤毛两大类,并可再细分。原纤毛普遍存在于所有静止期有核细胞,是细胞的触角和感受器。

　　细胞连接按结构和功能特征可分为四大类型。紧密连接和间隙连接是最常见的连接类型。构成紧密连接的关键——细胞黏附分子是壳牢素和闭锁素。紧密连接可提供连接力,确立细胞表面极性,产生屏障、闸门和栅栏样作用,是表皮屏障、黏膜屏障和血-脑屏障的核心结构基础。锚定连接有四种类型,按连接对象、分子组成和内部纤维支架的特征分类。间隙连接由连接蛋白六聚体构成两两对接的连接小体,可直接贯通相邻细胞的细胞质,允许低分子量物质通过;其最突出的功能是以两种方式介导胞间通讯:离子耦联和代谢耦联;此外还有提供连接力、调控细胞增殖与分化、参与形态发生的功能等。

　　细胞外基质的主要成分为胶原、非胶原糖蛋白、弹性蛋白、氨基聚糖与蛋白聚糖。介导细胞外基质与细胞二者之间相互作用的大分子主要有细胞黏附分子、凝集素和细胞因子,作用于细胞外基质的酶类。胶原是体内含量最高的蛋白质,有特征性的三股螺旋结构和Gly-X-Y 三肽重复序列。胶原分多型,其中 Ⅰ、Ⅱ、Ⅲ 型分布于结缔组织基质,Ⅳ 型分布于基膜。胶原的生物合成有其特殊性,包括 α 链的脯/赖氨酸羟化和糖基化,及细胞外的后续加工和交联。弹性蛋白是无规则卷曲的纤维蛋白,可为组织提供回弹力。纤连蛋白和层连蛋白为常见非胶原糖蛋白,二者均有 RGD 模体,可被整合素等黏附分子识别。氨基聚糖是由重复二糖单位构成的直链多糖,其中透明质酸有独特性。蛋白聚糖是由氨基聚糖与核心蛋白质共价结合而成。氨基聚糖和蛋白聚糖为细胞外基质提供了必要的理化特性和丰富的糖链信息。

Synopsis

　　Cell surfaces are the structural-functional complex enwrapping the plasma membrane, and are characterized by three layers: the cell coat, the plasma membrane and the cell cortex. Cell surfaces have the following functions: cellular homeostasis maintenance, including damage protection and damage repair of the cell membranes; morphological alternations and movements of the cells; exchanges of substances, energies and information between the cell and its environment. A prominent feature of the cell surfaces is polarity, which defines the membrane domains. There are many specialized structures on the cell surfaces: located on the apical surfaces are microvilli, which are supported internally by actin filaments; and cilia, which are supported by microtubules. On the basolateral surfaces, there are cell junctions. Cilia(including flagella) are the most sophisticated specialized-structures on the cell surfaces. Cilia are classified as mobile and immobile cilia, and each of the two classes can be further categorized. Primary cilium, ubiquitously existing in all quiescent and nucleated cells, is an antenna or sensor of the cell.

Cell junctions can be categorized into four groups according to their structures and functions. Tight junctions (TJs) and gap junctions (GJs) are the most common junctions. Claudins and occludin are critical cell adhesion molecules for assembling of TJs. TJs can provide connecting forces between cells, and establish cell surface polarity. TJs also have barrier-, gate- and fence-like actions, and thus confer the core structural basis onto epithelial, mucosal and blood-brain barriers. Anchoring junctions can be classified into four types according to the subjects to be connected, the molecular components and the natures of intracellular supporting fibers. GJs are composed of coupled connexons that are constituted from connexin hexmers. GJs directly channel through the cytoplasm of two adjacent cells, allowing passage of low-molecular-weight substances between cells. The most eminent functions of GJs are mediating cell-cell communication in two ways: ion coupling (or electrical coupling) and metabolite coupling. Besides, GJs can provide connecting forces, modulate cell proliferation and differentiation, and participate in morphogenesis.

The main components of ECM are collagens, noncollagen glycoproteins, elastin, glycosaminoglycans(GAGs), and proteoglycans(PGs). The macromolecules that mediate ECM-cell interactions principally consist of cell adhesion molecules, lectins and cytokines, and those enzymes targeting to ECM. Being the most abundant proteins in the human body, collagens are assembled from three polypeptide chains, which have the characteristic triple-helix and Gly-X-Y repeats. Within many types of collagens, the type I, II and III collagens are located in the matrix of connective tissues; while the type IV collagen is distributed in the basement membranes. The uniqueness of collagen biosynthesis is manifested both by hydroxylation and glycosylation of the proline and lysine residues in the α chain, and by further processing and crosslinking outside the cells. Elastin is a fibrous protein with random coils, and it provides resilience or elasticity for certain tissues. Fibronectin and laminin are two common noncollagen-glycoproteins, and both of the proteins have the RGD motif, which can be recognized by adhesion molecules such as integrins. GAGs are linear polysaccharides composed of repeating disaccharide units. GAGs consist of five classes, including the unique hyaluronan. PGs are composed of core proteins with covalently attached GAGs. GAGs and PGs provide not only the essential physicochemical properties of ECM, but also abundant information coded by sugar chains.

复习思考题

1.何谓细胞表面、细胞外被和细胞皮质？三者分别有哪些主要功能？

2.细胞外被中糖链的生物学作用和重要医学意义有哪些？如何理解皮质细胞骨架在细胞表面各种动态变化过程中的关键作用？

3.常见的细胞表面特化结构有哪些？举例说明它们与细胞功能的关系。

4.分别叙述紧密连接和间隙连接的形态特征、分子组成、功能，及其与疾病的关系。

5.锚定连接可分为几种类型？比较各类型的结构特点、分子组成和分布规律。

6.细胞外基质的概念、存在形式、主要生物学作用是什么？如何理解细胞与细胞外基质相互依存和相互制约的辩证关系？介导细胞和细胞外基质相互作用的生物大分子主要有哪些类型？它们是如何发挥作用的？

7.胶原的分子结构有何特点？Ⅰ至Ⅳ型胶原在结构、分布和功能上有何异同？胶原和一般分泌蛋白的生物合成有哪些异同之处？胶原生物合成的特殊性有哪些临床意义？

8.比较纤连蛋白和层连蛋白的异同。

（张　页）

第6章 细胞膜的功能

细胞膜是细胞与外界环境之间的界膜,进入细胞内的物质必然首先要经过细胞膜,离开细胞的物质也要通过细胞膜。所以,物质运输是细胞膜的首要功能。细胞膜上有受体,可接受并转导各种化学信号。细胞膜上存在着膜抗原,对异种和异体具有抗原性。细胞膜是物质运输、信息传递、细胞识别、细胞通讯、细胞免疫、维持细胞正常生命活动的重要结构。

第1节 细胞膜对小分子物质和离子的穿膜运输

所谓小分子指相对分子量较小的物质,如水、CO_2、O_2、离子及葡萄糖等。

一、被动运输

被动运输是指物质顺着浓度梯度(concentration gradients)由浓度高的一侧经过细胞膜向浓度低的一侧运输,这一过程不需要消耗细胞的代谢能,细胞膜仅起被动的屏障作用,这类运输方式统称为被动运输。脂溶性强、带电性弱的小分子易通过细胞膜,包括以下几种方式(图 6-1)。

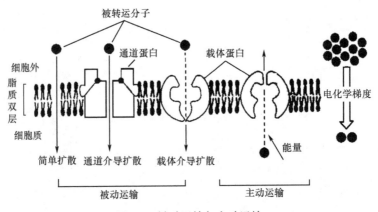

图 6-1 被动运输与主动运输

1. 简单扩散(simple diffusion) 简单扩散是一种单纯的物质运输方式,它不需要消耗细胞的代谢能(ATP),也不需要膜上的特定蛋白分子帮助,而使物质顺着浓度梯度从膜的一侧转运到另一侧的运输方式。运输的速度与物质浓度差成正比。一些脂溶性(疏水性)高或非极性程度高而分子量小的物质容易穿过脂质双层,例如 O_2、N_2、CO_2、乙醇和尿素等。水分子的极性很小,也可以简单扩散的方式通过细胞膜。

2. 易化扩散(facilitated diffusion) 细胞中有一类特异的膜蛋白负责介导转运离子、糖、氨基酸、核苷酸等不能以简单扩散的方式进过细胞膜的物质,这样的膜蛋白称为膜转运蛋白(membrane transport protein)。膜转运蛋白可分为载体蛋白(carrier protein)和通道蛋白(channel protein)。这样,易化扩散可分为由载体蛋白介导的易化扩散和通道蛋白介导完成的易化扩散两种。

(1) 通道蛋白介导的协助扩散:细胞膜不仅能使一些非极性的和脂溶性的小分子以单纯扩散的方式通过细胞膜,而且可以让某些金属和非金属离子跨膜被动转运,这些离子的脂溶性极低,需要在细胞膜中的横跨膜脂全层的通道蛋白负责转运这些物质,通道蛋白运输的速率很高。由通道蛋白构成的通道有:

1) 水通道:水分子的跨膜转运有简单扩散和水通道(water channel)两种方式,水分子的简单扩散速率较慢。镶嵌在膜中的跨膜蛋白在膜上形成许多直径为 0.35~0.8 nm 的小孔(minipore),通道蛋白的亲水基团(hydrophilic grouping)镶在小孔的表面,小孔能持续开放,因而能使水和一些大小适宜的分子与带电荷的溶质,经此小孔从膜的一侧以扩散的方式运送到膜的另一侧。在一些需要水分子高效跨膜转运的组织(如肾小管、唾液腺等),水通道的表达量较高。

2) 门控通道:门控通道(gated channel)中的通道蛋白所形成的孔道与水通道蛋白形成的通道不同,它具有闸门的作用。闸门不是持续开放,而是瞬时开放,即仅对特定的刺激发生反应时打开,其他的时间是关闭的。例如,有的门控通道当接受细胞外化学信号(配体)刺激时,与细胞表面受体结合时发生反应,引起通道蛋白构象发生改变,使闸门开放,这类门控通道称为配体门控通道(ligand gated channel),如乙酰胆碱受体通道等。如果仅在膜电位发生变化时才开放,称为电压门控通道(voltage gated channel),如 Na^+ 通道、K^+ 通道等(图 6-2)。

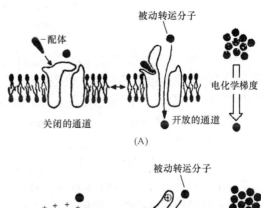
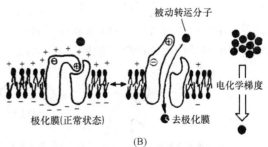

图 6-2　两种门控通道作用过程示意图
(A) 配体门控通道;(B) 电压门控通道

还有另一种门控通道是对细胞内外特异性离子浓度变化发生反应时才开放,称离子门控通道(ion gated channel)。例如,细胞内 Ca^{2+} 浓度升高时,可以启动 K^+ 门控通道开放。在许多情况下,闸门开放后能迅速自动关闭。通道的开放常常只有几毫秒的时间,在这短暂的时间里,一些离子、代谢产物等顺着浓度梯度经门控通道扩散到膜的另一侧。

闸门开放的瞬时性有利于细胞内一些顺序性活动的进行。各种门控通道的开放和关闭是一个连续的过程,即物质通过第一个门控通道进入后,可以引起第二个门控通道的开放,第一个门控通道迅速关闭,又调整了第二个门控通道的活动,后者又可以引起其他门控通道的开放。例如在神经肌肉连接系统的门控通道,一次神经冲动引起肌肉收缩这样一个简单的反应至少关系到四个门控通道,按一定的顺序开放与关闭,整个反应在不到 1 秒钟的时间内完成(图 6-3)。

(2) 载体蛋白介导的易化扩散:一些非脂溶性物质或亲水性物质,如金属离子、葡萄糖、核苷酸和氨基酸等,不能通过膜的脂质双层,必须依靠膜上的专一性很强的转运蛋白(载体

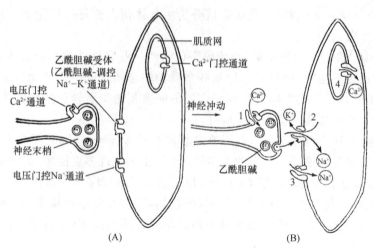

图 6-3　神经肌肉接头处的门控通道
(A) 静息状态；(B) 激活状态

蛋白)与特定分子结合,携带这些分子通过脂质双层膜。载体(carrier)都是一些贯穿脂质双层的整合蛋白,载体蛋白具有高度的特异性,其上有结合位点,能特异地与某一种物质进行暂时性的可逆结合。一个特定的载体只能运输一类化学物质或离子。载体与物质结合后是通过载体蛋白本身分子的构象(conformation)发生可逆性(reversibility)的变化而实现的(图 6-4)。葡萄糖载体对葡萄糖有很高的亲和力,红细胞膜上约有 50 000 个葡萄糖载体,每秒钟可传送 180 个葡萄糖分子进入红细胞。经载体易化扩散的特点是:①顺浓度梯度转运;②载体蛋白具有可饱和性;③载体结合位点与被转运物质的结合具有化学结构上的特异性;④化学结构相似的物质经同一载体转运时会出现竞争抑制。

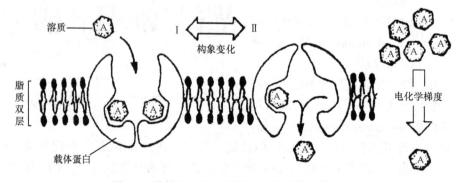

图 6-4　载体蛋白构象变化与易化扩散机制图解

二、主 动 运 输

细胞膜不仅可将物质顺浓度梯度进行转运,而且还有将某些物质从低浓度的一侧向高浓度一侧运输的机制,是逆着浓度梯度进行并消耗能量的过程,物质转运所需能量来自 ATP 的水解,这类运输方式称为主动运输。例如,Na^+ 在红细胞(erythrocyte)内的浓度是 5～15mmol/L,在红细胞外是 145mmol/L;而 K^+ 在红细胞内的浓度是 140mmol/L,在红细胞外是 5mmol/L。细胞是如何保持这种膜内外正常的浓度差的呢?依靠膜上的载体蛋白,参与主动运输的载体蛋白被称为泵(pump)。

1. 钠钾泵(sodium-potassium pump) 细胞内外 Na^+、K^+ 的转运主要是由细胞膜上的钠钾泵来完成的,在哺乳动物细胞膜上普遍存在。

Na^+-K^+ 泵就是细胞膜上的一种载体蛋白,这种载体蛋白实质上就是一种酶,称为 Na^+-K^+ ATPase,这种酶可使 ATP 水解成 ADP 和磷酸,并释放出能量。Na^+-K^+ ATPase 活性的维持,必须依赖 Na^+、K^+ 的存在。红细胞影泡(erythrocyte ghost)的定位研究证明:第一,Na^+、K^+ 的转运与 ATP 的水解紧紧地耦联在一起,缺一方,另一方就不能发生;第二,当 Na^+ 与 ATPase 在膜内侧,K^+ 在膜外侧时,离子的传送和 ATP 的水解才可发生;第三,一个 ATPase 分子每秒钟可水解 100 个 ATP 分子,水解一个 ATP 分子可排出 3 个 Na^+,泵入 2 个 K^+。

Na^+-K^+ ATPase 是由一个跨膜催化亚单位(α亚基)和一个糖蛋白(β亚基)组成,前者在细胞质面有 Na^+ 和 ATP 结合部位,膜外侧有 K^+ 和哇巴因(ouabain,一种 ATPase 特异性阻断剂)的结合位点(图 6-5)。Na^+ 在膜内侧与酶结合,促使 ATP 分解释放能量的同时,使酶在膜内侧磷酸化,引起酶的变构,随即与 Na^+ 结合的部位转向膜外侧,将 Na^+ 排出细胞。同时即与 K^+ 结合转向膜内侧,K^+ 与酶结合后,促进酶的去磷酸化使酶恢复原来的构象,K^+ 泵入细胞内。

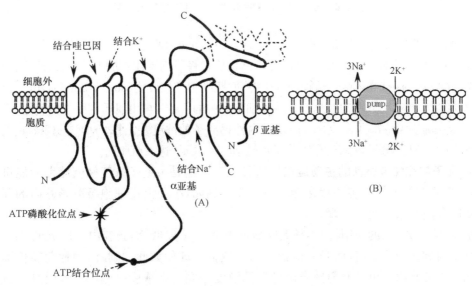

图 6-5 Na^+-K^+ 泵的分子结构及功能活动示意图

(A) Na^+-K^+ 泵$^+$分子二级结构;(B) Na^+-K^+ 泵的功能

Na^+-K^+ ATPase 通过发生可逆地变构,反复的磷酸化与去磷酸化来完成排 Na^+ 吸 K^+ 的作用(图 6-6)。Na^+-K^+ 泵的作用有:第一,维持细胞膜内外 Na^+、K^+ 的浓度梯度;第二,维持膜电位;第三,控制细胞的容积,维持膜内外渗透压平衡;第四,为细胞主动转运葡萄糖和氨基酸创造条件。

2. 钙泵(Ca^{2+} pump) 真核细胞的细胞质内 Ca^{2+} 浓度极低($\leqslant 10^{-7}$ mol/L),细胞外的 Ca^{2+} 浓度高(10^{-3} mol/L)。细胞内外 Ca^{2+} 浓度梯度是由细胞膜上叫做钙泵的载体蛋白来维持的,钙泵主动将 Ca^{2+} 泵出细胞外。钙泵实际上也是一种酶,称作 Ca^{2+} ATPase,通过该酶的变构,反复的磷酸化与去磷酸化来转运 Ca^{2+}。

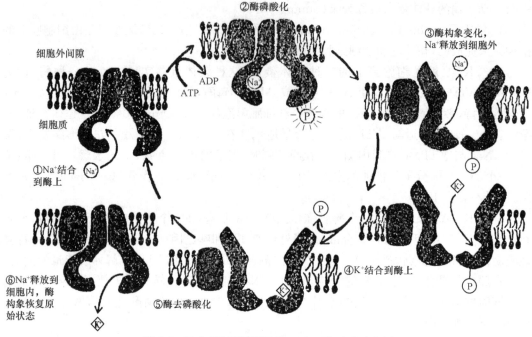

图 6-6　Na^+-K^+ 泵耦联运输 Na^+、K^+ 过程示意图

　　了解较多的是肌细胞内肌质网(sarcoplasmic reticulum)膜上的钙泵。肌质网是肌细胞中的滑面内质网,它是肌细胞内 Ca^{2+} 存储器。钙泵负责将肌细胞质中的 Ca^{2+} 泵入肌质网内,使肌质网内的 Ca^{2+} 保持高浓度。若神经发生冲动,肌细胞膜去极化(depolarization),Ca^{2+} 从肌质网释放入细胞质内,引起肌肉收缩。释放入细胞质中的 Ca^{2+},再由肌质网膜上的钙泵,泵入肌质网,维持细胞质中的低 Ca^{2+} 水平,以及膜内外钙离子的浓度差。每个 Ca^{2+} ATPase 每秒钟可水解 10 个 ATP 分子,每个 ATP 分子可转运 2 个 Ca^{2+} 进入肌质网。

　　3. 离子浓度梯度驱动的主动运输　　这种主动运输是由离子浓度梯度储存的能量来驱动的,不需要直接消耗细胞的代谢能——ATP。例如,小肠上皮细胞摄取肠腔内的葡萄糖时需要肠腔内高浓度的 Na^+ 驱动。

　　由于 Na^+-K^+ 泵的作用,使小肠上皮细胞内 Na^+ 浓度低,而肠腔内 Na^+ 浓度高。小肠上皮细胞内葡萄糖浓度高,而肠腔内葡萄糖浓度低。即便如此,肠腔内的葡萄糖仍不断进入小肠上皮细胞内。单就葡萄糖来讲是从低浓度一侧到高浓度一侧,逆浓度梯度转运,这是一种主动运输的过程。但这种主动运输是借助于细胞膜内外 Na^+ 浓度差完成的。由于肠腔内 Na^+ 浓度高,Na^+ 就有向低浓度区转移的趋势,以降低其浓度差。Na^+ 进入小肠上皮细胞是通过肠上皮细胞顶端膜上的载体蛋白的帮助,此载体蛋白有两个特定的连接部位:一个连接 Na^+,一个连接葡萄糖,通过载体蛋白的帮助而进入细胞。在以上过程中,Na^+ 的转运是顺浓度梯度的,是转运的驱动力,而葡萄糖分子的转运是逆浓度梯度的,是间接利用钠钾分解 ATP 释放的能量完成的继发性主动转运,细胞内外 Na^+ 浓度差越大,进入细胞内的葡萄糖就越多。Na^+ 和葡萄糖大量进入小肠上皮细胞内,这时在细胞的基底面和侧面有与葡萄糖特异结合的载体蛋白,将葡萄糖又被动转运出细胞,进入血液,随血流到达全身。而进入细胞的 Na^+ 由膜上的 Na^+-K^+ 泵主动泵出细胞,以维持细胞内外 Na^+ 的浓度梯度(图 6-7)。这种伴随转运方式在其他的细胞中也存在。

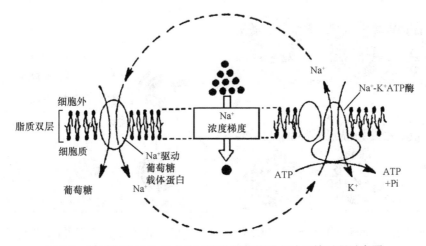

图 6-7 钠钾泵维持的 Na^+ 浓度驱动葡萄糖的主动运输过程示意图

由以上可以看出,载体蛋白可以是进行被动运输的膜转运蛋白,也可以是逆浓度梯度进行主动运输的"泵"(表 6-1)。

表 6-1 常见的细胞膜载体蛋白

载体蛋白	位置	能量来源	功能
葡萄糖载体蛋白	多数动物细胞膜	无	被动输入葡萄糖
Na^+ 驱动的葡萄糖泵	肾与肠上皮细胞顶部质膜	Na^+ 浓度	主动输入葡萄糖
Na^+-H^+ 交换通道	动物细胞膜	Na^+ 浓度	主动输入 H^+、调节 pH
Na^+-K^+ 泵	多数动物细胞膜	水解 ATP	主动输出 Na^+、输入 K^+
Ca^{2+} 泵	真核细胞膜	水解 ATP	主动输出 Ca^{2+}
H^+ 泵	动物细胞溶酶体膜	水解 ATP	主动输入溶酶体中 H^+

第 2 节 细胞膜对大分子和颗粒物质的膜泡运输

膜转运蛋白可以介导许多极性小分子进出细胞,但它们不能转运大分子物质或固态团块,如蛋白质、核酸和多聚糖等。事实上大多数细胞还是可以摄入和排出某些特定的大分子和颗粒物质,不过其机制不同,膜发生了更为复杂的结构和功能改变。细胞内外的大分子颗粒物质在转运过程中是由膜包被,形成囊泡进行运输。这个过程伴随着膜的运动,主要是膜本身结构的融合、重组和移位,与主动运输一样,需要消耗细胞的代谢能。膜泡运输通过细胞的胞吞作用和胞吐作用来完成(图 6-8)。

一、胞吞作用

胞吞作用(endocytosis)又称入胞(内吞)作用,是指颗粒或液体形成小泡通过细胞膜,被成批摄取的过程。由于摄入物质的不同,形成小泡的大小也就有所不同。以此将胞吞作用分为三种类型:吞噬作用、吞饮作用和受体介导的胞吞作用(图 6-9)。

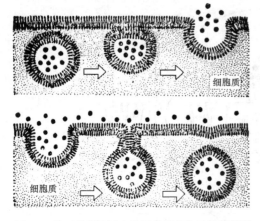

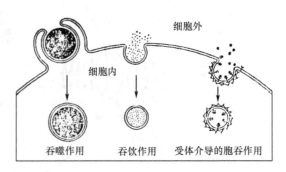

图 6-8　胞吐作用(上)和胞吞作用(下)过程示意图　　　　图 6-9　胞吞作用的三种形式

1. 吞噬作用　吞噬作用(phagocytosis)是细胞摄取大颗粒(直径＞250nm)的过程,如吞噬细菌、尘粒和细胞碎片等。

吞噬作用广泛存在于生物体内。原生动物草履虫(slipper animalcule)等是以吞噬作用作为摄取食物的一种方式。哺乳类动物大多数细胞没有吞噬作用,只有少数特化细胞具有这一功能,它们不再是摄食的一种方式,而主要起着防御的功能,专用于对抗细菌、尘埃等外来的有害异物,如网织内皮系统的巨噬细胞、单核细胞和多形核白细胞等(图 6-10)。它们广泛分布于组织和血液中,共同防御微生物的入侵,并清除衰老和死亡的细胞等。巨噬细胞每天要清除 10^{11} 个衰老的红细胞。

在进行吞噬作用时,被吞噬的物质与细胞膜表面接触,即该物质与膜上某些蛋白质有特殊的亲和力,附着在膜上,两边的膜向外突起,接触处的膜向内凹陷、收缩并与细胞膜脱离,形成一个包含摄入物的囊泡,称为吞噬泡(phagocytic vesicle)或吞噬体(phagosome)。吞噬体与细胞内溶酶体融合,形成吞噬性溶酶体,在其内摄入的物质被分解、消化。

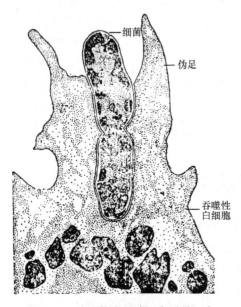

图 6-10　多形核白细胞正在吞噬一个
分裂中的细菌

2. 吞饮作用　吞饮作用(pinocytosis)是细胞摄取液体和溶质(solute)的过程。由细胞膜包裹的液体内陷而形成的小泡,称为吞饮小泡(pinocytic vesicle)或吞饮体(pinosome)(直径＜150nm)。小泡相互融合,其内容物被溶酶体降解,产生的小分子物质被细胞利用,而小泡的膜不降解,通过各种途径回到细胞膜上。大多数细胞通过吞饮作用源源不断地把液体和溶质摄入细胞内,供细胞生命活动之用。

3. 细胞膜有被小窝和有被小泡与受体介导的胞吞作用　大分子与细胞表面的受体结合,通过有被小窝进入细胞,此过程称为受体介导的胞吞(receptor-mediated endocytosis)作用。各种途径的受体介导的胞吞作用都有一个共同的特征,即受体都要移动到细胞膜的特化区—有被小窝区,在此处凹陷成为有被小泡。

有被小泡直径约为 50～250 nm,其细胞质面覆盖了毛刺状的包被,故称为有被小泡(coated vesicle)。有被小泡由细胞膜或高尔基复合体形成。在细胞膜表面有摄取蛋白质的特化部位,该部位细胞膜向内凹陷,在膜的细胞质面覆盖了一层与有被小泡相似的包被结构,此特化区域称为有被小窝(coated pit),有被小窝从细胞膜上脱落下来进入细胞质形成有被小泡,有被小泡的寿命很短,几秒钟内将失去衣被,形成光滑的无被小泡与胞内体(endosome)融合。

从冰冻蚀刻技术观察有被小窝与有被小泡的衣被呈多角形网状结构。将衣被分离提纯,发现小泡膜含有数种蛋白质,其中最具有特征性的是网格蛋白(clathrin),它是一种高度稳定的纤维状蛋白。网格蛋白是由三条较大的肽链(重链)和三条小的肽链(轻链)形成的三腿蛋白复合体(three legged protein,或triskelion)(图 6-11)。由三腿蛋白在小泡的表面排列成五角形或六角形的篮网状结构,包在小泡膜的外表面而形成了有被小窝和有被小泡。

网格蛋白的功能:第一,参与捕获特定的膜受体使其聚集于有被小窝内;第二,为细胞膜凹陷提供牵动质膜的机械力。

受体介导的胞吞作用具有很多生物学意义,如胎儿摄取抗体、肝细胞吸收免疫球蛋白、受体介导转铁蛋白的胞吞过程等均涉及与此。

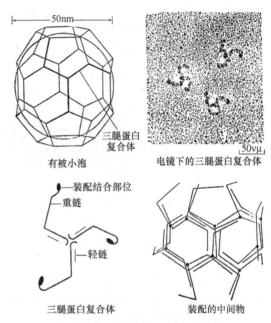

图 6-11　有被小泡的结构和装配

由于细胞膜受体不同,摄入的大分子物质在细胞内的命运也不同。受体介导的胞吞作用的典型例子是细胞对胆固醇的摄取,内吞的胆固醇供细胞用于生物膜的合成,以及合成类固醇激素。正常血液中的胆固醇与蛋白质结合成一种复合体,胆固醇以这种形式在血液中存在与运输,称低密度脂蛋白(low density lipoprotein,LDL)。LDL 为球形颗粒,直径 22～25 nm,颗粒核心含有大约 1500 个酯化的胆固醇分子(胆固醇酯,cholesterol ester),外层包绕着 800 个磷脂分子和 500 个游离的胆固醇分子,载脂蛋白 ApoB100 嵌在脂质层中(图 6-12)。

当细胞需要胆固醇时,细胞先合成 LDL 受体,并将其受体镶嵌于细胞膜的特化区——有被小窝,LDL 与其受体在有被小窝区结合,结合后有被小窝向细胞内凹陷,与细胞膜脱离,进入细胞形成有被小泡,有被小泡很快失去衣被,成为无被小泡,与胞内体小囊泡融合,形成较大的内吞体,内吞体膜上有 H^+-ATPase 系统,将胞质中的 H^+ 泵入体内,内吞体在细胞内移动的过程中逐渐酸化

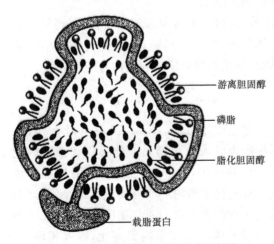

图 6-12　低密度脂蛋白颗粒的分子结构

（acidifying），使受体与 LDL 解离，各自形成小泡。装有受体的小泡又返回到细胞膜的有被小窝区，被再次利用；而装有 LDL 的小泡则与溶酶体融合，形成吞噬性溶酶体（phagolyso-some），LDL 在其内被分解成游离的胆固醇、氨基酸以及其他一些物质（图 6-13）。如果细胞内胆固醇已过剩，这时，胆固醇即可抑制 LDL 受体的合成，细胞对胆固醇的合成和摄取均减少或停止，以进行调节。

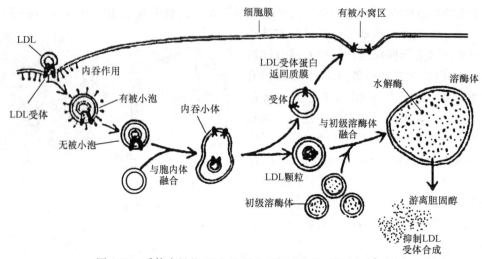

图 6-13　受体介导的 LDL 胞吞作用调节细胞内胆固醇水平

　　LDL 受体蛋白基因缺陷的患者，他们的细胞对 LDL 摄取障碍，出现持续性高胆固醇血症，未成年便发生动脉粥样硬化，由于冠心病发作而突然死亡。LDL 受体缺陷至少有两种表现：受体对 LDL 连接部位的缺失；受体有被小窝结合部位的缺失。后者虽然受体蛋白的数量是正常的，然而在有被小窝区 LDL 受体并不能被固定。在这种突变细胞中，LDL 可吸附到细胞表面，但不能将 LDL 转运到细胞内，可见有被小窝在受体介导胆固醇的胞吞过程中起重要作用。

　　有被小泡中组成衣被的另一类重要的蛋白质是衔接蛋白（adaptin，AP），介于网格蛋白与配体受体复合物之间起连接作用，能够识别受体介导胞吞的膜受体，将有被小窝介导到网格蛋白上。所以衔接蛋白可选择性的介导不同类型受体，使细胞能捕获不同的物质。没有这种调节，有被小泡也难以脱离细胞膜并顺利与胞内体结合。

　　有被小泡也存在于其他胞吞过程或物质转运中，如内质网和高尔基复合体，高尔基复合体各膜囊之间的转运小泡都有有被小泡的结构，只是衣被的成分和结构有所不同。

二、胞吐作用

　　胞吐作用（exocytosis）又称外吐作用，是指细胞内的大分子物质—分泌物和细胞内代谢产物的排出，是一种与胞吞作用相反的过程。首先在细胞内形成由膜包被的小泡，逐渐移动到细胞膜的内表面与细胞膜接触，在接触点两者的膜蛋白发生构象变化，膜互相融合，产生通道，使物质排出（图 6-14）。

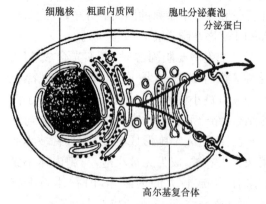

图 6-14　胞吐活动的基本过程

以外输性蛋白为例加以说明胞吐作用的简单过程。①细胞内的分泌蛋白是在粗面内质网上的多聚核糖体上合成,合成的分泌蛋白进入粗面内质网管腔内,在管腔内运输,最后由粗面内质网膜包裹形成转运小泡,并与内质网脱离。②转运小泡与高尔基复合体膜融合,在扁平囊泡内分泌蛋白被分类、加工、修饰。③加工修饰好的分泌蛋白装入分泌囊泡中与扁平膜囊泡分离。④分泌囊泡向细胞膜的一定部位移动,并与细胞膜融合,融合的膜产生小孔道,将分泌蛋白释放到细胞外,分泌泡的膜随即加入到细胞膜。

经用肥大细胞(hypertrophic cell)所做的实验提示,触发胞吐现象时,细胞内局部 Ca^{2+} 浓度增高,Ca^{2+} 作用于分泌小泡,促使小泡膜与细胞膜融合;另外,细胞内形成的分泌小泡在细胞内骨架系统的驱使下,使分泌小泡沿着一定的路线运输。胞吐过程中也需要 ATP 提供能量。

根据胞吐作用方式不同,将其分为两种形式:一是结构性分泌途径(constitutive pathway of secretion),细胞内绝大多数的分泌物以这种方式连续地排放。蛋白合成后立即被包装入高尔基复合体分泌囊泡中,然后很快被运送到质膜处,分泌到细胞外。二是调节性分泌途径(regulated pathway of secretion),细胞分泌蛋白合成后被暂时储存于分泌囊泡中,只有当细胞接受到分泌指令时,才释放分泌物。分泌指令通常是指一些化学信号,例如激素,它们与膜受体结合,使受体活化,引起细胞质内 Ca^{2+} 浓度暂时性升高,升高的 Ca^{2+} 浓度启动了胞吐作用。调节性分泌途径只存在于分泌激素、神经递质、消化酶等的细胞中,能特异地按需要快速分泌其产物。

第 3 节　细胞膜受体的结构和特性

一、受体与配体

19 世纪末,Langley 和 Dale 等提出了一些特异性生理反应是通过一些称为受体的物质实现的,之后的几十年研究证明了受体物质的存在。受体(receptor)是指镶嵌在细胞膜脂质双分子层中或细胞内的各种特异性的蛋白质分子,它们能够有选择性地和周围环境中一定的活性物质相结合,产生相应的信号,以启动细胞内的一系列过程,最终表现为某种生物学效应。根据受体在细胞中的存在部位,受体可分为膜受体(membrane receptor)和胞内受体(intracellular receptor)两大类。

凡能与受体特异性结合并产生效应的物质,统称为配体(ligand)或信号分子,如激素、药物、神经递质、生长因子,某些化学物质等。不同的配体作用于不同的受体,可产生不同的生物学效应。

1.膜受体的化学成分与分子结构
膜受体的化学组成多为膜上的糖蛋白,也有脂蛋白和糖脂蛋白。由一个镶嵌蛋白分子构成的受体为单体型受体;由多个镶嵌蛋白质聚合在一起构成的受体,为聚合体型受体(图 6-15)。

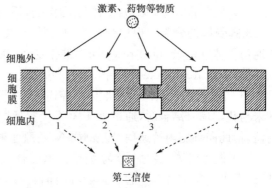

图 6-15　单体型受体和聚合体型受体示意图
1. 单体型受体;2. 单纯聚合型受体;3. 中间连接聚合型受体;4. 离合式聚合型受体

单体型受体一般均为跨膜蛋白,贯穿脂质双分子层,一端露在膜的外表面,该部位有与配体结合的部位,称为调节部位(regulator site);另一端露在膜的内表面,称为活性部位(active site)(平时只具有潜在活性),如 LDL 受体、大多数生长因子受体等。只有当受体与配体结合后,受体蛋白质发生变构,潜在的活性部位变为具有实际活性的部位(激活),从而引起细胞内一系列的代谢反应。从这点上可以说受体活性部位的本质是酶。

聚合体型受体是镶嵌在细胞膜上的两个或多个不同蛋白质分子,但能协调完成某一信号的传递。如有些聚合体型受体可分为三部分:

第一,调节受体露出细胞膜的外表面,具有和配体结合的功能。

第二,催化受体是朝向细胞膜内表面,具有引发胞内生物学效应的功能。

第三,转换蛋白是耦联调节受体和催化受体,起着转换器的作用。

上述三种蛋白质分子平时在细胞膜中是分开存在的,它们带有各自的特性,一旦与配体结合,就聚合在一起,表现出从接受配体信息到引发胞内效应的一套完整的功能。如胰岛素受体等。

2.受体的特点　受体与配体的结合具有以下特点:

(1) 高度选择性:受体与配体两者以三维空间结构的选择性互补结合,包括分子的几何形状,反应基团的定位和构型等。受体与配体在构象上相适应,使得它们的结合具有一定的专一性。

(2) 高度亲和力:受体与配体的结合能力,称为受体亲和力。受体与配体的结合迅速敏感,即使配体浓度很低,也能产生强大的生物效应。

(3) 可逆性:受体与配体分子以非共价键结合,键的强度较弱。引发生物学效应后,受体与配体解离,受体恢复原状,可被再次利用。

(4) 可饱和性:细胞膜上每种受体的数目基本上是固定的,一般为 $10^3 \sim 10^5$ 个/细胞。所以受体与配体的结合是可以饱和的。

(5) 特定的组织定位:受体在体内分布,在种类、数量上均呈现特定的模式。某种细胞之所以成为某种化学信号特定的靶细胞,是由于这种细胞膜上具有接受某种化学信号的受体,例如肾上腺皮质激素只作用于肾上腺皮质细胞,肾上腺皮质细胞上有促肾上腺皮质激素的受体。虽然肾上腺皮质激素随血液流遍全身,但对别的细胞不起作用,因为其他类细胞没有相应的受体。

(6) 强大的生物学效应:受体与配体结合后引起细胞内一系列代谢反应,并可逐级放大。

3.膜受体的分类　根据受体蛋白的类型、结构和信号传导机制,将膜受体分为三类:离子通道受体(ion-channel receptor)、催化受体(酶蛋白受体)(catalytic receptor)和 G 蛋白耦联受体(G protein-linked receptor)(图 6-16)。

(1) 离子通道受体:就是配体门控通道,离子通道的“开”与“关”受细胞外配体的调节。在未与化学信号结合时,通道处于关闭状态;结合后,发生蛋白构象变化而开放,使得离子内流,借此向细胞内传递信号。例如 N-乙酰胆碱受体(N-AchR)、γ-乙酰胆碱受体等。

(2) 催化受体:多为一次穿膜单体型受体,自身具有蛋白激酶(如酪氨酸蛋白激酶)活性,或者可与酶结合在一起。膜的外表面具有与配体结合部位,膜内表面部分为催化结构域。激酶被激活后,自身的氨基酸磷酸化,进一步靶细胞中专一的蛋白质磷酸化,触发细胞内一系列生理活动,使细胞外的信号传递到了细胞内。这类受体有表皮生长因子受体、血小板来源的生长因子受体和胰岛素受体等。

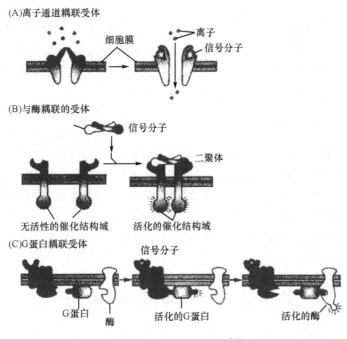

图 6-16　三种类型的膜受体

（3）G 蛋白耦联受体：为细胞表面受体，当与相应配体结合后激活一种结合 GTP 的调节蛋白（GTP-binding regulatory protein，G 蛋白），活化的 G 蛋白可再激活可产生特异第二信使（second messenger）的酶类，通过第二信使完成细胞的生物学效应；或激活某些通道分子来改变细胞的膜电位。这类受体是目前已知种类最多的一类受体，如 β 受体、M 受体、视紫红质受体、神经多肽受体等。可与这类受体结合的配体有肾上腺素、血清素和胰高血糖素等。

二、受体与细胞识别

细胞识别（cell recognition）是指细胞对同种和异种细胞、对同源和异源细胞的认识和鉴别。它是细胞膜的一种重要功能。

1.细胞识别的普遍性　在生物界，细胞识别不论在低等动物还是高等动物都是普遍存在的。许多重要的生命活动都与细胞识别密切相关。例如受精过程就是精子与卵细胞识别的结果。细胞识别具有种的特异性，只有同种的精卵才能互相接触发生受精；血液中的白细胞能识别入侵的细菌，将其吞噬，但从不吞噬血液中自体的正常细胞，这是异种间的细胞识别；如果将同一个体的心肌细胞与肾细胞用胰蛋白酶予以分解、扩散、制成单细胞悬液，静置若干时间，心肌细胞就能识别出心肌细胞，并与之聚集，肾细胞也能识别出肾细胞，这说明细胞识别具有组织特异性。

2.细胞识别的分子基础　细胞识别的本质是细胞表面识别分子的相互作用。识别分子就是糖复合物（糖蛋白、蛋白聚糖、糖脂）的糖链结构。例如，巨噬细胞（macrophage）能吞噬衰老红细胞，但不吞噬正常红细胞，是因为衰老红细胞表面的糖链末端丧失了唾液酸，从而暴露出了半乳糖，这正是巨噬细胞识别衰老细胞的标记。细胞识别的分子基础是细胞表面受体之间或受体与大分子之间互补形式的相互作用。目前认为细胞识别的基本方式有三种（图 6-17）：

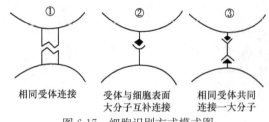

① ② ③

相同受体连接 　受体与细胞表面 　相同受体共同
　　　　　　　大分子互补连接 　连接一大分子

图 6-17　细胞识别方式模式图

（1）相同受体间的相互作用：两种不同的细胞具有相同的受体，其一细胞受体转动 180°与另一细胞受体结合，在两个细胞间形成一个相互对称的双受体分子复合物。

（2）受体与细胞表面大分子间相互作用：一个细胞表面的受体蛋白与另一个细胞表面大分子发生作用，受体与大分子之间的相互作用方式如同锁和钥匙之间的关系。这种受体蛋白和大分子可同时出现在相互识别的每个细胞中或每个细胞只具有其中之一。

（3）相同受体与游离大分子间相互作用：两种细胞表面具有相同的受体分子，它们共同识别一个大分子，这个大分子如同两个细胞间的连接装置。

细胞识别的部位是在细胞膜上，细胞识别的结果将引起不同的细胞反应，如免疫反应、信息传递和代谢调节等。

第 4 节　膜抗原与免疫反应

细胞膜表面存在膜抗原，具有免疫特性。膜抗原（membrane antigen）是一些糖蛋白和糖脂，或称细胞表面抗原（cell surface antigen）。细胞免疫是细胞表面抗原与抗体相互识别并产生免疫应答的过程。有机体通过免疫作用来排除异己和保护自己，以维持正常的生命活动。细胞表面抗原研究已经渗透到现代医学的各个领域，包括输血、接种、器官移植、过敏性疾病和肿瘤等。人体细胞膜上的抗原很多，可以说，除了同卵双生子以外，没有一个人的细胞膜抗原与另一个人是完全相同的。下面介绍两类了解较清楚的细胞膜抗原。

一、人红细胞膜表面抗原

1. ABO 血型抗原　血型抗原是指红细胞膜上的糖蛋白或糖脂。血型有若干类型，例如 ABO 血型系统，MN 血型系统和 Rh 血型系统等。

ABO 血型系统是医学实践中相当重要的一种，不同基因型组合可产生不同的血型。在红细胞膜上存在着一种叫做 H 糖蛋白的物质，它的存在决定该个体具有 H 抗原（O 型血）；若 H 糖蛋白的末端接一个 α-N-乙酰氨基半乳糖，则为 A 抗原（A 型血）；若 H 糖蛋白末端接一个半乳糖分子，则为 B 抗原（B 型血）；若红细胞膜上兼有 A 抗原和 B 抗原，则为 AB 型血。ABO 血型抗原不仅存在于红细胞膜上，还广泛分布于人体组织细胞和体液（如唾液、精液、胃液、羊水、乳汁、胆汁、汗、泪）中，所以在组织和器官移植时，也必须考虑红细胞血型的配型。

2. MN 血型抗原　MN 血型抗原也是人红细胞膜上的糖蛋白。M 血型者红细胞膜上有 M 抗原，N 血型者红细胞膜上有 N 抗原。从 M 和 N 型红细胞膜分离出来的血型糖蛋白，在氨基酸排列上不同，M 型第 1 位和第 5 位氨基酸分别是丝氨酸和甘氨酸；N 型则分别是亮氨酸和谷氨酸（见第 4 章，图 4-8），有两个氨基酸的差异。两者糖链的糖基组成也不同，所以 MN 血型抗原的特异性与其糖链和肽链均有关系。

二、组织相容性抗原

组织相容性抗原是存在于组织细胞膜上的抗原。凡能引起个体间组织器官移植排斥反应的抗原,称为组织相容性抗原(histocompatibility antigen)。它广泛存在于各种组织细胞的细胞膜上,化学成分是糖蛋白。

人组织相容性抗原称为人白细胞抗原(human leucocyte antigen,HLA),绝不仅仅是存在于白细胞膜上,除红细胞膜外均有,现已知有 140 多种,可组合成不同的组织型,它们代表个体的特征。HLA 在人体中分布广泛,各种细胞的 HLA 抗原在数量上有差别。脾脏细胞有大量的 HLA 抗原;每个淋巴细胞表面的 HLA 抗原数为 $10^4 \sim 10^5$ 个;其余依次为肺、肝、肠、肾和心脏。脑组织中可能不存在 HLA 抗原。HLA 抗原还可以水溶性形式存在于血液、精液和乳汁中。

在动物组织器官移植过程中,如果将一种动物的组织或器官来代替另一种动物的同一组织或器官,就会引起受者对该异种移植物的排斥反应。人体器官移植也面临着同样的问题。由于供者与受者的抗原不完全相同,作为异体抗原刺激受者产生免疫排斥反应,会导致移植失败。供者与受者的组织是否相容是由细胞膜上组织相容性抗原决定的,亲缘关系越近,其相容程度就越高,移植成功率也就越高。

癌细胞膜表面存在着肿瘤特异性抗原,这些抗原与正常细胞膜的组织相容性抗原不同,它们可以是胚胎性的、病毒性的或恶性转化后所特有的。

第5节 细胞膜与细胞信号转导

信息传递是细胞膜的重要功能之一,是通过镶嵌在细胞膜上的受体蛋白完成的。受体蛋白能够感受细胞外的各种化学信号,将信号传入细胞内,经酶的调控产生细胞内信号,激活酶的活性,使细胞内产生一系列生化反应和生物学效应。

以下简要叙述跨膜信息传递的几个信号转导体系。

一、cAMP 信号通路

cAMP 信号通路是发现最早和最普遍,且很重要的通路。细胞外信号(如激素)作为第一信使(first messenger),与细胞膜上相应受体结合,结合后,由 GTP 作用于 G 蛋白,作为信息传递的枢纽,将信号传导到腺苷酸环化酶,促使 ATP 水解转变为 cAMP(第二信使)。通过调节细胞内 cAMP 水平而引起细胞反应的信号通路,或称为 cAMP 信使体系。激素对胞内 cAMP 水平的调节是真核细胞中激素作用的主要机制之一。这种对激素敏感的 cAMP 信使通路是由细胞膜上的五种成分组成的:刺激型激素受体(Rs)、抑制型激素受体(Ri)、与 GTP 结合的刺激型调节蛋白(Gs)、与 GTP 结合的抑制型调节蛋白(Gi)、腺苷酸环化酶(AC)(图 6-18)。

Rs 与 Ri 都位于细胞膜外表面,它们

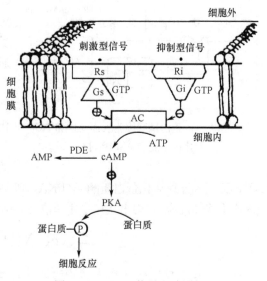

图 6-18 cAMP 信号通路图解

是两种与激素和 G 蛋白结合的细胞膜受体。Rs 与 Ri 各有两个结合位点,一个与激素结合,另一个与 Gs 或 Gi 作用。Rs 与 Ri 通过 Gs 或 Gi 作用于 AC,提高或降低细胞内 cAMP 水平。已知的 Rs 有肾上腺素 β 受体、垂体后叶加压素受体、促肾上腺皮质激素受体等数十种;Ri 有肾上腺素 α-2 型受体、乙酰胆碱 M 受体等。

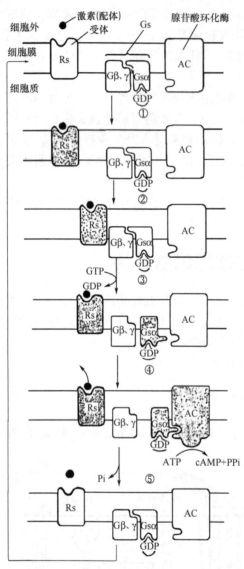

图 6-19　Gs 蛋白耦联细胞表面受体和 AC
催化产生胞内 cAMP 过程

受体通过 Gs 和 Gi 激活和抑制 AC。Gs 和 Gi 这两种调节蛋白耦联于 Rs 或 Ri 与 AC 之间,由于这两种调节蛋白通过与 GTP 或 GDP 结合而发挥作用,所以统称其为 G 蛋白。Gs 由 α、β、γ 三个亚基组成。图 6-19 是 Gs 的调节作用图解。

在细胞没有接受激素刺激以前,cAMP 信号通路处于静止状态,此时 Gs 的三个亚基呈结合状态,Gsα 与 GTP 结合,AC 无活性。如果细胞膜上的受体与化学信号(激素)相结合,将经过下述五个过程调节细胞内代谢活动。

(1) 激素与细胞膜受体结合,导致受体蛋白质变构。这时激素作为第一信使。

(2) 受体与 Gs 结合。

(3) 与 Gs 结合的 GDP 被 GTP 置换,引起 Gs 的亚基分离。

(4) Gs 的 α 亚基变构与 AC 结合,使 AC 激活,分解 ATP,形成 cAMP,作为信号传导的第二信使。

(5) Gs 的 α 亚基具有 GTP 酶活性,水解 GTP 形成 GDP,释放出能量,促进 GDP 与 Gsα 亚基结合,导致 Gs、受体和 AC 互相解离,这时 Gs 的三个亚基又结合在一起,激素与受体解离,AC 丧失活性,结果使 cAMP 信号通路又恢复为静止状态。

与 Gs 的调节作用相反,抑制性激素与 Ri 结合后,引起 Giα 亚基与 βγ 亚基解离而被活化。Giα-GTP 复合物能直接抑制 AC 的活性。

AC 是 cAMP 信号通路中结合在细胞膜上的催化单位,它能催化 ATP 生成 cAMP。cAMP 又能特异地活化蛋白激酶 A(PKA),PKA 又可使特异的酶发生磷酸化,将其激活,在细胞内产生连锁反应,表现出从接受化学信号到引发胞内一系列特定的生物学效应(图 6-20)。

二、cGMP 信号通路

cGMP 是一种广泛存在于动物细胞中的胞内信使,浓度约为 cAMP 的1/100~1/10。cGMP 由鸟苷酸环化酶(guanylate cyclase,GC)分解 GTP 产生。鸟苷酸环化酶是细胞膜

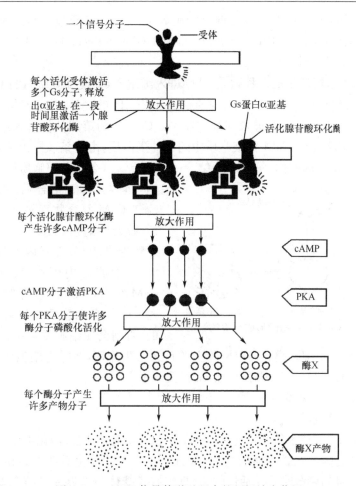

图 6-20　cAMP 信号传递过程中的逐级放大作用

上和细胞质中的可溶性蛋白，受 G 蛋白调节。已知 cGMP 能激活细胞内的蛋白激酶 G，使细胞内靶蛋白磷酸化，从而产生糖原降解、光感传导、受精过程、细胞增殖等生物效应。

cGMP 信号通路与 cAMP 信号通路存在拮抗关系，两者的浓度及作用相反。cAMP 浓度升高，细胞内特异性蛋白质合成进程加快，促进细胞分化；cGMP 浓度升高，加快细胞内 DNA 复制，促进细胞分裂。在肝细胞中，cAMP 浓度升高时，糖原分解；cGMP 浓度升高时，糖原合成加快（图 6-21）。

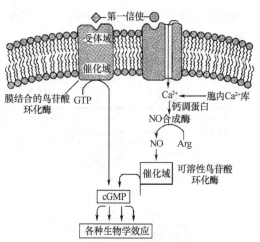

图 6-21　cGMP 通过蛋白激酶 G 介导的细胞效应

三、二酰甘油、三磷酸肌醇和 Ca^{2+} 信号通路

该信号通路是细胞膜受体与其相应的化学信号分子结合后，通过膜上的 G 蛋白活化磷

脂酶 C(phospholipase c,PLC),该酶催化细胞膜上的 4,5-二磷酸磷脂酰肌醇(phosphatidylinositol 4,5-biphosphate,PIP_2)分解为二酰甘油(diacylglycel,DG)和 1,4,5-三磷酸肌醇(inositol 1,4,5-triphosphate,IP_3)。

IP_3 是由 PIP_2 水解产生的一种物质,从膜进入细胞质,促使细胞质内的 Ca^{2+} 浓度增高。IP_3 诱导 Ca^{2+} 的释放可能是由于滑面内质网膜上有 IP_3 的受体,当 IP_3 与其受体结合后,Ca^{2+} 通道开放,Ca^{2+} 由内质网进入到细胞质中。Ca^{2+} 作为第三信使进入细胞质与钙调素(calmodulin,CaM)结合。CaM 是细胞质中的一种蛋白质,由一条肽链组成,在它的结构中有 4 个可与 Ca^{2+} 结合的部位,每一部位结合一个 Ca^{2+}。CaM 在细胞质中本身并无活性,

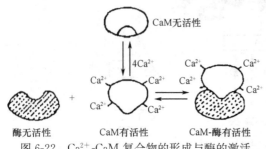

图 6-22 Ca^{2+}-CaM 复合物的形成与酶的激活

当一旦与 Ca^{2+} 结合后,引起变构,形成 Ca^{2+}-CaM 复合物而被活化,活化后可激活磷酸酶和蛋白激酶,它们又可以磷酸化底物蛋白,调节细胞内的代谢活动(图 6-22)。细胞质内 Ca^{2+} 浓度增高时,则与 CaM 结合,Ca^{2+} 浓度低时,则与 CaM 解离。Ca^{2+} 在细胞质中浓度增高是暂时性的,否则会使细胞发生中毒。维持细胞内外 Ca^{2+} 浓度梯度是由细胞膜和内质网膜上的钙泵发生作用,及时把细胞质中的 Ca^{2+} 泵到细胞外或滑面内质网中,CaM 失去活性,细胞反应停止。

IP_3 使胞质内 Ca^{2+} 浓度升高,可以启动基因的转录和蛋白质的合成,最终导致 DNA 的合成,调节细胞的增殖活动。

细胞膜上的 PLC 还水解 PIP_2 生成的 DG,它与细胞膜结合,活化细胞膜中的蛋白激酶 C(PKC)。PKC 是附着在膜内面的蛋白质,有一个亲水的催化活性中心和一个膜结合区。在未接受外界信号的刺激时是无活性的;一旦细胞膜受体与外界信号结合以后,PIP_2 水解,细胞膜中的 DG 瞬时增高,PKC 受 DG 的作用而被激活,这时 PKC 与 Ca^{2+} 亲和力增高,使底物蛋白发生磷酸化作用,并可使 Na^+/H^+ 交换,使细胞内 H^+ 减少,引起细胞内 pH 升高(图 6-23)。

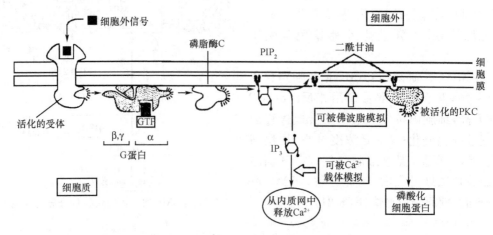

图 6-23 DG、IP_3 和 Ca^{2+} 信号通路图解

细胞外信号就是通过这条通路所产生的 IP_3 和 DG 引起细胞对外界信号的应答,故称为 IP_3、DG 和 Ca^{2+} 信号通路。IP_3 使细胞质内 Ca^{2+} 浓度增高与 DG 活化 PKC,它们既是各自独立的又是相互协调的,共同完成细胞内的调节活动。

四、受体酪氨酸激酶及 RTK-Ras 蛋白信号通路

受体酪氨酸激酶(receptor tyrosine kinases,RTKs)是细胞表面一大类受体家族,其胞外配体包括胰岛素和多种生长因子。配体与受体结合后,活化受体本身的酪氨酸激酶,或者再磷酸化靶蛋白酪氨酸残基,引起一系列磷酸化级联反应,包括细胞内生理和/或基因表达改变等(图 6-24)。该体系的第二信使是受体酪氨酸激酶的靶蛋白,不需要受 G 蛋白调节和介导。由 RTK 介导的信号通路具有广泛的功能,调节细胞增殖与分化,促进细胞存活,以及细胞代谢过程中的调节与校正。

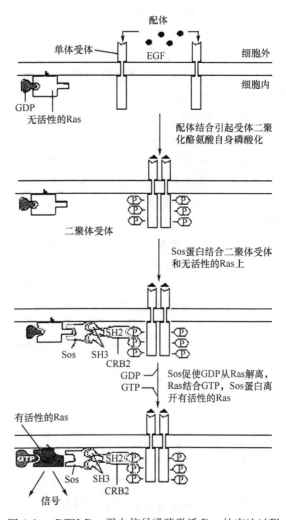

图 6-24 RTK-Ras 蛋白信号通路激活 Ras 的表达过程

第6节 细胞膜异常与疾病

细胞膜是细胞的重要组成部分,是细胞与环境之间的界膜,对维持细胞内环境的稳定和调节细胞各种生命活动十分重要。所以细胞膜结构与功能的损伤,都将导致细胞乃至机体功能的紊乱,并由此引起疾病。

一、细胞膜与肿瘤

肿瘤细胞与正常细胞显著的不同也表现在细胞膜上。

1.糖蛋白改变 糖蛋白的改变可发生在膜上某种糖蛋白的丢失,各种肿瘤细胞都有粘连蛋白的缺失,失去了原来正常细胞与细胞之间的黏着作用,这样肿瘤细胞彼此之间的黏着性和亲和力降低,使肿瘤细胞易于脱落,浸润病灶周围组织或者通过血液、淋巴液转移到其他部位。另外糖蛋白糖链的改变,糖蛋白出现唾液酸化,使癌细胞表面唾液酸残基增加,使其不能被机体免疫活性细胞识别与攻击;这与肿瘤细胞的免疫逃避现象有关,肿瘤细胞

还可以合成新的糖蛋白,如小鼠乳腺癌可产生一种表面糖蛋白,它掩盖小鼠主要组织相容性抗原,使肿瘤细胞具有可移动性。

2.糖脂改变 细胞膜上的糖脂含量相对较少,但具有重要的生理功能,例如在结肠、胃、胰腺癌和淋巴瘤细胞中,都发现有鞘糖脂组分的改变和合成肿瘤细胞自己特有的新糖脂。糖脂改变,主要是糖链缩短和糖基缺失所造成的,可能与酶的活化或抑制有关。

3.表面降解酶的改变 肿瘤细胞表面的糖苷酶和蛋白水解酶活性增加,使细胞膜对蛋白质和糖的传送能力增强,为肿瘤细胞的分裂和增殖提供物质基础。

4.新抗原的出现 一些肿瘤细胞表面出现特异性抗原,如肠癌患者血清中有癌胚抗原,它也出现在肿瘤的细胞膜上。对肿瘤的免疫反应,主要由 T 淋巴细胞完成,T 淋巴细胞表面特异性抗原受体能够识别癌细胞表面抗原,并与之结合激活 T 淋巴细胞,使之释放一系列淋巴因子,对肿瘤具有溶解和杀伤作用。

某些肿瘤细胞膜表面原有抗原消失或异型抗原产生。例如,红细胞及血管内皮细胞膜的 ABO 抗原,如果这部分发生肿瘤以后,不仅原有的 ABO 抗原消失,还可能产生异型抗原;又如,胃癌 O 型血患者,正常时胃黏膜表面只有单一的 O 型抗原,而病变后,在胃癌细胞膜表面可出现 A 型抗原,增加了一个单糖残基,这可能与某些糖基转移酶活性改变有关。

二、膜受体蛋白异常

细胞表面膜受体数量增减或结构缺陷,或特异性、结合能力的异常引起的疾病称为受体蛋白病(receptor disease),属分子病。

在无丙种球蛋白血症患者的 B 淋巴细胞膜上缺少作为抗原受体的免疫球蛋白,因此 B 淋巴细胞不能接受抗原刺激分化成浆细胞,也不能产生相应的抗体,致使机体抗感染机能严重受损,患者常反复出现肺部感染。某些 1 型糖尿病患者是由于细胞膜表面胰岛素受体数目减少,使胰岛素不能与细胞膜受体结合产生生物学效应,导致糖尿病的发生。重症肌无力症(myasthenia gravis)的病因是由于体内产生了乙酰胆碱受体(acetylcholine receptor)的抗体,占据了乙酰胆碱受体,封闭了乙酰胆碱的作用。该抗体还可以促使乙酰胆碱受体分解,使患者的受体数量大大减少,导致重症肌无力。家族性高胆固醇血症患者是由于 LDL 受体缺陷;或因受体对 LDL 连接部位的缺失;或因受体有被小窝的缺失,三者都影响 LDL 受体与 LDL 在细胞膜表面的有被小窝处结合,使细胞对 LDL 摄取障碍,结果导致血液中胆固醇含量比正常人高一倍,患者出现持续高胆固醇血症。

以上膜受体在结构上和数量上发生缺陷,多数是由于基因突变导致的遗传性疾病。

三、膜转运蛋白异常

胱氨酸尿症患者的尿液中含有大量的胱氨酸。当尿液的 pH 下降时,胱氨酸沉淀形成结石。这是一种遗传性疾病,其病因是细胞膜上相应的载体蛋白缺陷,造成膜转运功能降低所致。

糖的再吸收是依靠细胞膜中 Na^+ 和糖的协同运输完成的。正常情况下葡萄糖经肾小球滤过后,绝大部分在近端肾小管经 Na^+ 驱动葡萄糖载体蛋白重吸收。患者由于肾小管上皮细胞膜载体蛋白缺陷,使葡萄糖的重吸收障碍,引起血糖正常情况下尿中出现葡萄糖,即肾性糖尿(renal glycosuria)。

提　要

细胞膜是细胞与外界环境之间的界膜,进入细胞内的物质首先要经过细胞膜,离开细胞的物质也要通过细胞膜。所以,物质运输是细胞膜的首要功能。

细胞膜对小分子和离子的转运有两种运输:一是被动运输,物质从高浓度的一侧经过细胞膜向低浓度的一侧运输,不需要消耗细胞的 ATP 。这种运输方式有简单扩散和易化扩散二种。另一是主动运输,物质从低浓度一侧经过细胞膜向高浓度一侧运输,需要消耗细胞的 ATP 。这种运输方式包括 Na^+-K^+ 泵、Ca^{2+} 泵、离子浓度梯度驱动的主动运输三种方式。

大多数细胞可吞入或分泌大分子物质,有些特化的细胞还能吞入大的颗粒物质。大分子及其颗粒物质通过细胞膜进出是由一系列膜泡的形成、融合来完成的。

胞吞作用是指颗粒或液体物质形成小泡通过细胞膜,被成批摄取的过程。胞吞作用分为三种类型:吞噬作用,是细胞摄取颗粒物质的过程,如吞噬细菌和细胞碎片等;吞饮作用,是细胞摄取液体和溶质的过程;细胞膜有衣小凹与有衣小泡与受体介导的胞吞作用。

胞吐作用是指细胞内的大分子物质——分泌物和细胞内代谢产物通过细胞膜向外排出过程。

细胞膜上有受体,可接受并转导各种化学信号。细胞膜上存在着膜抗原,对异种和异体具有抗原性。细胞膜受体是指镶嵌在脂质双分子层中具有特异性的蛋白质分子,它们能与细胞外的化学信号物质(如激素、药物和神经递质)相结合,在细胞内启动一系列的过程,最终表现为某种生物学效应。

信号跨膜转导主要有两大体系:cAMP 信使体系、甘油二酯、三磷酸肌醇和 Ca^{2+} 信号体系。两大体系都是通过细胞膜受体和细胞外化学信号分子结合以后,通过 G 蛋白的耦联作用,前者 G 蛋白激活腺苷酸环化酶(AC),使细胞内第二信使 cAMP 浓度上升,由此引发胞内一系列生理生化反应。后者 G 蛋白激活磷脂酶 C,使 PIP_2 水解产生细胞内两个第二信使:DG 和 IP_3,DG 可以激活 PKC,引发细胞内多种蛋白质磷酸化的级联反应,IP_3 促使 Ca^{2+} 释放到细胞质,产生生物学效应。

细胞膜是物质运输、信息传递、细胞识别、细胞通讯、细胞免疫、维持细胞正常生命活动的重要结构。细胞膜结构与功能的损伤,都将导致细胞乃至机体功能的紊乱,并由此引起疾病。

Synopsis

The cell membrane, as a barrier between the cytosol and the environment, where the solutes pass into and out of the cell, is responsible for the transport between cell and extracellular substances.

There are two main forms of transport for the ion and small molecule across the membrane: one is the passive diffusion, which is the free movement of molecules across the membrane down the concentration gradient and no energy is required, comprised of simple diffusion and facilitated diffusion. The other is the active transport, which moves molecules against an electrochemical or concentration gradient using energy, included Na^+-K^+

pump, Ca^{2+} pump and active transport driven by the ionic concentration gradient.

Most cells can take up and secrate the macromolecules, some specific cells also can ingest big granules. Macromolecules and granules pass through the membrane in the form of formation and fusion of a series of vesicles.

Endocytosis, which defined as the granules or fluid forming the vesicles and taking in, included three classes: phagocytosis, the cell takes in the granules, for example, phagocytizing bacteria and cellular residues; pinocytosis, the cell takes in the fluid and solutes; receptor mediated- endocytosis with coated pit and coated vesicle.

The intracellular macromolecular, metabolites and secretions evacuate outward the cell, this process is called exocytosis.

Cell membrane contains the receptor, which can receive and transduce various chemical signals. The cell membrane contains membrane antigen, which makes heterogeneity and variant antigenicity. Membrane receptor, a specific protein molecule located in the lipid bilayer, binds and transduces an extracellular chemical signal(eg. hormone, drugs, and neurotransmitter)into an intracellular signal, promoting a signaling cascade that relay the signal into the cell interior, and displays the biological effect finally.

There are two main classes of signal transduction: cAMP systems、DG, IP3 and Ca^{2+} signal systems. Many extracellular signals acting via G-protein-linked receptor either active the adenylate cyclase(AC), causing a dramatic and sudden increase in the synthesis of cyclic AMP(cAMP), resulting in a series of physiology and biochemistry reaction for the former; or activates the phospholipase C instead of adenylate cyclase, which generates two different message molecules: DG and IP_3. The DG activates protein kinase C(PKC), once are activated, PKC phosphoorylates a set of intracellular proteins. IP_3 urges Ca^{2+} out into the cytosolic, generating the biological effect.

Cell membrane is an important structure involved in the solutes transport, information transfer, cell recognition, cell communication, cellular immunity, maintaining cellular normal activity. Once damaged in the structure and functions, the cell will act abnormally, causing diseases.

复习思考题

1. 叙述细胞膜对小分子和离子的运输方式。

2. 以 Na^+-K^+ 泵为例,说明细胞主动运输的过程。

3. 以细胞摄取 LDL 为例说明受体介导的胞吞作用。

4. 以外输性(分泌性)蛋白为例说明细胞的外吐作用。

5. 细胞膜的跨膜信息转导有哪些体系? 举例说明之。

6. 何谓细胞膜受体? 有何特点? 它在信息传递中有何作用?

7. 细胞膜结构与功能的损伤可能引起哪些疾病?

(殷丽天)

第7章 细胞的内膜系统

内膜系统(internal membrane)相对于细胞膜而言,是指细胞质内结构、功能、发生上相关的膜性细胞器,包括内质网、高尔基体、溶酶体、过氧化物酶体、各种有膜的转运小泡及核膜等。内膜系统是真核细胞特有的结构,是生物体进化过程中一次重大的飞跃。内膜系统的各细胞器形成相互分隔的封闭性区室,执行专一功能,使各细胞器之间既相互依存,又高度协调,大大提高了细胞的代谢效率。

内膜系统中内质网和高尔基体参与蛋白质、脂类的合成、加工、分选和运输,一方面用于装配细胞自身结构,一方面分泌活性物质到细胞外完成功能活动。溶酶体主要负责细胞内外物质消化。线粒体也是细胞内的膜性结构,但在结构、功能、发生上具有一定的独立性,与内膜系统不同,所以不属于内膜系统。

第1节 内 质 网

内质网(endoplasmic reticulum,ER)是由封闭的膜系统围成的腔相互沟通形成的网状结构。1945 年,美国学者 K. R. Porter 等在电子显微镜下观察培养的小鼠成纤维细胞时,发现一些小管、小泡样结构相互吻合连接成网状,位于细胞核附近的内质区,故称之为内质网。20 世纪 50 年代的形态学研究证明,内质网普遍存在于动植物细胞中,并且常常扩展到细胞膜附近的外质区。20 世纪 70 年代以来,随着梯度离心、电镜细胞化学、免疫细胞化学及分子生物学实验技术的应用,对内质网结构和功能的认识越来越深入。

内质网膜与核膜外层相连,与向内折叠的细胞质膜相连,这样在细胞内形成一个相互沟通的片层网状结构,将细胞基质分隔成许多区域,使不同的代谢反应在特定的环境中进行。内质网不仅在蛋白质和脂类合成上起重要作用,也是其他膜性细胞器如高尔基复合体和溶酶体的来源。因此,内质网在细胞内膜系统中占有中心地位。

一、内质网的形态结构与类型

内质网是由一层单位膜围成的膜性细胞器,通常占细胞整个膜成分的一半左右,体积占细胞总体积的 10% 以上。不同类型的细胞中,内质网的数量、类型和形态差异很大,同一细胞的不同发育阶段甚至不同生理状态下,内质网的结构与功能也发生明显的变化。

内质网大致可分为三种基本形态:第一,扁囊状内质网,内质网膜之间为狭窄的腔,形状扁而长,排列整齐的扁囊相互连通成网。在各种分泌细胞中常可观察到这种内质网形态。第二,泡状内质网,内质网的形状为相互连通大小不一的泡状。这种形态可能是一种过渡状态,或者出现在特殊生理状态和病变细胞内。第三,管状内质网,内质网呈分支而细长的管,互相连通交错形成复杂的网。以上三种结构构成内质网膜的单位结构。有些细胞中这三种结构都存在,而有些细胞中只具有其中的一种或二种,如大鼠肝细胞中内质网由成组排列的扁囊相连而成;睾丸间质细胞内质网则由大量的管状结构连通成网。

应用高锰酸钾技术处理后的整装细胞在透射电镜下可观察到内质网系统的全貌性结构与分布。细胞核周围的内质网较稠密,形成复杂的三维结构(图 7-1),而细胞核以远的内质网则遍布于细胞质中并伸展到细胞边缘;内质网由于延伸到不同形状的细胞突起中呈现不同的形态结构,延续到指状突起中的内质网编织成鸟巢状,伸入到针状突起中的则为单一的独枝。

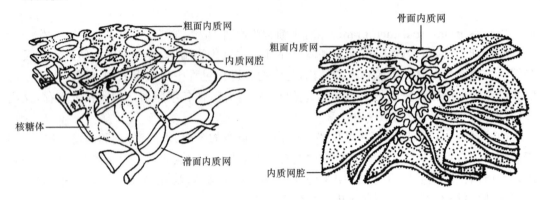

图 7-1　内质网立体结构模式图

在电子显微镜下可观察到两种类型内质网:粗面内质网(rough endoplasmic reticulum,RER)与滑面内质网(smooth endoplasmic reticulum,SER)。粗面内质网膜表面附着大量核糖体,表面粗糙,常由板层状排列的扁囊构成,少数为小管和小泡;滑面内质网表面光滑,无核糖体附着,通常由分支小管或圆形泡状构成,在某些部位与粗面内质网相连(图 7-2)。

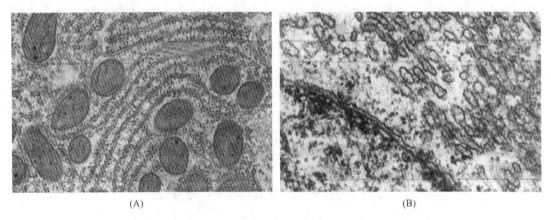

(A)　　　　　　　　　　　　　　　(B)

图 7-2　粗面内质网(RER)(A)和滑面内质网(SER)(B)的电镜照片

二、内质网的化学组成

可以通过对微粒体的研究分析内质网膜的化学组成。先将组织或细胞匀浆,低速离心去除细胞核和线粒体,再经超速离心分离,得到的内质网断裂为许多直径约 100nm 封闭的小泡,称为微粒体(microsome)。体外实验发现,微粒体仍具有内质网的大部分功能,是研究内质网的极好材料。

内质网膜与生物膜系统一样,同样由蛋白质和脂类构成。内质网膜含有的脂类为磷脂、中性脂、缩醛磷脂和神经苷脂,含有丰富的磷脂酰胆碱,而鞘磷脂含量很少。内质网膜中蛋白质的含量比细胞膜高,其中包括 30～40 种酶,葡萄糖-6-磷酸酶是内质网的标志酶。内质网膜中含有电子传递体系,如 2 种黄素蛋白(NADH-细胞色素 C 还原酶和 NADH-细胞色素 b5 还原酶)和 2 种血红蛋白(细胞色素 b5 和细胞色素 P450)以及 NADH-细胞色素 P450 还原酶。细胞色素 P450 在内质网膜中含量最多。内质网还含有参与脂肪、磷脂、胆固醇、皮质激素、胆汁酸等合成的酶系。

三、内质网的功能

内质网是真核细胞区域化的产物,使细胞在有限的空间内建立起大量的膜表面,为多种酶提供了大面积的结合位点,有利于各种反应高效进行。同时,内质网形成的完全封闭体系将内质网合成物质与细胞质基质分隔开来,有利于它们的加工和输送。粗面内质网进行蛋白质和脂类合成、修饰、加工和运输,滑面内质网有些功能和粗面内质网是相同的,如脂类的合成(合成的脂类有差别),但也有些功能是其特有的,如解毒作用、糖原代谢等。

1. 粗面内质网的功能

(1) 蛋白质合成:蛋白质是在核糖体上合成的,粗面内质网上附着的核糖体称为附着核糖体(bound ribosome),而细胞质中游离的核糖体为游离核糖体(free ribosome),二者合成的蛋白质种类不同。附着核糖体合成的蛋白质主要有:①向细胞外分泌的蛋白,如抗体、激素、细胞外基质蛋白、消化酶等;②镶嵌蛋白,并且决定膜蛋白在膜中的排列方式,如膜抗原、膜受体等;③需要与其他细胞组分严格分开的酶,如溶酶体的各种水解酶;④需要进行修饰的蛋白,如糖蛋白。游离核糖体主要合成细胞本身所需要的结构蛋白质或某些特殊蛋白质,如血红蛋白、核蛋白、线粒体所需的核基因编码蛋白等。

游离核糖体和附着核糖体结构与功能都相同,但为什么游离核糖体不能与粗面内质网膜结合,而附着核糖体则需要附着在内质网上?是什么机制引导核糖体与粗面内质网膜结合?合成的蛋白质如何穿越内质网膜进入内质网腔进行加工和运输? 1971 年 G. Blobel 和 D. Sabatini 等根据实验,提出了关于分泌蛋白合成的信号假说(Signal hypothesis),认为蛋白质具有的信号肽指导核糖体转移到内质网上。G. Blobel 由于此项创见获得 1999 年诺贝尔生理-医学奖。

信号假说认为,在合成分泌性蛋白、膜嵌入蛋白或溶酶体蛋白时,mRNA $5'$ 端起始密码 AUG 之后有一组编码特殊氨基酸序列的密码子,称为信号密码(signal codon)。蛋白质合成时,首先在游离核糖体上由信号密码翻译出一段肽链,这一小段额外的肽链为疏水的 (hydrophobous)氨基酸序列,由约 15～30 个氨基酸组成,称为信号肽(signal peptide),是核糖体附着于内质网的标记。凡是带有信号肽的游离核糖体都向内质网靠拢并附着其上,不能合成信号肽的核糖体仍散布于细胞质中。带有信号肽的核糖体如何与内质网结合?后来的研究证明,在细胞质中有一种信号识别颗粒(signal recognition particle,SRP),主要由 6 条多肽链和 1 个小的 7SRNA 分子组成(图 7-3)。SRP 能识别信号肽并与之结合,形成 SRP-核糖体复合体。此时 SRP 占据了核糖体的 A 位,阻挡了携带氨基酸的 tRNA 进入核糖体,使蛋白质的合成暂时中止。粗面内质网

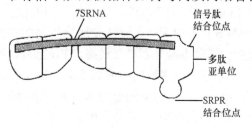

图 7-3 信号识别颗粒(SRP)的分子组成

上存在能识别 SRP 的特异性蛋白质,称为 SRP 受体(SRPR),也称停靠蛋白(docking protein),为膜整合蛋白。当带信号肽的核糖体与 SRP 形成复合体时,SRP 介导核糖体向粗面内质网膜上的 SRP 受体靠近,通过识别、结合 SRP 受体(图 7-4)。SRP 并介导附着核糖体锚泊于内质网膜上的通道蛋白易位子(translocon)上。

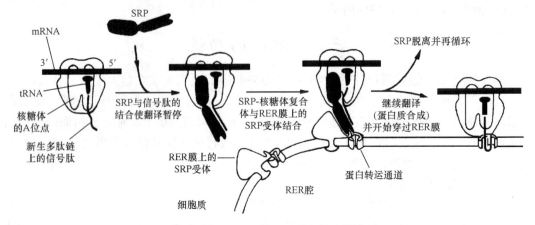

图 7-4　SRP 与核糖体的结合与分离模式图

SRP 与 SRP 受体的结合是暂时的,当核糖体被安置于内质网膜之后,SRP 与膜上的受体分开,又回到细胞质中,准备执行下一次介导任务,实现 SRP 循环。

SRP 与膜上受体分离之后,处于暂停状态的肽链合成随即恢复。核糖体大亚基附着到内质网膜上时,信号肽还可引导合成中的多肽链,通过由核糖体大亚基的中央管和易位子蛋白共同形成的通道穿膜进入内质网腔中。当信号肽进入内质网腔后,其引导作用完成,被内质网腔面的信号肽酶切除,因此在内质网腔内没有发现信号肽。

当核糖体沿 mRNA 阅读到终止密码时,多肽链合成停止,合成的多肽链游离于粗面内质网腔中。同时,核糖体大小亚基分开并与内质网膜脱离,重新回到细胞质基质中加入"核糖体循环"(ribosome cycle)。mRNA 被酶降解,受体蛋白随之散开,构成通道的易位子由开放的活性状态转变为无活性的关闭状态。

综合以上过程:第一,游离核糖体上信号肽合成;第二,胞质中 SRP 识别信号肽,形成 SRP-核糖体复合体;第三,核糖体与粗面内质网结合,形成 SRP-SRP 受体-核糖体复合体;第四,SRP 脱离并参加 SRP 循环,核糖体上的多肽链合成继续进行;第五,信号肽被信号肽酶切掉,肽链延伸,合成后的多肽链落入内质网腔中;第六,附着核糖体脱离内质网膜,大小亚基分开,回到胞质基质中参与再循环(图 7-5)。

(2)蛋白质折叠:转移到内质网腔内的多肽链随后进行空间折叠。蛋白质折叠(protein folding)需要内质网腔内的某些可溶性驻留蛋白(soluble retention protein)参与,这类蛋白能特异性地识别新生肽链或部分折叠的多肽并与之结合,帮助这些多肽进行折叠、装配和转运,而其本身并不参与最终产物的形成,所以称为分子伴侣(molecular chaperones)。分子伴侣能检查多肽的折叠状态,可以与不正确折叠的多肽结合,将其滞留在内质网腔中。在应激状态下,内质网中的未折叠或错误折叠的蛋白质增多,分子伴侣高度表达,以完成蛋白质正确折叠加工,维持细胞正常活动。

(3)蛋白质修饰:蛋白质修饰(protein modification)包括糖基化(glycosylation)、羟基化(hydroxylation)、酰基化(acylation)、二硫键(disulfide bond)形成等,其中最主要的是糖

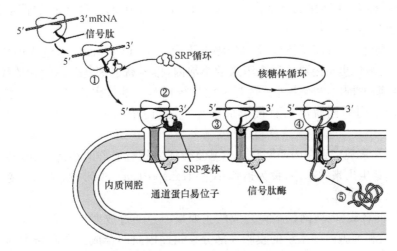

图 7-5　核糖体上新生肽链穿越内质网的过程

基化。蛋白质的糖基化是指单糖或寡糖与蛋白质共价结合形成糖蛋白。几乎所有内质网上合成的蛋白质都为糖蛋白。糖基化具有以下的作用：①使蛋白质能够抵抗消化酶的作用；②赋予蛋白质传导信号的功能；③某些蛋白只有在糖基化之后才能正确折叠；④在细胞表面形成糖萼（glycocalyx），起细胞识别和保护质膜的作用。

　　糖基化有两种方式：一种是由寡糖与蛋白质的天冬酰胺（Asn）残基侧链上的氨基基团相连接，称为 N-连接的糖基化（N-linked glycosylation）。与 Asn 连接的寡糖由 N-乙酰葡萄糖胺、甘露糖和葡萄糖组成，称为 N-连接寡糖（N-linked oligosaccharides），是糖蛋白中最普遍的一种糖基。寡糖分子与蛋白质进行 N-连接之前，先要与内质网膜上的多萜醇（dolicol）分子连接并被活化。当核糖体上合成的肽链中天冬酰胺一暴露出内质网腔内面时，已被活化的寡糖就在糖基转移酶（glycosyltransferase）的催化下转移到天冬酰胺的残基上（图 7-6）。

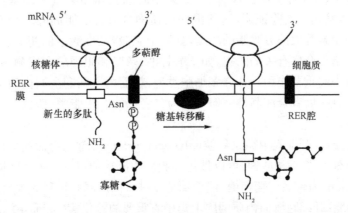

图 7-6　粗面内质网腔内蛋白糖基化示意图

　　多萜醇是牢固地嵌入内质网膜中的脂质分子，糖基转移酶是位于内质网腔内面的一种镶嵌蛋白，所以 N-连接的糖基化必须在内质网的腔内面进行。胞质中游离核糖体合成的可溶性蛋白不能被糖基化。

　　另一种是寡糖（N-乙酰半乳糖胺等）与蛋白质的丝氨酸、苏氨酸和酪氨酸残基侧链上的

OH 基团连接,称为 O-连接的糖基化(O-linked glycosylation)。O-连接的糖基化主要或全部在高尔基复合体中完成。

(4) 蛋白质运输:由核糖体合成的分泌性蛋白(secretory protein)进入内质网腔,经糖基化作用后,又被包裹于内质网脱离下来的小泡内,再经高尔基复合体变为浓缩泡,之后浓缩为分泌颗粒而被排出细胞之外。这是分泌性蛋白常见的排出途径。另一种途径是含有分泌蛋白小泡从内质网脱离后直接形成浓缩泡,再由浓缩泡变为分泌颗粒直接排出细胞外。

在电镜下常常观察到在内质网与高尔基复合体之间有成群的小泡,有时甚至可以见到从粗面内质网芽生出来的小泡,称为运输小泡(transport vesicle)。这说明分泌蛋白被膜包裹运送到高尔基复合体。

(5) 脂类的合成:内质网是脂类合成的主要场所。通过放射自显影和微粒体的研究表明,构成细胞膜和细胞内膜系统的膜脂大部分在粗面内质网合成。合成脂类的酶都位于内质网脂质双层,活性部位朝向胞质面。以磷脂酰胆碱的生物合成过程为例说明脂类的组装过程,主要经过三个步骤完成。首先由酰基转移酶(acyltransferase)将细胞质中的两个脂肪酸分子和磷酸甘油缩合成磷脂酸,磷脂酸为非水溶性化合物,合成后则直接插入脂质双层的胞质面;其次在磷脂酸酶的作用下,以磷脂酸和磷酸甘油为原料合成二脂酰甘油酯;最后在胆碱磷酸转移酶(choline phosphotransferase)的催化下,由二脂酰甘油酯和 CDP-胆碱合成磷脂酰胆碱。其他磷脂如磷脂酰乙醇胺、磷脂酰丝氨酸和磷脂酰肌醇合成过程与此类似。

新合成的磷脂分子最初位于内质网膜胞质侧,后来由一种结合于膜上的脂类转移蛋白,即翻转酶(flippase)选择性地把一些磷脂分子从细胞质侧翻转到内质网腔面。除磷脂外,粗面内质网还合成胆固醇和神经酰胺。新合成的膜脂一部分嵌入到内质网脂质双层中,另一部分输送到其他细胞器。

2. 滑面内质网功能

(1) 脂类的合成:在肾上腺皮质细胞、睾丸间质细胞和卵巢黄体细胞等类固醇激素细胞,滑面内质网很发达。实验证明,这些滑面内质网含有合成胆固醇的全套酶系和使胆固醇转化为类固醇激素等大部分膜脂的酶类,如肾上腺激素、性激素的酶类。除此之外,滑面内质网中存在与脂类合成有关的酶类,如三酰甘油、磷脂和胆固醇合成酶系等,在小肠和肝细胞的脂肪合成中起重要作用。在许多细胞类型,粗面内质网和滑面内质网之间一般有分工,前者合成蛋白质,后者合成脂类。但是因为二者都能合成脂类,所以有可能合成脂类的种类和量有差异。

(2) 糖原的分解:肝细胞中糖原颗粒(glycogen granule)常与滑面内质网相伴随。滑面内质网膜上含有葡萄糖-6-磷酸酶,可以催化细胞质中肝糖原(liver starch)降解产生的葡萄糖-6-磷酸,使之分解为磷酸与葡萄糖,然后葡萄糖进入内质网腔再释放入血液中。

(3) 解毒功能:肝细胞滑面内质网膜上集中着重要的氧化酶(oxidase)系,如电子传递体系,包括细胞色素 P450,NADH-细胞色素 c 还原酶和 NADH-细胞色素 b5 还原酶等,也称单加氧酶系(monoxygenases),可以催化氧分子中的一个氧原子加入到作用物分子中,另一氧原子则被还原生成水。由肠道吸收的外源性毒物、药物以及机体代谢产生的内源性毒物经过氧化酶系的羟基化反应或其他加氧作用,毒性降低,或被葡萄糖醛酸转移酶结合转化为水溶性物质排出,而氨基酸代谢生成的氨可转化为无毒的尿素经肾脏排出体外。

（4）肌肉收缩：肌细胞中含有发达的滑面内质网，称为肌质网（sarcoplasmic reticulum），具有储存 Ca^{2+} 的功能。肌质网上的 Ca^{2+}-ATP 酶将细胞质基质中的 Ca^{2+} 泵入肌质网腔中贮存起来，当受到神经冲动刺激后，肌质网释放 Ca^{2+} 到肌丝之间，Ca^{2+} 促进肌丝滑行、肌肉收缩。

（5）盐酸分泌、渗透压的调节：哺乳动物胃底腺壁细胞的胞质中，滑面内质网能将血浆中的 Cl^- 传递到细胞内分泌小管的膜上，Cl^- 可与胞质中由碳酸解离的 H^+ 在膜上结合产生 HCl，排出细胞外，所以滑面内质网与盐酸分泌、渗透压的调节有关。

四、内质网的病理学改变

1. 病理条件下内质网肿胀肥大　内质网在病理条件下，会发生肿胀、肥大和物质累积等异常改变。如低氧可以引起内质网的肿胀和扩张，进一步核糖体从粗面内质网脱落，使核糖体数目减少，影响粗面内质网上蛋白质的合成功能。病毒性肝炎时，肝细胞内的粗面内质网进行性肿胀，核糖体脱落；随后进一步扩张，呈现混浊肿胀的水解变性反应，最终内质网破裂。

当某些感染因子刺激某些特定细胞时，会引起这些细胞的内质网变得肥大。B 淋巴细胞受到抗原物质刺激时，可转变成浆细胞（plasma cell），浆细胞内的粗面内质网可增大，加强免疫球蛋白（immune globulin）的分泌；巨噬细胞内的粗面内质网增大时，会增强溶解酶的合成；组织修复时，纤维母细胞中的粗面内质网和高尔基体会变得肥大，同时，前胶原分子的合成与组装也增加。

在一些遗传性疾病中可观察到蛋白质、糖原和脂类在内质网中的累积。如 α1 抗胰蛋白酶缺乏病人的血清中缺乏 α1 抗胰蛋白酶，而在肝细胞的粗面内质网和滑面内质网中却贮存着 α1 抗胰蛋白酶。原因是该酶分子结构异常，导致在内质网中聚积，不能从肝细胞排出。

2. 癌变细胞中的内质网变化　具有不同生物学特性的癌细胞中，内质网各自呈现特异的改变。高分化癌细胞的内质网丰富，呈网状遍布于细胞质中，低分化癌细胞中的内质网稀少。高侵袭力与低侵袭力的癌细胞中内质网合成的蛋白质种类、数量有差异。某些癌细胞会出现环状片层，平行排列成堆，很像带孔的内质网扁囊，但形态结构上又像核膜片段。可能与细胞核内外物质转运有关。

第 2 节　高尔基复合体

1898 年，意大利细胞学家 Camillo Golgi 用银染的方法，在光学显微镜下观察猫头鹰和猫的脊髓神经细胞时，发现了细胞核周围的黑色网状结构，称为内网器（internal reticular apparatus）。后来在许多真核细胞中都找到了这种类似的结构，为纪念高尔基其人，称之为高尔基器（Golgi apparatus）或高尔基体（Golgi body）。20 世纪 50 年代以后，经电镜技术观察证实，高尔基器实际上是由几部分膜性结构共同构成的，所以又称之为高尔基复合体（Golgi complex）。高尔基复合体是蛋白质修饰、分选和水解、加工场所，又是分泌物质的转运站。

一、高尔基复合体的形态结构

高尔基复合体的形态及位置比较恒定，哺乳动物细胞内，一般围绕在核附近，紧靠中心粒。

胰腺外分泌细胞中高尔基复合体位于细胞核顶部上方和细胞游离端之间;在神经元细胞中则是在核周围呈网状结构;肝细胞的高尔基复合体多位于细胞核与毛细胆管间的区域。

不同类型细胞、不同发育阶段、分化程度以及生理状况高尔基复合体的数量和结构形态有明显差异。杯状细胞、胰腺外分泌细胞、唾液腺细胞等分泌旺盛的细胞内高尔基复合体很多,常围成环状或半环状(图 7-7),而肌细胞及淋巴细胞中高尔基复合体数量少。在未分化的干细胞、生长迅速的培养细胞处于分裂周期中,高尔基复合体的数目少;成熟的红细胞及有核白细胞中,高尔基复合体消失或显著萎缩。

光学显微镜下,脊椎动物的大多数细胞的高尔基复合体呈网状,在电子显微镜下可见高尔基复合体由以下三种结构组成(图 7-8)。

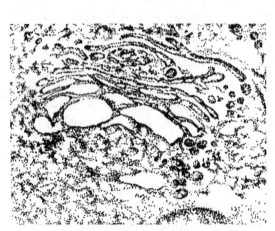

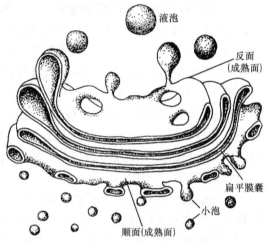

图 7-7　透射电镜下观察到的高尔基复合体　　　图 7-8　高尔基复合体立体结构模式图

1. 扁平膜囊　扁平膜囊(saccule)是高尔基复合体的主体结构部分。3～10 层膜囊整齐平行排列在一起,称高尔基垛(Golgi stack),是高尔基复合体的标志性结构。扁平膜囊多是圆盘状,横切面呈弓形,中央部分略窄,边缘部分较为扩张。相邻膜囊距离 20～30nm,每个囊腔宽 6～15nm,内部充满中等电子密度的无定形或颗粒状内容物。膜上有小孔,使相邻膜囊相互沟通。扁平膜囊弯曲,凸面向着细胞核或粗面内质网,称为形成面(forming face)或顺面(cis face);凹面向细胞质膜,称为成熟面(mature face)或反面(trans face),也称为分泌面(secretory face)。高尔基复合体形成面较薄约 6nm,与内质网膜厚度相近,由形成面至分泌面,厚度逐渐增加,分泌面厚度约 8nm,与细胞质膜厚度相仿。

2. 小泡　小泡(vesicle)多集中在扁平膜囊形成面与内质网间,为直径约 40～80nm 的球形小囊泡,膜厚约 6nm。一般认为,小泡是由粗面内质网"芽生"(budding)长出后脱落,再转运至扁平膜囊形成,载有粗面内质网合成的蛋白质成分,又称转运小泡。电镜下可以看到转运小泡与扁平膜囊形成面相融合的现象。

3. 液泡　液泡(vacuole)多见于扁平膜囊的成熟面和末端,直径约 100～500nm,膜厚度约 8nm。一般认为,液泡是由扁平膜囊局部或周边膨出的膜泡脱落而成,游离的液泡中含有扁平膜囊含有的分泌物质。液泡有浓缩分泌产物的作用,故又称为分泌小泡(secretary vesicle)或浓缩泡(condensing vacuole)。液泡在电镜下显示出不同的电子密度,反映出它们的成熟程度不同。

二、高尔基复合体的化学组成

从大鼠肝细胞分离的高尔基复合体大约含 60% 的蛋白质和 40% 的脂类。应用凝胶电泳技术发现，高尔基复合体的蛋白质种类介于内质网膜与细胞质膜之间。同样，高尔基复合体的膜脂类，如磷脂酰胆碱含量也介于两者之间。高尔基复合体含有多种酶，有催化糖蛋白合成的糖基转移酶，催化糖脂合成的磺基—糖基转移酶、催化脂类合成的转移酶和磷脂酶等。一般认为，糖基转移酶（glycosyltransferase）是高尔基复合体的标志酶。

三、高尔基复合体的功能

高尔基复合体参与细胞的分泌活动，粗面内质网合成的分泌蛋白质经过高尔基复合体转输分泌到细胞外，其他类型的内质网合成的蛋白、脂类进一步加工、修饰和分选，转运到细胞的特定部位，如溶酶体、细胞膜等。同时，高尔基复合体还参与膜的转化过程。

1. 参与细胞的分泌活动　电镜下可以观察到细胞内分泌颗粒常分布于高尔基复合体附近，提示高尔基复合体与分泌活动有关。胰腺细胞（pancreatic cell）合成分泌胰蛋白酶原、糜蛋白酶原、淀粉酶等多种消化酶与酶原，应用放射自显影技术（radioautography）可以显示胰腺细胞的分泌活动。给动物注射 ^{3}H-亮基酸，对胰腺的腺泡细胞进行脉冲标记，3 分钟后，放射自显影颗粒主要集中于粗面内质网；20 分钟后出现在高尔基复合体；90 分钟后则位于分泌泡中。电镜显示，起初分泌泡内蛋白质浓度稀薄，随着时间的推移逐渐浓缩，最终形成电子密度较高的成熟分泌泡（图 7-9）。

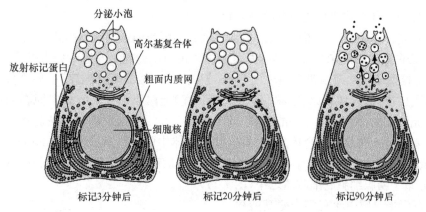

图 7-9　蛋白和酶类经高尔基复合体的分泌途径

用 ^{3}H-亮氨酸追踪实验充分证明，分泌蛋白质在粗面内质网合成，然后被运送到高尔基复合体加工后再转入分泌泡，最后通过胞吐作用被分泌到细胞之外，所以，高尔基复合体在细胞分泌活动中起浓缩、修饰和运输作用。更深入的研究发现，除分泌蛋白质之外，许多其他蛋白、如膜蛋白、溶酶体内酸性水解酶、细胞基质中胶原纤维，也都通过高尔基复合体的修饰与定向转运。

2. 对蛋白质、脂类的糖基化修饰　糖蛋白是由粗面内质网合成的蛋白质经过糖基化修饰形成。细胞内存在两种糖基化修饰方式，即 N-连接糖基化与 O-连接糖基化。N-连接糖基化主要在粗面内质网进行，O-连接糖基化主要或全部在高尔基复合体内进行。寡糖与蛋白质的酪氨酸、丝氨酸和苏氨酸残基侧链的羟基基团共价结合,从而形成 O-连接的寡糖糖蛋白。高尔基复合体对寡糖链要依次进行一系列的修饰,切去一些寡糖链残基(如甘露糖),然后再加上另外一些糖残基(如 N-乙酰葡萄糖胺、半乳糖、唾液糖),从而完成糖蛋白的合成。这样形成的糖蛋白的寡糖结构上表现出多样性。粗面内质网和高尔基复合体中的所有与蛋白质糖基化及寡糖加工有关的酶均为整合膜蛋白,其活性部位朝向内质网或高尔基复合体腔面。

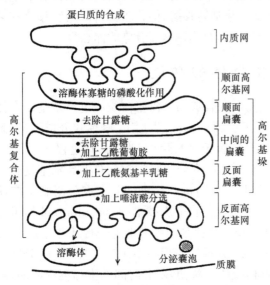

图 7-10　高尔基复合体功能区室化示意图

应用转移酶的电镜细胞化学技术证实,高尔基复合体不同部位的膜囊含有不同种类的加工寡糖链的酶。如顺面扁平膜囊内含有使甘露糖磷酸化的酶。N-乙酰葡萄糖胺转移酶只存在于中央部位的二、三个扁平膜囊内,而反面扁平膜囊则含有向寡糖链移接唾液酸、半乳糖的酶。因此可以认为扁平膜囊具有三个不同的生化区室,各由一个或多个扁平膜囊组成。每个区室含有执行蛋白质修饰作用的特定的酶,在不同的区室对蛋白质的寡糖链按顺序依次修饰。这种区室化的顺序加工有利于糖蛋白的分选(图 7-10)。

高尔基复合体除了对蛋白质进行糖基化外,还对糖脂进行糖基化,如脑苷脂、神经节苷脂等含有半乳糖和唾液酸的糖基化末端。

高尔基复合体还有对糖蛋白、蛋白多糖、糖脂、类固醇激素的硫酸盐化作用。

3. 对蛋白质的水解和加工　高尔基复合体对蛋白质的加工改造可分为以下三种类型:

(1)直接酶解切除新生蛋白原中的 N-端或中间或两端的氨基酸序列,使之成为具有生物活性的蛋白质,如胰岛素原、甲状腺激素原和血清蛋白原等。人胰岛素原在内质网合成时起初是无活性的,由 86 个氨基酸组成,含有胰岛素的 A 链、B 链和一条起连接作用的 C 链。胰岛素原进入高尔基复合体后,由高尔基复合体中的转变酶(converting enzyme)切去 C 链,剩余的 A 链与 B 链由两个二硫键相连,成为有活性的胰岛素,并和 C 链一起包装入分泌泡中,分布于胰腺细胞的细胞质之中(图 7-11)。

(2)新生蛋白原中含有多个氨基酸序列相同的区段,经酶解加工后形成多个序列相同的有活性的多肽链。如神经肽(neuropeptide)在粗面内质网合成时,为含有多个同种氨基酸序列的前体,被运送到高尔基复合体反侧网状结构或反侧分泌小泡后,经结合于反侧网状结构的蛋白质水解酶的作用,成为具有生物活性的多肽。

(3)新生蛋白原中含有数种不同的信号序列,经过不同的加工方式可形成多种不同的活性多肽链,同时增加了分子的多样性,如一些信息分子。

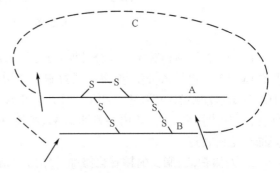

图 7-11　胰岛素原转变为胰岛素图解

4. 蛋白质分选　蛋白质分选对于各种蛋白质在细胞内各个部位的正确分布具有重要意义。运输小泡由高尔基复合体反侧网状结构生成，并由衣被包裹，形成有被小泡。有被小泡包含的分选蛋白具有分选信号，能与有被小泡膜上相应受体结合。有被小泡在运送过程中，其衣被会逐渐脱离，并返回高尔基复合体。运输小泡到达细胞膜或溶酶体等靶部位，膜结构相互融合，同时运输小泡将其内容物排出。当分选（sorting）发生错误，膜救援受体（salvage receptor）能识别被错误分选、转运的蛋白，再把它们运回高尔基复合体。粗面内质网合成的蛋白质修饰后形成的溶酶体酶、分泌蛋白、膜蛋白等，由高尔基复合体中分选后经运输小泡被送到细胞的不同部位，执行特定的功能。

溶酶体酶带有分选信号，由高尔基复合体生成的运输小泡膜上具有分选信号的受体，当运输小泡与内体合并形成溶酶体后，溶酶体酶蛋白便包被于溶酶体膜中。分泌蛋白也是通过分选信号与相应的受体结合，选择性地将分泌蛋白分选到分泌泡中。

5. 参与膜的转化　高尔基复合体既是蛋白质修饰、分选和水解、加工的场所，又是分泌物质的转运站。在转运物质的过程中，高尔基复合体参与了膜的转化，在膜流的调控中起着中间站的作用。

分泌蛋白、多数细胞质膜的膜蛋白都是在粗面内质网上合成，经高尔基复合体的加工与分装通过膜泡运输的方式输送到细胞表面。由内质网"芽生"小泡与扁平膜囊形成面融合，扁平膜囊成熟面"芽生"出分泌小泡向细胞表面移动，最后与细胞质膜融合，将分泌蛋白排出细胞外。在此过程中，扁平膜囊不仅接受了来自内质网芽生小泡的内容物，同时也使扁平膜囊的膜不断更新增添；分泌小泡不但从扁平膜囊带走了分泌物，而且也使扁平膜囊的膜不断消耗，使细胞质膜不断得到补充，整个高尔基复合体处于不断运动变化的状态。

除此之外，细胞质外的大分子和颗粒性物质及细胞质膜的膜蛋白通过胞饮或吞噬作用，以膜泡的方式进入细胞内，把细胞膜转化为高尔基复合体和内质网的膜，或者通过胞吐作用转运小泡的组分进入细胞质膜中（图 7-12）。

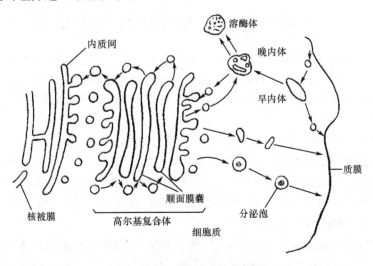

图 7-12　细胞内的膜转化过程

四、高尔基复合体的病理学改变

1. 癌细胞中的高尔基复合体结构　对人和动物肿瘤细胞的研究表明，迅速生长的肿瘤细胞中高尔基复合体均不太发达,一般来说,癌细胞的分化状态不同,高尔基复合体结构与状态不同,低分化大肠癌细胞中高尔基复合体仅表现为聚集在一起的分泌小泡,而高分化大肠癌中高尔基体发达,可观察到完整的三部结构。

2. 中毒细胞中的高尔基复合体的变化　脂蛋白可在高尔基复合体内加工修饰,并由高尔基复合体生成的分泌泡排到细胞之外。当遭受中毒引起脂肪肝时,处于病理状态下的肝细胞高尔基复合体的功能活动受到严重影响,脂蛋白合成发生障碍时,高尔基复合体中脂蛋白颗粒消失。高尔基复合体也产生很大变化,形态萎缩,结构受到损坏,甚至消失。

3. 功能亢进时的高尔基复合体结构　细胞功能亢进时高尔基复合体结构会变得肥大。对大鼠肾上腺皮质进行的再生实验过程中,观察到位于腺垂体中的分泌促肾上腺皮质激素的高尔基复合体在功能亢进和分泌旺盛时,整个结构显著增大,当再生完毕时,促肾上腺皮质激素分泌减少,高尔基复合体的结构又恢复正常状态,这也说明高尔基复合体在执行生命活动中形态结构与功能上的相互协调。

第3节　溶　酶　体

溶酶体(lysosome)是单层膜包裹多种酸性水解酶的囊泡状细胞器,其主要功能是进行细胞内的消化作用。最早发现溶酶体存在的证据不是来自于形态观察,而是来自于功能推测。20 世纪 40 年代末,C. de Duve 等在研究水解酶时,用分级分离技术从大鼠肝细胞匀浆中分离出含有几种水解酶的组分,并发现如果制备过程小心仔细,不破坏成分,这些水解酶对于它们的底物便没有活性,由此他们推测,这些酶可能共同存在于一、二种以前没有描述过的被膜围绕的细胞器内。经过反复实验,1955 年,经细胞化学鉴定和电镜观察明确为一细胞器,命名为溶酶体,意即一种能溶解或消化分解其他物质的小体。现已知,所有动物细胞(成熟红细胞除外),均具有溶酶体,而在原核细胞中尚未观察到溶酶体。

一、溶酶体的形态特征与化学组成

溶酶体呈圆形或卵圆形,大小不一,溶酶体的直径通常为 $0.2\sim0.8\mu m$,最小的为 $0.05\mu m$,最大的可达几个 μm。光镜下细胞经 Gomori 酸性磷酸法显示为颗粒状小体。采用电镜细胞化学方法观察到溶酶体呈球形,由一层厚约 6nm 的单位膜包围,内含多种高浓度酸性水解酶。

溶酶体中的内容物电子密度较高,含有 60 多种酸性水解(acidic hydrolysis)酶,可分为六大类,分别为磷酸酶、核酸酶、蛋白酶、糖苷酶、脂肪酶、溶菌酶等,可以分解蛋白质、核酸、多糖、脂类等复杂的大分子。不同类型细胞溶酶体酶的种类和各种酶的比例不同,同一类型细胞的溶酶体的内容物也不一定相同,但几乎都存在酸性磷酸酶,所以酸性磷酸酶(acid phosphatase)是溶酶体的标志酶。

溶酶体反应的最适 pH 为 5.0 左右,体外实验时,将氢氧化铵或氯喹等碱性物质加入细胞培养液中,使溶酶体中的 pH 提高到 7.0 左右,则溶酶体丧失活性。这种特性对细胞的自身保护很有利。细胞质基质的 pH 为 7.0~7.3 左右,在此环境中溶酶体酶的活性大为降低,因此即使有少量的溶酶体酶泄漏到细胞之中,胞质成分也不至于被降解。

溶酶体膜含有不同于细胞膜或其他内膜的特有成分,保护溶酶体不被自身酶消化,完成自身功能。

（1）含有较多的鞘磷脂。

（2）膜蛋白高度糖基化，溶酶体膜富含两种高度糖基化的跨膜整合蛋白 IgpA 和 IgpB。糖蛋白的寡糖链伸向溶酶体膜腔面，保护溶酶体膜免受水解酶的分解。

（3）膜上嵌有质子泵（proton pump），是一种特殊的转运蛋白，借助于水解 ATP 释放出的能量将 H^+ 泵入溶酶体内，使溶酶体中的 H^+ 浓度比细胞质中高 100 倍以上，以形成和维持酸性的内环境。

（4）含有多种载体蛋白，能把溶酶体酶的水解产物向外输送，排出细胞外或被重新利用。

二、溶酶体的类型

根据溶酶体功能状态的不同，可将溶酶体分为初级溶酶体、次级溶酶体和残余体。

1. 初级溶酶体　也称为原生溶酶体（primary lysosome），由高尔基复合体芽生的运输小泡和经细胞胞吞形成的胞内体合并而成。形态呈球形，直径 $0.2\sim0.5\mu m$，不含底物，只含有水解酶，是尚未参加消化活动的溶酶体，电镜下初级溶酶体内容物呈均质性（图 7-13）。

2. 次级溶酶体　也称为吞噬性溶酶体（phagolysosome）或次生溶酶体，是初级溶酶体与细胞内的自噬泡或异噬泡融合形成的复合体，分别称之为自噬溶酶体（autophagic lysosome）、异噬溶酶体（heterophagic lysosome）。次级溶酶体形态不规则，含有水解酶、底物和消化产物。电镜下次级溶酶体的内容物呈异质性，电子密度不均匀（图 7-13）。在细胞中见到的溶酶体多属此类，是溶酶体的一种功能状态。

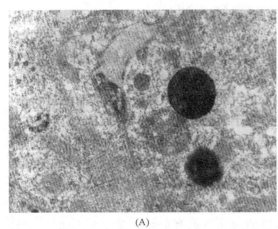
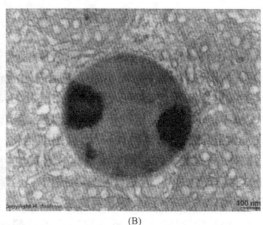

(A) (B)

图 7-13　溶酶体电镜照片
(A)初级溶酶体；(B)次级溶酶体

3. 残余体　残余体（residual body）又称后溶酶体或三级溶酶体（tertiary lysosome）。次级溶酶体到达其功能末期时，由于水解酶活性下降或消失，一些未消化和分解的物质被保留在溶酶体内，形成电子密度较高、染色较深的残余物。残余体常可通过类似于胞吐的方式被排出细胞外，但是某些细胞的残余体不被释放，仍蓄积于细胞质中，形成脂褐质等具有不同结构的残余体（图 7-14）。常见的残余体有以下几种。

（1）脂褐质（lipofuscin）：常见于神经细胞和心肌细胞中，为形状不规则围以单位膜的小体。其内容物电子密度高，染色较深，但含有浅亮的脂滴。神经细胞内的脂褐质随着细胞

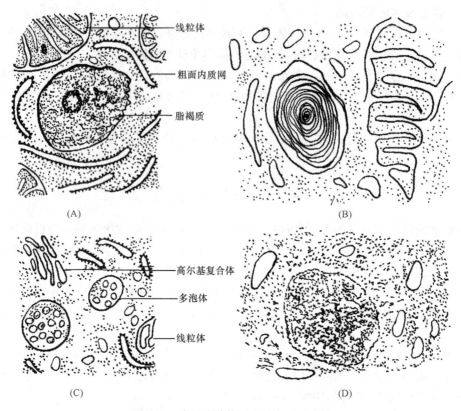

图 7-14　次级溶酶体形成的各种残余体
(A)脂褐质;(B)髓样结构;(C)多泡体;(D)含铁小体

生存时间延长,其数量也逐渐增多。

(2) 髓样结构(myelinfigure):由同心层状、板状或指纹状排列的膜性成分构成,形态类似神经髓鞘。常在细胞自噬过程中出现,结构不稳定,大小在 $0.3\sim3\mu m$。常见于单核-巨噬细胞系统的细胞和肺泡细胞等正常细胞中,病变的肿瘤细胞和病毒感染细胞,髓鞘样结构的数量增多。

(3) 多泡体(multivesicular body):为单位膜包绕,含许多小泡,直径为 $0.2\sim0.3\mu m$ 的小体。由于其基质的电子密度不同而呈现浅淡或致密的多泡体,通常可在神经细胞,盐酸细胞和卵母细胞中观察到。

(4) 含铁小体(siderosome):为单位膜包绕的内部充满电子密度高的含铁颗粒,直径 $50\sim60\mu m$,光学显微镜下表现为含铁血黄素颗粒。当机体摄入大量铁质时,肝、脾、肾等器官的吞噬细胞中可出现许多含铁小体。

三、溶酶体的功能

溶酶体是极其复杂而精致的消化器官,借助其内的多种酸性水解酶对细胞内外物质起消化作用,同时这种消化功能作为机体分解代谢的途径之一,在机体的生理、发育、免疫等诸多活动中起重要作用。

1. 对细胞内物质的消化　根据被消化物的来源不同,可将溶酶体的细胞内消化(intracellular digestion)作用分为异噬作用和自噬作用。

(1) 异噬作用(heterophagy)：溶酶体对外源性异物的消化过程称为异噬作用。细胞外物质如作为营养成分的大分子颗粒物质、细菌、病毒等，经吞噬作用进入细胞，形成吞噬体(phagosome)或吞饮泡(pinocytotic vesicle)，它们的膜与初级溶酶体相融合为次级溶酶体。次级溶酶体内的各种大分子在水解酶的作用下，被分解消化为小分子物质，一些小分子物质可通过溶酶体膜上的载体蛋白转运到细胞质中，重新参与细胞的物质代谢。未被消化完的物质残留在溶酶体中，形成残余体。

溶酶体的异噬作用参与机体营养、防御等功能活动。细胞中的胆固醇主要来源于溶酶体，溶酶体能水解经胞吞作用摄入低密度脂蛋白中的酯化胆固醇，使胆固醇分子呈游离状态，并从溶酶体中释放出来，供细胞利用。肝、脾和其他血通道中存在大量吞噬细胞，都含有丰富的溶酶体，用以清除抗原抗体复合物和吞噬的细菌、病毒等入侵者。有些病原体(麻风杆菌、结核杆菌)可抵御吞噬细胞的消化作用，并可在吞噬泡中繁殖，其原因主要是能阻止吞噬溶酶体的融合而逃脱消化作用。

(2) 自噬作用(autophagy)：溶酶体消化细胞自身衰老损伤的细胞器或细胞器碎片称自噬作用。细胞的部分结构如线粒体、内质网碎片等可以向内陷入初级溶酶体内，或者被来自于滑面内质网或高尔基体的膜包围，形成自噬体(autophagosome)，然后再与初级溶酶体合成次级溶酶体，并在其内进行消化。

自噬作用是细胞新陈代谢的重要方式。细胞中的生物大分子及细胞器都有一定的寿命，肝细胞线粒体的平均寿命为 10 天左右，核糖体约 5 天。细胞通过自噬作用清除衰老的细胞器或生物大分子，以保证细胞正常的代谢活动。另外，具有分泌功能的细胞常可通过自噬作用来调节细胞的分泌活动。如哺乳期母鼠的垂体前叶分泌催乳素的细胞功能旺盛，形成许多分泌颗粒，母鼠一旦停止授乳，细胞内多余的分泌颗粒便与溶酶体融合，从而使催乳素降解，停止刺激乳腺泌乳。

当细胞处于应激状态时，自噬作用会大大加强，在饥饿、损伤或快要死亡的细胞中常出现大量的自噬泡。这可能是细胞自我保护的一种措施，即消化掉机体一小部分，以维持整体的生存。

2. 自溶作用 细胞内溶酶体膜破裂，消化酶释放入细胞质造成细胞本身被消化，称为细胞自溶(autolysis)。高等动物死亡之后，溶酶体膜破裂，消化道黏膜很快腐败。个体发生过程中往往涉及组织或器官的改造或重建，机体产生生理自溶，如昆虫和蛙类的变态发育等等。这一过程是在基因控制下实现的自主过程，称为细胞凋亡(apoptosis)或程序性细胞死亡(programmed cell death)，要消除的细胞以出芽的形式形成凋亡小体，被巨噬细胞吞噬，并被溶酶体消化。

3. 在细胞外的物质消化作用 溶酶体通常仅在细胞内发挥作用，但在某些情况下溶酶体的酶可通过胞吐方式释放到细胞之外消化分解细胞外物质。精子的顶体(acrosome)是一个特化的溶酶体，含有多种水解酶(hydrolytic enzyme)。受精时，精子与卵细胞外被接触后，顶体膜便与精子细胞膜互相融合并形成孔道，将水解酶释放到细胞外，消化围绕卵细胞的滤泡细胞(follicular cell)及卵细胞外被，便于精子的遗传物质进入卵细胞内。在骨发生(osteogenesis)和骨再生(osteanaphysis)过程中，破骨细胞(chondroclast)的溶酶体酶释放到细胞外，分解消除陈旧的骨基质，以利于骨的改造更新。

四、溶酶体的发生

初级溶酶体是在高尔基体的反侧以出芽的形式形成。组成溶酶体的各种水解酶类都是先由粗面内质网附着核糖体合成,并在内质网腔中经过 N-连接糖基化修饰,然后转到高尔基复合体,在高尔基复合体顺面膜囊中寡糖链上的甘露糖残基发生磷酸化形成甘露糖-6-磷酸(M6P)。在高尔基体反面膜囊有 M6P 受体,能特异地与 M6P 结合,使溶酶体酶与其他蛋白区分开来,并浓缩形成包裹有溶酶体蛋白成分的运输小泡,从高尔基复合体脱芽而出。运输小泡与细胞胞吞作用形成的胞内体(endosome)合并而形成内体性溶酶体。内体性溶酶体脂蛋白膜上具有质子泵(proton pump),腔内呈酸性,pH 为 6.0 左右。在高尔基复合体中性环境中 M6P 与受体结合,进入内体性溶酶体的酸性环境中,M6P 受体与 M6P 分离,并返回高尔基复合体中。同时,溶酶体酶中的 M6P 去磷酸化,进一步促进 M6P 与之彻底分离,内体性溶酶体进一步成熟为初级溶酶体(图 7-15)。

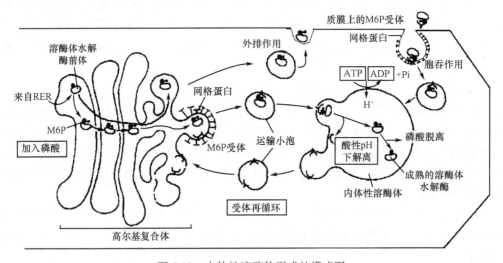

图 7-15　内体性溶酶体形成的模式图

溶酶体的 M6P 分选途径是高尔基复合体分选机制中了解得最为清楚的一条途径。但发现有一部分含有 M6P 标志的溶酶体酶会通过运输小泡直接分泌到细胞外。在细胞质膜上存在依赖于 Ca^{2+} 的 M6P 受体,同样可与细胞外的溶酶体结合,在网格蛋白的协助下通过受体介导的胞吞作用,将酶送至内体性溶酶体中,M6P 受体也同样可返回细胞质膜,反复使用。

M6P 分选途径并非溶酶体酶分送的唯一方式。细胞内含物病(inclusion-cell disease, I-cell disease)是一种严重的贮积症,是由 N-乙酰葡糖胺磷酸转移酶单基因突变引起的。由于基因突变,高尔基体中加工的溶酶体前体酶不能形成 M6P 分选信号,酶被运出细胞。这类病人成纤维细胞的溶酶体中没有水解酶,导致底物在溶酶体中大量储积,形成所谓的“包涵体”(inclusion)。但是,这类病人肝细胞中有正常的溶酶体,说明溶酶体形成还具有 M6P 分选机制之外的途径。

五、溶酶体与疾病的关系

一些代谢性疾病是由于溶酶体缺乏某种酶引起;某些疾病的发生与溶酶体膜稳定性失

常有关。此外,溶酶体与癌症发生的关系越来越受到重视。

1. 先天性溶酶体病　由于溶酶体先天性缺乏某种水解酶,以致相应的底物不能被分解而储积于次级溶酶体内,从而造成代谢障碍性疾病,表现为溶酶体过载现象,称溶酶体储积病(lysosomal storage disease)。现已知有40余种先天性溶酶体病,大多为常染色体隐性遗传病,如糖原储积病、脂质沉积病、黏多糖沉积病等。

(1) 糖原储积病:肝细胞和肌细胞溶酶体内含有一种酸性的α-葡萄糖苷酶,正常时,肝和肌细胞内过剩的糖原可通过自噬作用被次级溶酶体内的α-葡萄糖苷酶降解为葡萄糖。如果缺乏α-葡萄糖苷酶,糖原无法降解而大量蓄积在肝细胞、肌细胞中的次级溶酶体内,使溶酶体肿胀,细胞变性,引起糖原储积病。糖原储积病(glycogenosis)分Ⅰ、Ⅱ两型,Ⅱ型发现最早,婴儿期发病,表现为肌无力、心脏肥大,进行性心力衰竭,常于两岁内死亡。

(2) 脂质沉积病:溶酶体缺乏降解脂质的酶类,如葡萄糖脑苷酯酶(glucocerebrosidase)等,导致脂质沉积在内脏、脑和血管,引起各器官损害,脂质沉积病(lipoidosis)包括Gaucher病、Niemann-Pich病和Tay-Sachs病等。

Gaucher病又称脑苷脂沉积病,是巨噬细胞和脑神经细胞的溶酶体缺乏β-葡萄糖苷酶造成的。大量的葡萄糖脑苷脂沉积在这些细胞溶酶体内,巨噬细胞变成Gaucher细胞,患者的肝、脾、淋巴结等肿大,中枢神经系统发生退行性变化,常在1岁内死亡。

(3) 黏多糖沉积病:黏多糖沉积病(mucopolysaccharidosis)是一组进行性黏多糖代谢障碍遗传病。黏多糖类如氨基葡聚糖在各种组织沉积、造成患者面容粗犷、骨骼变化、智能发育不全、内脏损害、角膜浑浊等。此病分为七型,每一型都是由于细胞溶酶体内一种黏多糖降解酶缺乏所致。

2. 溶酶体膜稳定性失常　影响溶酶体膜稳定性下降的因素包括:缺氧、氧过多、射线、多种抗生素、肝素、乙醇、胆碱、VA过多、VE缺乏等。溶酶体膜稳定性是正常生理活动所必需,若其稳定性受到破坏可使细胞受到损害,出现各种病理现象。

(1) 硅沉着病(矽肺):当人吸入大量矽尘颗粒(二氧化硅,SiO_2)后,矽尘颗粒被肺内巨噬细胞吞噬,并融入溶酶体中,矽尘颗粒在次级溶酶体中形成矽酸分子,矽酸与溶酶体膜之间的氢健反应,破坏了膜的稳定性,致使溶酶体膜破裂,大量溶酶体酶漏到细胞质中引起细胞自溶,导致巨噬细胞死亡。由死亡细胞释放的二氧化硅颗粒再被正常的巨噬细胞吞噬,重复同样的过程。巨噬细胞的不断死亡刺激成纤维细胞分泌大量胶原(collagen)物质,沉积成胶原纤维(collagenous fiber),形成大小不等的纤维小结,使肺弹性减弱、功能受损而形成矽肺(silicosis)。克矽平类药物用于矽肺的治疗,其机制是该药中的聚α-乙吡啶氧化物能与矽酸分子结合,代替了矽酸分子与溶酶体膜的结合,从而保护了溶酶体膜的稳定性。

(2) 痛风:痛风(gout)的病理过程与矽肺病的发生过程相似。痛风患者体液中有高水平的尿酸,沉积在滑膜腔及周围结缔组织间隙中形成了结晶。这些结晶可被中性粒细胞吞噬而形成次级溶酶体,尿酸结晶破坏溶酶体膜的稳定性,使膜破裂,溶酶体酶释放出来,中性粒细胞自溶死亡,释放到组织中的胶原酶(collagenase)又腐蚀关节软骨组织而产生炎症变化。

(3) 类风湿性关节炎:类风湿性关节炎(rheumatoid arthritis)的发病原因很多。该病引起关节软骨细胞侵蚀,被认为是细胞内的溶酶体膜脆性增加,溶酶体酶局部释放所致。导致溶酶体释放的原因可能是类风湿因子(特别是IgG类抗体)被巨噬细胞、中性粒细胞等吞噬,激活溶酶体导致酶的外逸。吲哚美辛和肾上腺皮质激素具有稳定溶酶体膜的作用,所以被应用于类风湿性关节炎的治疗。

3. 溶酶体与肿瘤 许多现象揭示恶性肿瘤的发生与溶酶体有关。应用电镜放射自显影技术观察到致癌物质进入细胞之后,贮存于溶酶体中,然后与染色体整合。作用于溶酶体膜的物质有时能诱发细胞异常分裂,导致肿瘤的发生。致癌物质引起的染色体异常和细胞分裂的调节机制障碍等癌变现象,可能与细胞受损后溶酶体释放的水解酶有关。虽然有上述研究资料,溶酶体与肿瘤发生还是缺乏确切的实验证据。

有人设想利用溶酶体释放的水解酶使癌细胞自溶、消化和分解癌细胞周围细胞的特性来治疗癌症。一些实验表明,溶酶体活化剂与抗癌药物配伍使用,能够提高抗癌药物的疗效,还有的研究根据癌细胞具有较强的吞噬功能的特性,将抗癌药物与载体分子 DNA 结合,制成抗癌药物-DNA 复合物,使复合物被癌细胞吞噬。在溶酶体中载体分子被水解酶分解,抗癌药物便可直接作用于癌细胞,增强了药物对癌细胞的杀伤力。

第4节 过氧化物酶体

过氧化物酶体(peroxisome)是微体(microbody)的一种,也称之为过氧化氢酶体、过氧小体等。Johannes A. G. Rhodin(1954 年)用电镜观察小鼠肾近曲小管上皮细胞时发现的一种直径约 0.5μm,由一层单位膜包围的,在基质内含有致密小颗粒的"小体",称为微体。后来在许多动植物细胞中均观察到了这种结构。不同生物微体的外观相似,但所含酶类不同,据此可将微体分为过氧化物酶体和乙醛酸循环体(glyoxysome)两种主要类型,后者只在植物细胞中发现。高等动物和人体细胞中仅存在过氧化物酶体。在哺乳动物,过氧化物酶体的分布以肝和肾细胞较为丰富。

一、过氧化物酶体的形态结构

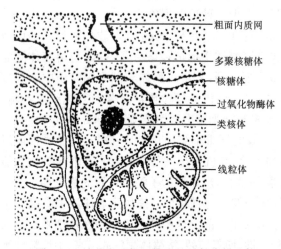

图 7-16 哺乳类动物肝细胞的过氧化物酶体

粗面内质网
多聚核糖体
核糖体
过氧化物酶体
类核体
线粒体

过氧化物酶体是由一层单位膜包裹的含有多种氧化酶、过氧化物酶及过氧化氢酶,直径为 0.2～1.7μm 的圆形或卵圆形小体。中央常有一个高密度的核心,呈规则的结晶状结构,称为类核体(nucleoid)。类核体为尿酸氧化酶的结晶。人和鸟类的过氧化物酶体中不含尿酸氧化酶,故其过氧化物酶体中没有类核体。在哺乳动物中,只有在肝、肾、成骨细胞、中性粒细胞内可观察到典型的过氧化物酶体(图 7-16),因为这些细胞中过氧化物酶体所含过氧化氢酶的量比其他细胞的高得多。过氧化物酶体在不同的组织细胞中,其数目、形状和大小是不一样的。不同动物的肝细胞中过氧化物酶体大小变动范围为 0.1～1.0μm,一般为 0.5μm。每个大鼠肝细胞约有 70～100 个过氧化物酶体,形状多为卵圆形,直径约 0.6μm,内含一个电子密度较高的核心和细颗粒状的基质。

过氧化物酶体与溶酶体在形态上很相似,较难区分。如果过氧化物酶体含有类核体则易于辨别,否则只能从所含酶的性质分析加以确认。

现在已知过氧化物酶体含有 40 多种酶,但尚未发现在一种过氧化物酶体中包含全部的酶。根据不同酶的作用性质,可把过氧化物酶体中的酶分为:氧化酶类、过氧化氢酶类和过氧化物酶类三类。只有过氧化氢酶存在于各种细胞的过氧化物酶体中,约占过氧化物酶体内酶总量的 40%,所以过氧化氢酶(hydrogen peroxidase)被视为标志酶。

二、过氧化物酶体的功能

目前对过氧化物酶体的功能了解得不多,一般认为其主要功能是氧化和解毒作用。

1. 过氧化物酶体的氧化功能　过氧化物酶体中的各种氧化酶能氧化多种底物(RH_2),如尿酸、D-氨基酸、L-羟乙酸等,反应中产生过氧化氢 H_2O_2。可表示为:

$$RH_2 + O_2 \xrightarrow{\text{氧化酶}} R + H_2O_2$$

过氧化物酶体和线粒体都是进行有氧氧化的细胞器。例如,在肝细胞中,20% 的氧在过氧化物酶体中消耗,氧化产生的能量以热的形式释放,其余部分的氧在线粒体中消耗,氧化产生的能量则储存在 ATP 中。两种细胞器对氧的敏感性不同,线粒体氧化所需的最佳氧浓度为 2% 左右,增加氧浓度并不增加线粒体的氧化能力,过氧化物酶体的氧化效率则与氧浓度成正比。因此,在低氧条件下线粒体氧化能力强,在高氧条件下过氧化物酶体的氧化反应占主导地位。过氧化物酶体的这种特性能使细胞免受高压氧的毒害作用。

2. 过氧化物酶体的解毒功能　过氧化氢酶是过氧化物酶体中最活跃的酶。过氧化氢酶能将氧化过程中产生的对细胞有害的 H_2O_2 分解为水和氧气,也能在 H_2O_2 的参与下氧化各种有害的底物($R'H_2$),其底物有甲醇、乙醇、甲酸、甲醛、酚等,通过这种方式防止有害物质在细胞中积聚引起细胞损伤。可表示为:

$$2H_2O_2 \xrightarrow{\text{过氧化氢酶}} 2H_2O + O_2$$

$$R'H_2 + H_2O_2 \xrightarrow{\text{过氧化氢酶}} R' + 2H_2O$$

解毒反应在人体的肝、肾细胞中进行,因为人的肝、肾细胞中的过氧化物酶体可氧化分解血液中的有毒成分,担负着解除血液中各种毒素的作用。例如,人们饮入体内的酒精,约有一半是在该细胞器中被氧化分解成乙醛的。一些迹象表明,过氧化物酶体可能同胆固醇的代谢和甾类化合物的合成有关。因为与这些代谢有关的细胞,如肝、肾、卵巢和睾丸间质细胞,其过氧化物酶体特别丰富,再如,服用降血胆固醇的药物可引起肝细胞过氧化物酶体的大量增加。此外,过氧化物酶体可能还参与细胞质中 NAD^+ 的再生作用。

三、过氧化物酶体的形成

关于过氧化物酶体的形成问题,目前主要有以下几种见解。

1. 过氧化物酶体来自粗面内质网　一般认为过氧化物酶体的蛋白质是由粗面内质网上核糖体合成的,然后移至粗面内质网腔内的一定部位,在该处的一些区域充满高电子密度的物质形成囊泡,自粗面内质网的某一部分膨出、脱落下来而成。因为许多学者观察动物细胞的过氧化物酶体与粗面内质网之间有连接现象。用电镜组织化学方法观察胚胎细胞,结果表明过氧化物酶体的蛋白质是粗面内质网上核糖体合成的,由合成至完成转运大约需 1 小时。过氧化物酶体更新速率很快,寿命约为 4~5 天,最后被溶酶体的自噬作用破坏。

2. 过氧化物酶体来自原有过氧化物酶体　Wood 和 Legg(1970 年)认为新的过氧化物酶

体可能来自于原有的过氧化物酶体。过氧化氢酶在粗面内质网表面的核糖体上形成以后,可能直接运送到过氧化物酶体内,即不经过内质网的小池,也不经过高尔基复合体小泡。

3. 过氧化物酶体酶所含酶来自游离的核糖体 G. Blobel(1978 年)用放射性氨基酸供给细胞,然后用专一抗体对尿酸氧化酶和过氧化氢酶做免疫沉淀。结果只能从游离核糖体上收集到标记的酶蛋白,而内质网上的结合核糖体则没有这种酶蛋白。这说明过氧化物酶是在细胞质基质中的游离核糖体上合成的,然后输入到细胞器内部。

四、病变细胞中的过氧化物酶体

在病变细胞常呈现过氧化物酶体的数目和形态结构上的变化。在肝肿瘤细胞中过氧化物酶体的数目减少,并认为过氧化物酶体的数目与肿瘤的生长速度成反比。在较罕见的脑肝肾综合征(Zellweger 综合征)病人中,曾出现过氧化物酶体的缺如,其病理学意义尚不清楚。在人体患有某些炎症(病毒性肝炎、螺旋体感染等)或慢性酒精中毒时,可见到过氧化物酶体的增多。应用安妥明饲养某些动物时,其肝、肾细胞中的过氧化物酶体不仅数目迅速增加,还会出现带状或尾状突起,变成长形或双叶形等结构和形态的改变。

第5节　内膜系统与细胞的整体性

细胞形态学研究初级阶段,对各种细胞器的结构功能的认识是静止与孤立的,随着实验分析技术的发展,发现细胞是一个整体,内膜系统各细胞器之间不是相互孤立的,而是结构、发生与功能上紧密相关,表现出整体性与相关性,主要体现在三个方面。

一、化学组成上逐渐过渡

内质网膜的厚度约为 4nm,而细胞质膜的厚度一般为 7.5nm,高尔基体膜的厚度均介于内质网膜和细胞膜之间。高尔基体顺面膜囊的厚度接近于内质网膜,约为 3～6nm,反面膜囊的厚度与细胞膜相似,约为 7.5nm。膜的厚度与细胞器所含的膜蛋白的量有关。应用凝胶电泳技术分离内质网、高尔基复合体与细胞膜所含的蛋白质,发现三者包含一些共同的蛋白质,但内质网含的蛋白质种类多而复杂,细胞膜蛋白种类最少,高尔基复合体的蛋白质种类介于前两者之间。同样,对于膜脂类也存在这样的过渡关系,如高尔基复合体脂类含量也基本介于内质网膜与细胞膜之间(表 7-1)。

表 7-1　大鼠肝细胞内质网膜、高尔基体膜、细胞膜的脂类含量(%)

脂类种类	内质网	高尔基复合体	细胞膜
脂类总量	30	35	42
磷脂	26.6	28.5	29.8
鞘磷脂	1.3	3.5	5.6
卵磷脂	13.5	14.6	14.0
磷脂酰乙醇胺	6.4	6.6	6.9
磷酯酰丝氨酸	1.3	1.2	1.2

续表

脂类种类	内质网	高尔基复合体	细胞膜
磷脂酰肌醇	2.1	2.6	2.1
胆固醇	1.0	1.7	5.2
胆固醇脂	0.4	1.0	1.2
三酰甘油	1.6	2.3	3.3
糖脂	0.4	1.5	2.5

二、结构发生上紧密相关

目前比较一致的看法是:内质网处于核心地位,是内膜系统发生的主要场所。内质网形成许多小泡融合后构成高尔基体的扁平膜囊,扁平囊泡的末端局部膨大演变为高尔基体液泡,溶酶体膜蛋白及所含酶均来自内质网,再经高尔基体出芽形成的运输小泡和内体合并而成。粗面内质网与核膜相连,内质网的腔与内外核膜间的核间隙相通。外核膜如同粗面内质网,表面均附着大量核糖体,两者的膜厚度也一样,皆为 4~10nm。因此外核膜被认为是内质网的一部分,也具备合成蛋白质的能力。过氧化物酶体的蛋白质可能是由粗面内质网上核糖体合成的。

细胞内存在各种复杂的膜泡运输过程,使膜性结构发生移位、融合或重组,细胞的各种膜性结构相互联系和转移现象称为膜流(membrane flow)。膜泡的每一步运输都可能是通过信号与特异受体相互作用来完成的(图 7-17)。膜流过程中,提供膜泡的膜结构为供体膜(donor membrane),接受膜泡的膜结构为受体膜(acceptor membrane)。膜流中不会减少或者增加膜成分,通过膜的循环,调节和维持各个膜性细胞器成分的内平衡。

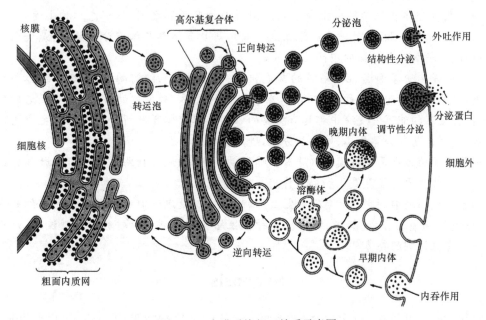

图 7-17 内膜系统相互关系示意图

三、功能上协调统一

细胞以囊泡运输的方式来完成细胞内外的物质交换。囊泡介导具有双向性,即胞吞和胞吐作用。一方面,粗面内质网上合成分泌性蛋白或膜嵌入蛋白,经高尔基体的加工与分装,通过膜泡运输的方式输送到细胞表面排出细胞外,或者转移并整合于内质网膜中,进一步成为高尔基体膜、溶酶体膜及其他细胞器的膜蛋白。各种囊泡在各内膜系统细胞器之间运输具有高度的特异性,保证物质准确运输到目的地。细胞外输性蛋白和脂质的各种化学修饰,如糖基化、形成二硫键等,对于保证这些物质结构和功能的稳定起到重要作用。另一方面,细胞外的物质,如液体和小分子或一些大颗粒物质,如微生物或细胞碎片,首先由细胞质膜的部分包裹起来,然后向内凹陷形成胞吞小泡,转运到内体,再传递给溶酶体被消化降解。

膜流不但保证物质定向运输,还使各种细胞器的膜成分不断得到补充与更新。

与原核生物以吞噬方式摄取外界营养物质相比,内膜系统以膜泡运输的方式来完成细胞对外物质交换与定向运输,大大提高了机体对外界环境的适应性,体现了细胞结构与功能的高度统一性与细胞生命活动的完整性。

提　要

细胞内膜系统是真核细胞所特有的结构,包括内质网、高尔基复合体、溶酶体、过氧化物酶体、分泌泡等具有膜性结构的细胞器。

内质网分为粗面内质网与滑面内质网两类。粗面内质网主要合成分泌性蛋白、膜嵌入蛋白及高尔基和溶酶体中的蛋白质,蛋白质自身的信号序列决定游离核糖体是否附着于粗面内质网。蛋白质进入内质网腔内被进一步加工、折叠与修饰,并运至高尔基体或排出细胞外。不同细胞中的滑面内质网具有脂类合成、糖原合成与分解、解毒与肌肉收缩等特殊功能。

高尔基复合体在化学组成上介于内质网膜与细胞质膜之间,从形态结构上看,是一个极性细胞器,由扁平膜囊、液泡和小泡组成。高尔基复合体参与细胞分泌活动,是蛋白质与脂类修饰、水解加工与运输的中间站。

溶酶体是内含多种酸性水解酶的囊泡状细胞器,分为初级溶酶体、次级溶酶体与残余体三类,主要进行细胞内外的消化作用,在有机体的营养、病原体的防御、清除衰老破碎的细胞器,甚至在组织器官发育中都具有重要的作用。溶酶体膜及所含的水解酶主要由内质网合成,经高尔基复合体加工、修饰与分选,进一步组装形成。

过氧化物酶体也是一种膜性细胞器。哺乳动物中,过氧化物酶体的分布以肝和肾细胞较为丰富。其主要功能是氧化和解毒作用。

细胞内膜系统在结构、功能及发生上是相关的,以膜泡运输的形式统一完成细胞内蛋白质、脂类等物质的合成、加工、运输。各种膜性结构相互联系和转移形成膜流,显示出细胞是一个有机协调的整体。

Synopsis

Cell endomembrane system is the specific structure of eukaryotic cells, including endoplasmic reticulum, Golgi complex, lysosome, peroxisome, secretory vacuoles and other organelles which have membrane structure.

Endoplasmic reticulum includes rough and smooth endoplasmic reticulum. Rough endoplasmic reticulum mainly synthesizes the secretory protein, membrane intrinsic protein, and the proteins of the Golgi and lysosome, the signal sequences of protein determining whether the free ribosome adhered to the rough reticulum or not. When protein enters into the endoplasmic reticulum, they are processed, folded, modificated, and then are transported to the Golgi or secreted to the extracellular. The smooth endoplasmic reticulum in different cell has various functions, including lipid synthesis, glycogenolysis, glycogenesis, detoxication and muscle contraction.

Golgi complex is a polar organelle which comprised of saccules, vacuoles and vesicles, and is between the reticulum membrane and cytoplasmic membrane in chemical composition. Golgi complex involves in the cellular secretory activity and is the intermediated station of modification, hydrolization, processing and transportation of protein and lipids.

Lysosome is divided into three categories which consist of primary lysosome, secondary lysosomes and residual body. lysosome is the saclike organelles including kinds of acidic hydrolysis, which has a role in digesting intracellular and extracellular substances and defensing pathogens, removing aging broken organelles, even in the tissue development. Lysosome membrane, as well as hydrolase are synthetized by the endoplasmic reticulum, and are processed, modificated, classified by the Golgi complex, then further assembled.

Peroxisome, membrane organelles, is rich in the liver and kidney in mammals. mainly functions The of which are oxidation and detoxication.

Cellular endomembrane system is related in the structure and function, and completes the synthesis, processing, transportation of proteins and lipids in a form of transportation of membranous vesicles. The various kinds of membrane structure intercommunicate and transfer to form the membrane flow, that is shown cell is a coordinated organism.

复习思考题

1. 比较粗面内质网与滑面内质网的结构与功能。

2. 何谓内膜系统？包括哪些细胞器或结构？

3. 何谓信号肽与信号识别颗粒？信号肽假说的主要内容是什么？

4. 根据高尔基复合体的结构和功能,说明高尔基复合体在内膜系统中所承担的角色及其地位。

5. 以胰腺的外分泌细胞为例,说明分泌蛋白典型的分泌过程。

6. 糖基化发生在高尔基复合体与内质网有何不同？蛋白质的糖基化有何生物学意义？

7. 各类溶酶体各具有什么特点？溶酶体有哪些基本功能？

8. 溶酶体发生异常会引起什么样的疾病？

9. 叙述过氧化物酶体对其作用底物的氧化过程。

10. 说明细胞内膜系统的各种细胞器在结构与功能上的联系。

（杨生玺）

第8章 线 粒 体

线粒体(mitochondrion)是真核生物中普遍存在的一种重要而独特的细胞器。1894年,德国生物学家Altmann利用光学显微镜首先在动物细胞中发现这种颗粒状结构,描述为生物芽体(bioblast)。Benda(1897年)将此颗粒状结构首次命名为线粒体(mitochondrion,源于希腊字mito:线,chondrion:颗粒),并被一直沿用至今。1904年,Meves建立了对线粒体化学染色的鉴定方法。1900年,Michaelis用Janus green B对线粒体活体染色,证明了线粒体可进行氧化还原反应。20世纪50年代左右,已初步建立了线粒体作为能量代谢中心的概念。后来证实了三羧酸循环、氧化磷酸化反应是在线粒体不同部位上进行的,细胞生命活动所需要的能量有95%来自线粒体,因此被称为细胞生命活动的"动力工厂"和"能量转换器"。线粒体中存在核酸,能进行复制、转录、翻译,合成自身所需的部分蛋白质,所以又是一个半自主性的细胞器。

由于线粒体与能量转换、氧自由基的生成、细胞的死亡、疾病或癌症发生等相关,对其的研究已成为当今生命科学中的一个新的前沿领域。继20世纪80年代,对线粒体的研究已发展成为一门相对独立的学科——"线粒体学"后,90年代中期,因发现线粒体DNA的突变与百多种人类疾病的发生有关,因此又兴起了"线粒体医学"热。

第1节 光学显微镜下线粒体的形态大小和分布

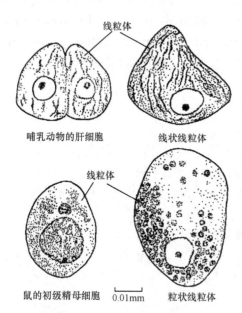

图 8-1 光学显微镜下线粒体的形态

在光学显微镜下,通过特殊的染色方法可以观察到线粒体(图8-1),形态多种多样,呈线状、粒状、杆状、椭圆形、哑铃形、星形、分枝形、环状等。线粒体形态的差异与细胞种类和所处的生理状态(渗透压、温度及pH)不同有关。不同的细胞,线粒体的形态、大小、数目、分布有所不同。一般为线状或颗粒状,直径约$0.5\sim1.0\mu m$,长$1.5\sim3.0\mu m$,但因生物种类和生理状态而异,如在骨骼肌细胞中可见到巨大线粒体(giant mito-chondria),长达$7\sim10\mu m$。线粒体的大小并不是固定的,在一定条件下,同一种细胞线粒体的形态是可逆的。如细胞处于低渗环境下时,线粒体膨胀呈颗粒状;而处在高渗环境下,线粒体则伸长呈线状。酸性环境时线粒体膨胀,碱性环境时线粒体则为粒状。细胞发育不同时期,线粒体的形态也有差异,如人胚干细胞的线粒体,发育早期为短棒状,发育晚期为长棒状。

在不同细胞中,线粒体数目相差也很大。如哺乳动物肝细胞中有1000～2000个左右,精子细胞中约有 25 个。一般说来,生理活动旺盛的细胞(如脊髓的运动神经细胞和心肌细胞)要比生理活动不旺盛的细胞(如淋巴细胞和上皮细胞)的线粒体数目多;动物细胞比植物细胞的线粒体多;体外培养的细胞中,新生的细胞比衰老的细胞的线粒体多;从不同的个体看,经常锻炼的运动员,其肌细胞中线粒体要比不经常活动的普通人多。在同一类型细胞中,线粒体的数目是相对稳定的。

线粒体在一些细胞内的分布不均匀,但也有一定的规律性,一般集中分布在细胞生理功能旺盛的区域和需要能量较多的部位。如在肠上皮细胞中呈两极性分布,集中在顶端和基部;在肌细胞中,线粒体被包装在邻近的肌原纤维中间,以保证肌肉收缩时能量供给;在精子细胞中围绕鞭毛中轴紧密排列,精子运动时尾部摆动就是靠线粒体产生 ATP 作为动力来源;肾小管主动运输旺盛时,线粒体大量集中于膜内缘;有丝分裂过程中,线粒体集中在纺锤丝周围,随纺锤丝牵引染色体向两极移动。在很多细胞内线粒体通常是均匀分布的,如肝细胞。线粒体在细胞质中可以向功能旺盛的区域迁移,微管是其导轨,由动力蛋白(dynein)提供动力。

线粒体在细胞中很活跃,显微摄像术证明,它是一种运动活跃、柔软可塑的结构,可以自身不断旋转、扭曲和延伸,在形态上发生各种各样的变化。线粒体的寿命只有 10 余天,新的线粒体从原来的线粒体分裂合成,而与细胞核的分裂不相关联。

第 2 节　电子显微镜下线粒体的亚显微结构

电镜下观察,线粒体是由两层高度特化的单位膜围成的封闭的囊状结构,主要由外膜、内膜、膜间隙和基质四部分组成(图 8-2)。外膜与内膜套叠在一起,互不相通,组成线粒体的支架。内、外膜之间形成膜间隙(膜间腔或称外室);内膜向内突出形成嵴,内膜和嵴上附有小颗粒(称基粒),嵴和嵴之间形成嵴间隙(嵴间腔或称内腔),内含线粒体基质(图 8-3)。

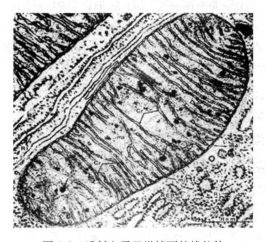
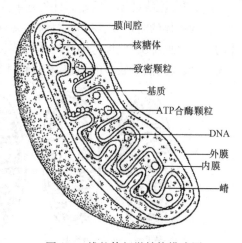

图 8-2　透射电子显微镜下的线粒体　　　　图 8-3　线粒体超微结构模式图

一、线粒体外膜

线粒体外膜(outer membrane)是包围在线粒体外表面的一层单位膜,厚 5～7nm,光滑平整有弹性。外膜含有多套运输蛋白,这些蛋白构成脂双层上排列整齐的筒状圆柱体,为整合蛋白孔蛋白(porin)。筒状体高 5～6nm,直径 6nm,中央有小孔,孔径 1～3nm。孔蛋白可以对细胞的不同状态做出反应,从而可逆性地关闭。相对分子质量小于 1000 的所有物质如辅酶 A、NAD、ATP 等都能在膜间隙和胞质溶胶之间通过。当孔蛋白通道完全打开时，有时还可以通过分子质量高达 5000 的分子。在组成上，线粒体外膜中脂质和蛋白质约各占 50％，与内质网膜组成相似，说明它们可能有同样的进化起源。

二、线粒体内膜

线粒体内膜(inner membrane)比线粒体外膜稍薄，也是由一层单位膜组成，厚约 5～6nm。线粒体内膜是完整而封闭的结构，对许多物质的通透性(permeability)很低，仅允许相对分子质量 110～150 的不带电荷的小分子如 H_2O、CO_2、尿素、甘油等自由通过。内膜上有许多特异性蛋白质载体，各种代谢底物和产物均借助于内膜上各种运输蛋白选择性地进行膜内外之间的转移。例如 ATP 载体，可运输 ADP 进入内腔并同时将 ATP 运出基质，称为异向转移体(antiporter)，转送磷酸和丙酮酸的载体则为同向转移体(symporter)，这种载体可将磷酸和丙酮酸同时运入线粒体基质。

1. 线粒体的嵴 部分内膜向线粒体内突出折叠形成线粒体的嵴(cristae)，嵴是线粒体最重要且最富有标志性的结构，它增加了线粒体内膜的表面积，对于线粒体进行高速率的生化反应是极为重要的。线粒体的嵴均由双层膜构成，嵴与嵴之间的间隙称嵴间腔(intercristal space)或内腔(inner chamber)，其内充满基质。嵴内的空隙称嵴内腔(intracristae space)，可与膜间腔相通。不同类型细胞内线粒体嵴的形状和排列方式有很大差别(图 8-4)。一般有如下几种类型的嵴：①存在于高等动物细胞中的线粒体嵴多呈板层状，称板层状嵴(lamellae cristae)。嵴多垂直于线粒体的长轴。如肾小管上皮细胞和胰腺细胞线粒体的嵴。②大多数原生动物、植物细胞和分泌固醇类激素的细胞线粒体的嵴呈小管状，称小管状嵴(tubular crista)。如肾上腺皮质细胞线粒体内的嵴。③同心圆状排列。如存在于 SP2/O-Ag14 骨髓瘤细胞线粒体中的嵴。此外还有一些细胞兼有两种类型的嵴，但以其中一种为主，如肝细胞线粒体的嵴以板层状为主，偶尔夹有小管状。嵴的长度也因细胞而异，如肝细胞中线粒体的嵴短小而稀疏，肌细胞中线粒体的嵴长而密集。线粒体嵴的数目与细胞本身的生理活动有关，一般需要能量较多的细胞，其线粒体数量多、嵴的数量也多，反之则少。

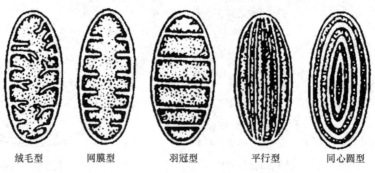

| 绒毛型 | 网膜型 | 羽冠型 | 平行型 | 同心圆型 |

图 8-4 线粒体嵴各种结构类型模式图

2. 线粒体的基粒 线粒体内膜和嵴的基质面上有许多带柄的小颗粒称为基粒(elementary particle)(图 8-5)，基粒是将呼吸链电子传递过程中释放的能量用于使 ADP 磷酸化生成 ATP 的重要部位，其化学本质是 ATP 合成酶(ATP synthase)，也称为 F_0F_1ATP 酶(F_0F_1—ATPase)。基粒与膜面垂直而规则排列，基粒间相距约 10nm。基粒是线粒体的基本组成单位，估计每个线粒体有 10^4～10^5 个基粒。它由头部、柄部和基片三部分组成。

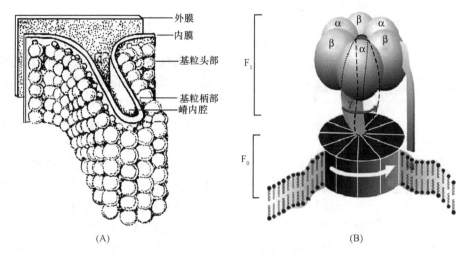

图 8-5 线粒体内膜基粒

(A)基粒内膜嵴表面的；(B)基粒结构模式图

(1) 头部(cephalic region)：呈球形，直径为 8～10nm，含有可溶性 ATP 酶(F_1)，也称耦联因子 F_1，相对分子质量为 360 000，是由 5 种(共 9 个)亚基(α_3、β_3、γ、δ、ε)组成的一个水溶性球状蛋白质复合体。α 和 β 亚基各有 3 个，是表现活性的主要部分，两者结合后，围成一个"橘子瓣"状小体，表现出 ATP 酶活性，是催化 ADP 和 Pi 合成 ATP 的关键装置。动物线粒体 F_1 还有一个相对分子质量为 10 000 的多肽，称 F_1 抑制蛋白(F_1 inhibitor protein)，抑制 ATP 酶水解 ATP，但不抑制 ATP 酶催化氧化磷酸化。

(2) 柄部：柄部是 F_0 和 F_1 的连接部位，也是由 F_0 和 F_1 各有一部分组成的。直径为 3～4nm，长 4.5～5nm，含有对寡霉素敏感的蛋白(oligomycin sensitivity conferring protein，OSCP)，相对分子质量为 18 000，其作用是调控质子通道(proton channel)。寡霉素可通过干扰 F_1 对质子电化学梯度的利用，从而阻断 ATP 合成，但寡霉素本身不能直接对 F_1 因子起作用，而是作用于柄部蛋白，再经柄部的传递，抑制 F_1 因子的功能。

(3) 基部(basal)：基部嵌入内膜，为疏水蛋白(hydrophobin，HP)，又称偶联因子 F_0，相对分子质量为 70 000，实验中将 F_0 掺入到脂质体(liposome)，极大刺激了膜对 H^+ 的通透性，表明 F_0 的功能可能是在膜上形成质子通道。因此 F_0 不仅起连接 F_1 与内膜的作用，而且还是质子(H^+)流向 F_1 的穿膜通道。

三、线粒体膜间腔

线粒体膜间腔(intermembrane space)是线粒体内外膜之间的间隙，宽 6～8nm，又称为线粒体外室(out chamber)，实际上外室还包括与膜间腔相延续的嵴内腔(intracristae space)，嵴内腔是线粒体内膜向内腔突进形成嵴的内部空间。膜间腔充满无定形液体，其中含有多种可溶性酶、底物和辅助因子。

在电镜下观察到的线粒体内膜与外膜相互接触使膜间隙变得狭窄的部位，称为内外膜转位接触点(translocation contact site)。转位接触点的存在有利于线粒体膜的物质运输，它可能是蛋白质进出线粒体的通道，在免疫电镜下发现有前体蛋白聚积在转位接触点处(图 8-6)。

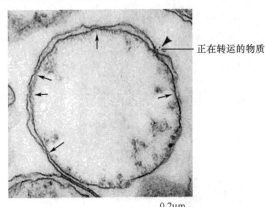

正在转运的物质

0.2μm

图 8-6　线粒体内外膜转位接触点

四、线粒体内腔及基质

线粒体内腔或称内室是内膜和嵴所包围成的腔隙，也称基质腔（matrix space），包括嵴间腔（intercristal space）。内腔为内膜和嵴包围的空间，其内含物为电子密度较低的均质胶状物，称之为基质（matrix）。基质中含有多种可溶性蛋白质、脂类和一些有形成分。催化三羧酸循环、脂肪酸和丙酮酸氧化的酶类均位于基质中。基质具有一套完整的转录和翻译体系，包括线粒体 DNA、70S 的核糖体、tRNA、rRNA、DNA 聚合酶和氨基酸活化酶等。

基质中还含有纤维丝和电子密度很大的致密颗粒状物质，内含 Ca^{2+}、Mg^{2+}、Zn^{2+} 等离子。基质颗粒的功能可能是调节线粒体内的离子环境。

第 3 节　线粒体的化学组成和酶蛋白分布

线粒体的化学成分主要是水、蛋白质、酶、核酸和脂类等。

一、水

水是线粒体含量最多的一种成分。除脂质双分子层和一些大分子内部以外，在线粒体的其他各组成成分中均有水的分布。水分既是酶促反应的溶剂，又是物理介质。代谢产物通过介质在线粒体各种酶系直接扩散以及在线粒体内外之间转移。

二、蛋　白　质

蛋白质是线粒体的主要组分，其含量占线粒体干重的 65%～70%，多数分布于内膜和基质。有的线粒体内膜蛋白质的含量可占线粒体蛋白质总量的 66%。各种线粒体的不同组成部分的蛋白质含量所占蛋白质总量的百分比虽略有差异，但大体上是相近的。

线粒体蛋白质可分为两类，一类是可溶性蛋白质（soluble protein），如基质中的酶和膜周边蛋白；另一类是不溶性蛋白质（insolubility protein），构成膜内镶嵌蛋白、结构蛋白和部分酶蛋白。

三、各种酶类

线粒体中含有众多的酶系，目前已确认的有 120 余种，是细胞中含酶种类最多的细胞器之一。其中氧化还原酶约占 37%，连接酶 10%，水解酶略少于 9%，这些酶分别位于线粒体的不同部位，在线粒体行使细胞氧化功能时起重要作用。线粒体外膜中含有合成其脂类的酶类，内膜中含有执行呼吸链氧化反应的酶系和 ATP 合成酶系，基质中有高浓度的多种混合物，如参与三羧酸循环反应，丙酮酸与脂肪酸氧化的酶系和蛋白质与核酸合成酶类等。有些酶可作为线粒体不同部位的标志性酶，如外膜的标志酶为单胺氧化酶（monoamine oxidase）；内膜的标志酶为细胞色素氧化酶(cytochrome oxidase,Cyt);膜间腔中的标志酶为腺苷酸激酶(adenylate kinase);基质中的标志酶为苹果酸脱氢酶(malate dehydrogenase)(图 8-7)。

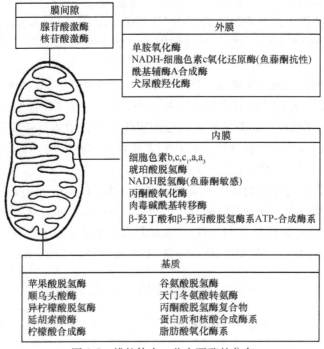

图 8-7　线粒体中一些主要酶的分布

四、各种脂类

脂类含量占线粒体干重的 25%～30%。不同来源的线粒体其脂类组成成分很不相同，但大多数以磷脂为其主要成分，一般约占总量的 3/4 以上。其中以磷脂酰胆碱和磷脂酰乙醇胺占多数。含有较丰富的心磷脂(双磷脂酰甘油，cardiolipin)和较少的胆固醇，是线粒体膜在组成成分上与细胞其他膜结构的显著区别。

外膜的磷脂总量约为内膜的 3 倍，磷脂酰肌醇是外膜的重要组成成分，心磷脂的含量很低。胆固醇主要分布于外膜，所含的中性胆固醇是内膜的 6 倍。心磷脂是内膜的主要组成成分，高达 20%，比任何膜都高，但胆固醇含量极低。外膜较内膜更近似于细胞的其他膜结构。分布在内、外膜上脂类的差异，体现了化学组成和结构与功能的密切相关。

实验证明，在电子传递系统的运转中磷脂起着重要的作用，辅酶 Q 和其他氧化还原分子与其相邻载体的相互作用也要依靠脂类分子。

五、其他成分

除上述成分外，线粒体还含有 DNA 和完整的遗传系统，以及辅酶 Q、黄素单核苷酸(FMN)、黄素腺嘌呤二核苷酸(FAD)、烟酰胺腺嘌呤二核苷酸(NAD^+)、维生素和各类无机离子。这些物质均参与电子传递的氧化还原过程，它们与内膜密切关联。

第 4 节　线粒体的主要功能

线粒体具有多种功能，能进行三羧酸循环、氧化磷酸化、脂肪酸分解、氨基酸代谢、尿素合成以及 DNA 和 RNA 的合成等。此外,线粒体还在细胞中调节细胞氧化-还原电位、氧自由基的生成,体内钙平衡、嘧啶生物合成、以及细胞信号传导中起着重要作用。但它最主要的功能是对各种能源物质的氧化和能量转换,为细胞氧化作用提供场所。细胞内氨基酸、脂肪酸、单糖等供能物质在一系列酶的作用下,消耗氧,产生 CO_2 和水,放出能量的过程称为细胞氧化(cellular oxidation)作用,此过程中细胞要摄取 O_2 排出 CO_2,故又称为细胞呼吸(cellular respiration)作用。这个过程可分为 4 个主要步骤:酵解、乙酰辅酶 A 的生成、三羧酸循环、电子传递和氧化磷酸化偶联。其中酵解在细胞质中进行,而乙酰辅酶 A 生成、三羧酸循环及电子传递氧化磷酸化偶联均在线粒体中进行,因此线粒体是细胞氧化的主要基地,产生 ATP 的主要场所。亦即是绝大多数细胞代谢过程中能量转换和输出中心。一旦线粒体功能发生障碍,许多细胞进程,如凋亡、老化以及多种疾病都有可能发生(包括糖尿病、肿瘤、肥胖、肌病、神经退行性疾病等)。

以葡萄糖为例,首先在细胞质中无氧酵解(anaerobic glycolysis),1 分子葡萄糖分子经过十多步反应,可降解为 2 分子丙酮酸分子(pyruvic acid),同时脱下的两对 H 结合于受氢体 NAD^+ 携带,形成 2 分子 $NADH+H^+$。此阶段净生成 2 个 ATP 分子。

$$C_6H_{12}O_6+2NAD^++2ADP+2Pi \longrightarrow 2CH_3COCOOH+2NADH+2H^++2ATP$$

一、乙酰辅酶 A 生成

乙酰辅酶 A(acetyl-coenzyme A)是供能物质氧化分解的共同中间产物。在线粒体基质中,丙酮酸经基质中的丙酮酸脱氢酶系催化,脱氢、脱羧,降解为乙酰基,并与辅酶 A 结合,转化为活泼的乙酰辅酶 A,生成 1 分子 NADH(尼克酰胺腺嘌呤二核苷酸)。该过程无 ATP 生成。反应式如下:

$$2CH_3COCOOH+2HSCoA+2NAD^+ \longrightarrow 2CH_3CO\text{-}SCoA+2CO_2+2NADH+2H^+$$

  丙酮酸　　　　辅酶 A　　　　　　　乙酰辅酶 A

除糖外,脂肪酸在线粒体中也可转变为乙酰辅酶 A。这个过程大致分两步:先是脂肪酸在细胞质中经活化成为脂酰辅酶 A(acyl coenzyme A);然后脂酰辅酶 A 在线粒体基质中生成乙酰辅酶 A。

二、三羧酸循环

三羧酸循环(tricarboxylic acid cycle,TAC 循环)是生物体内重要的代谢途径,因为它既是糖的有氧氧化的必经之路,也是脂肪及氨基酸的代谢途径。三羧酸循环在线粒体基质中进行,从乙酰辅酶 A 与 4 个碳原子的草酰乙酸(oxaloacetic acid)结合成 3 个羧基的柠檬酸(citric acid)开始,柠檬酸经过 7 个连续反应,一再氧化脱羧后,又重新生成草酰乙酸,完成一个循环。重新生成的草酰乙酸又与新的乙酰辅酶 A 结合,生成柠檬酸,开始下一个柠檬酸循环。由于柠檬酸有 3 个羧基,故称为三羧酸循环。每循环一次,氧化分解 1 个乙酰辅酶 A,产生 4 对 H 和 2 个 CO_2 分子。大量的能量就贮存在 4 对 H 中(图 8-8)。脱下的 4 对 H 中,有 3 对以 NAD^+ 为受氢体,另 1 对以 FAD(黄素腺嘌呤二核苷酸)为受氢体。FAD 能可逆地接受 2 个 H,即两个质子和 2 个电子,转化成还原态 $FADH_2$。CO_2 通过膜排出线粒体外。

$$2CH_3CO\text{-}SCoA+6NAD^++2FAD+2ADP+2Pi+6H_2O$$
$$\rightarrow 4CO_2+6NADH+6H^++2FADH_2+2HSCOA+2ATP$$

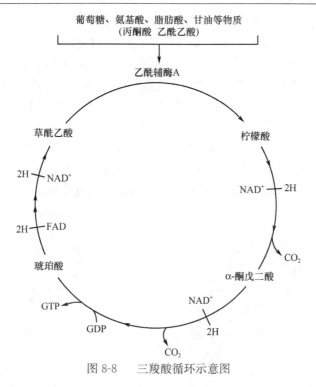

图 8-8　三羧酸循环示意图

　　三羧酸循环的意义就在于提供了氧化反应所需的氢离子,氢离子通过受氢体将其传递至呼吸链,使之最终完成氧化磷酸化。

三、电子传递耦联氧化磷酸化

　　电子传递耦联氧化磷酸化就是将三羧酸循环脱下的氢原子,通过内膜上一系列呼吸链酶系的逐级传递,最后与氧结合成水。电子传递过程中释放的能量被用于 ADP 磷酸化形成 ATP。

　　1 分子葡萄糖经无氧酵解、丙酮酸脱氢和 TAC 循环,共产生了 6 分子 CO_2 和 12 对 H,这些 H 必须进一步氧化成为水,整个有氧氧化过程才告结束。H 不能与 O_2 直接结合,而是先解离为 H^+ 和 e-,电子经线粒体内膜上酶体系的逐级传递,最终使 $1/2\ O_2$ 成为 O^{2-},后者与基质中的 2 个 H^+ 结合生成 H_2O。传递电子的酶体系就是内膜上的呼吸链。

　　呼吸链(respiratory chain)传递电子又称为电子传递链(electron transport chain),它是一组酶复合体,由许多递氢体和传电子体按照一定排列顺序组成的传递体系,分布并嵌入到线粒体的内膜上,包括辅酶 I(NAD^+)、黄酶(FAD、FMN)、辅酶 Q 和细胞色素 b、细胞色素 c_1、细胞色素 c、细胞色素 a、细胞色素 a_3。这些呼吸链的组分除辅酶 Q 和细胞色素之外,均以多分子复合物的形式包埋在线粒体的内膜上(表 8-1)。

表 8-1　线粒体电子传递链组分

复合物	酶活性	分子量/D	辅基
I	NADH-CoQ 氧化还原酶	85 000	FMN;FeS
II	琥珀酸-CoQ 氧化还原酶	97 000	FAD;FeS
III	$CoQH_2$-细胞色素 c 氧化还原酶	280 000	血红素 b;血红素 C_1;FeS
IV	细胞色素 c 氧化酶	200 000	血红素 a;血红素 a_3;Cu

电子传递链在内膜上都有固定的位置和方向,就像工厂的生产线,4 种复合物则像一台台机器在电子传递过程中相互协调。复合物 Ⅰ、Ⅲ、Ⅳ 组成主要的呼吸链,催化 NADH 的氧化(图 8-9);复合物 Ⅱ、Ⅲ、Ⅳ 组成的另一条呼吸链,催化琥珀酸的氧化。电子传递路径依次为:NAD→FAD→辅酶 Q→细胞色素 b→细胞色素 c_1→细胞色素 c→细胞色素 a→细胞色素 a_3→O_2(图 8-10)。电子开始时具有很高的能量,当它们沿着电子传递链传递时,能量逐级释放。在电子传递到一定位置,氧化还原所产生的自由能足以形成一个高能磷酸键时,ADP 磷酸化转变为 ATP,能量也就转移到 ATP 分子中,即 ADP+Pi+能量→ATP。这表示电子传递的氧化过程和能量转换 ATP 磷酸化过程耦联在一起,因此称为氧化磷酸化(oxidative phosphorylation),基粒是耦联氧化磷酸化的关键装置。

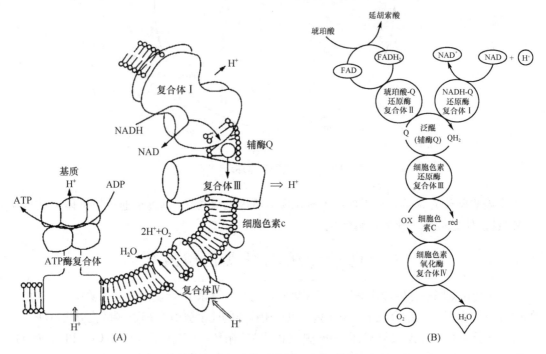

图 8-9 线粒体内膜电子传递链与电子传递跨膜分布示意图
(A)催化 NADH 的氧化;(B)催化琥珀酸的氧化

以上一分子葡萄糖生物氧化作用可用下列简式表示:

$$C_6H_{12}O_6 + 6H_2O + 6O_2 + 38ADP + 38Pi \rightarrow 6CO_2 + 12H_2O + 38ATP$$

ATP 是生物组织细胞能直接利用的能源。它的形成是在呼吸链的电子传递过程中完成的。一分子的葡萄糖,彻底氧化成 CO_2 和 H_2O,可净生成 38 个 ATP。通过以上途径总共生成的 38 分子 ATP 中:①在细胞质糖酵解过程中生成 2 分子 ATP,三羧酸循环中产生 2 分子 ATP;②葡萄糖氧化过程中产生的 12 对 H,其中的 10 对以 NAD^+ 为受氢体、2 对以 FAD 为受氢体进入电子传递链,经氧化磷酸化作用生成 34 个 ATP 分子,可见线粒体在细胞氧化作用中的重要地位(图 8-11)。

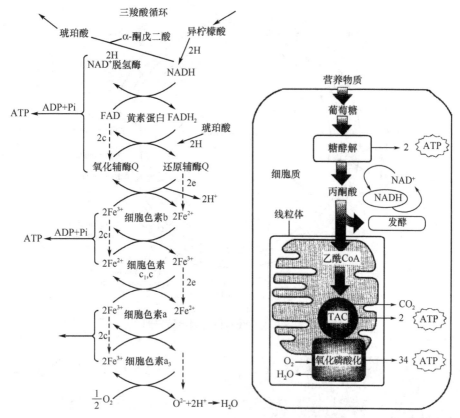

图 8-10　电子传递耦联氧化磷酸化过程　　图 8-11　葡萄糖彻底氧化的步骤简图

第5节　线粒体的半自主性

M. Nass 和 S. Nass(1963 年)在鸡胚肝细胞线粒体中发现 DNA 后,人们又在线粒体中发现了 DNA 聚合酶、RNA 聚合酶、mRNA、rRNA、tRNA、核糖体、氨基酸活化酶等进行 DNA 复制、转录和蛋白质翻译的全套装备,说明线粒体具有独立的遗传体系。

一、线粒体 DNA 的特点

线粒体 DNA(mtDNA)与细菌 DNA 很相似,mtDNA 一般呈环状,不与组蛋白结合,而是裸露的,附于线粒体内膜或存在于线粒体基质中。大多数动物细胞 mtDNA 相对分子质量很小,周长只有 $5\mu m$,约 15 000 个碱基对。一个线粒体中可有 1 个或几个 DNA 分子。

不同种属 mtDNA 的大小、遗传密码以及所编码的蛋白质的数量和特性均不相同。已完成全序列测定的人 mtDNA 为双链环状分子,含有 16 569 个碱基对,共 37 个基因,可编码 12S、16S 两种 rRNA、22 种 tRNA 和 13 种蛋白质。基因之间排列紧密,几乎没有非编码序列,也没有内含子插入。双链中一条为重链(H),一条为轻链(L),这是根据它们的转录本在 CsCl 中密度的不同而区分的。重链和轻链上的编码物各不相同(图 8-12)。

mtDNA 具有自我复制的能力,而且也是半保留复制,mtDNA 复制时间不同于细胞核 DNA 复制,不局限于 S 期,而是贯穿于整个细胞周期(图 8-13)。

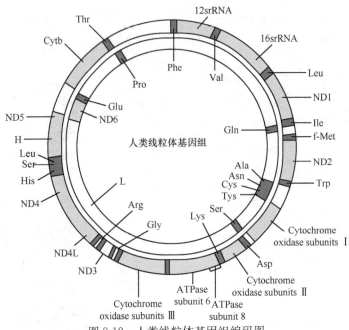

图 8-12　人类线粒体基因组编码图

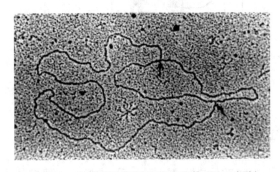

图 8-13　电镜下的鼠肝细胞线粒体 DNA 复制

二、线粒体内的蛋白质合成系统

线粒体内进行蛋白质生物合成所必需的各种 RNA 都是线粒体所特有的。在转录过程中所需的 RNA 聚合酶是由核 DNA 编码并在细胞质中合成后输入线粒体中。一般说来,线粒体 RNA 聚合酶更类似于原核细胞 RNA 聚合酶,它可被溴化乙啶(EB)等原核细胞 RNA 聚合酶抑制剂所抑制,但真核细胞 RNA 聚合酶抑制剂,如放线菌素 D(actinomycin D)、α-鹅膏蕈碱(α-amanitine),对它却没有抑制作用。

线粒体的核糖体因生物种类不同而不同,低等真核细胞(如酵母等)线粒体核糖体为70～80S;植物线粒体核糖体稍大,为78S左右;动物线粒体核糖体比细胞质核糖体(80S)小得多,大约为50～60S。通过电镜观察到线粒体的核糖体和多聚核糖体游离在基质中或结合于内膜上。核糖体的蛋白质是核 DNA 所编码的,在细胞质游离核糖体上合成后再转运到线粒体内装配成线粒体核糖体。线粒体核糖体与细胞质核糖体不一样,除反映在 RNA 组分和蛋白质不同外,也表现在对药物的不同敏感性上,如放线菌酮(cycloheximide)可抑制所有真核细胞细胞质核糖体蛋白质合成,但不能抑制线粒体核糖体蛋白质合成;而氯霉素、红霉素和链霉素可抑制线粒体蛋白质合成,但对细胞质蛋白质合成却无影响。

线粒体蛋白质的合成与原核细胞相似,而不同于真核细胞,表现在:①线粒体蛋白质合成与原核生物一样,mRNA 的转录和翻译两个过程几乎在同一时间和地点进行;②线粒体蛋白质合成的起始密码 AUA,不同于细胞质合成蛋白质的起始密码 AUG。线粒体 tRNA 与原核细胞一样,由 N-甲酰甲硫氨酰 tRNA 开始蛋白质合成,而在真核细胞中,起始 tRNA

为 N-甲硫氨酰 tRNA。研究发现,由人 mtDNA 编码线粒体的 13 种蛋白质包括复合物Ⅳ(细胞色素 c 氧化酶)3 个亚基、ATP 酶复合物(ATP 合成酶)中 F_0 的 2 个亚基、电子传递链的复合物Ⅰ(NADH-C_0Q 还原酶)7 个亚基和复合物Ⅲ(细胞色素 b)中 1 个亚基。这些都是在线粒体核糖体上所合成的重要蛋白质。

三、线粒体对核编码蛋白质的转运

线粒体蛋白质组学研究表明线粒体内,除少数由 mtDNA 编码外,大多数蛋白质都是由核基因组编码并由胞质核糖体合成后运入线粒体内的。这些被转运入线粒体的蛋白质称前体蛋白(precursor protein),在其 N 末端都有一段 20～80 个氨基酸残基组成的序列,称为导肽(leader sequence)。导肽内含定向运往线粒体的信息,具有识别、牵引作用,可将蛋白质准确导入线粒体内的一定部位。目前对导肽一级结构的了解发现,导肽富含带正电荷的碱性氨基酸,如精氨酸、赖氨酸、丝氨酸和苏氨酸,而谷氨酸、天冬氨酸,这些带负电荷的酸性氨基酸则较少,这就有利于导肽结合线粒体表面受体,进入带负电荷的基质中。导肽将前体蛋白导入线粒体后,被线粒体内的蛋白水解酶水解下来。将要输入线粒体的前体蛋白首先必须呈解折叠状态,穿过线粒体膜后又重新恢复成折叠的天然构型,这种解折叠、穿膜和重新折叠的过程都需要消耗能量,是在一组分子伴侣(molecular chaperone)的协助下完成的(图 8-14)。

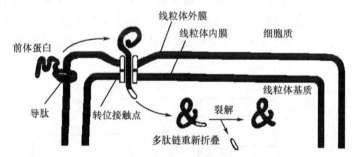

图 8-14　线粒体转运蛋白质的过程

1. 前体蛋白进入线粒体前去折叠　前体蛋白质从细胞质进入线粒体基质的转运过程中,都呈解折叠状态。前体蛋白的去折叠是在一些分子伴侣,如热休克蛋白 70(heat shock protein70,Hsp70)的协助下完成的。细胞质 Hsp70 与前体蛋白的结合可以有效地防止前体蛋白形成不可解开的构象,也可防止已松弛的前体蛋白在运输过程中受到分解或相互聚集(aggregation)。前体蛋白与另一种分子伴侣——新生多肽复合物(nascent-associated complex,NAC)相互作用,可明显增加蛋白转运的准确性。当前体蛋白到达线粒体表面时,ATP 水解提供能量使胞质 Hsp70 从前体蛋白分子上解离下来,前体蛋白在导肽的作用下与输入受体结合。

2. 多肽链穿越线粒体膜过程　解折叠(unfolding)的前体蛋白多肽链在导肽的作用下到达转位接触点,线粒体外、内膜上的成孔膜蛋白(pore-forming membrane protein)形成输入通道,随着 ATP 的水解,细胞质 Hsp70 离开多肽,多肽位移,穿越线粒体外、内膜。一旦多肽链进到基质腔,线粒体基质内一种也是分子伴侣的线粒体基质 Hsp70(mtHsp70)可与进入线粒体的前导链交联,mtHsp70 具有维持解折叠状态的作用,并能拖拽多肽链完全进入基质,mtHsp70 分子变构产生的拖力(先是高能构象,后松弛为低能构象),使解折叠的前体蛋白多肽链快速进入线粒体内,如细胞色素 b_2 进入线粒体只需几分钟时间。

3. 前体蛋白多肽链重新折叠　当多肽链进入线粒体基质后,前体蛋白必须重新折叠为原结构,才能转变为成熟的蛋白质,此时的 Hsp70 继续发挥作用,但这时 Hsp70 的作用是折叠而不是去折叠。分子伴侣的这种从折叠因子到去折叠因子角色的转换,很可能有线粒体辅助伴侣蛋白(co-chaperone)DnaJ 家族的参与。试验表明,去除 DnaJ1P 不会影响前体蛋白进入线粒体基质,但前体蛋白没有发生折叠。除 Hsp70 的作用外,输入到线粒体基质中的前体蛋白多肽链的重新折叠,还同时需要线粒体基质内的 Hsp60 和 Hsp10 共同帮助才能完成。此外,基质中的水解酶催化导肽裂解,前体蛋白恢复其蛋白质的天然构象以行使功能,至此完成了核编码蛋白质的线粒体转运过程。

四、线粒体遗传系统与细胞核遗传系统的相互关系

虽然 mtDNA 能编码部分蛋白质,但在 mtDNA 自我复制与蛋白质生物合成过程中,均还需要核 DNA 所编码的蛋白质参与,因此线粒体遗传系统与细胞核遗传系统是相互协作的关系。线粒体需要的蛋白质,如线粒体的 DNA 复制、转录和翻译过程所需要的 DNA 聚合酶、RNA 聚合酶和氨酰 tRNA 合成酶等都是由细胞核 DNA 编码并在细胞质核糖体合成后再运送到线粒体各自的功能位点上。如果没有细胞核遗传系统,mtDNA 就不能表达。虽然线粒体 rRNA 是从 mtDNA 转录而来的,但是组成线粒体核糖体的蛋白质也是由核基因编码,在细胞质核糖体上合成,然后进入线粒体与线粒体 rRNA 共同组装形成线粒体的核糖体(图 8-15)。而细胞核遗传系统也会受到线粒体遗传系统表达状态的影响,在哺乳动物中,细胞核基因组的表达受 mtDNA 突变、线粒体蛋白质合成的抑制等影响。

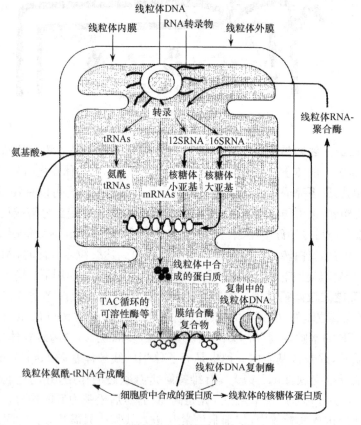

图 8-15　核蛋白在线粒体内的功能定位

综上所述,线粒体的遗传系统虽能独立地进行蛋白质合成,但是合成能力有限,自身合成的仅 10 余种。线粒体基因组的复制、转录与翻译受核遗传系统的指导和控制,所以线粒体的遗传系统是半自主性的。

第6节 线粒体的起源与生物发生

关于线粒体的起源,存在两种截然不同的观点:内共生假说与非共生假说,目前内共生学说的资料比较充实。生物学家较普遍地认为线粒体依靠分裂而进行增殖。

一、线粒体的起源

1. 内共生假说 线粒体起源于与古老厌氧真核细胞共生的需氧细菌,在长期进化过程中,两者共生联系极其紧密,共生细菌的大部分遗传信息转移到细胞核上,而留在线粒体内的遗传信息就大大减少。支持内共生假说(endosymbiotic theory)的依据:线粒体的 DNA 呈环状、裸露而不与组蛋白结合,与细菌相似;线粒体的核糖体为 70S,与细菌相同,而真核细胞为 80S;线粒体的蛋白质合成的过程更接近于细菌,转录与翻译同时同地进行,蛋白质合成的起始 tRNA 都是 N-甲酰甲硫氨酰 tRNA,其蛋白质合成也都受氯霉素抑制,与真核细胞不同;线粒体的内膜与外膜在结构与功能上有很大差别,外膜与真核细胞的滑面内质网相似,内膜与细菌的细胞膜相似;线粒体的增殖与细菌一样,均为直接分裂。

但是,内共生假说对某些现象也难以解释。例如,真核细胞线粒体细胞色素 c 与细菌细胞色素 c 并没有显著的相似性,它们之间的氨基酸排列顺序差异很大;根据内共生假说,在进化过程中,大量内共生基因能转移到宿主的细胞核内,说明需氧细菌在代谢上要比宿主占优势,那为什么细菌还要把遗传信息转移到宿主细胞中呢? 因此,又有人提出线粒体发生的非共生假说(asymbiotic theory)。

2. 非共生假说 设想原始的真核细胞是一种进化程度较高的需氧细菌,参与能量代谢的电子传递氧化磷酸化系统位于细胞膜上。随着进化过程的发展,细胞需要增加呼吸功能,因此电子传递氧化磷酸化膜的表面积增加,并皱褶而形成膜包围的小囊,小囊逐渐掺入了含遗传信息的质粒——裸露的环状 DNA,形成功能上有特殊作用(呼吸功能)的双层膜性囊泡,进而演变成线粒体。支持这一学说的依据是:细菌的中膜体(mesosome)与线粒体相似,均为凹陷的细胞膜,中膜体含有细胞的呼吸酶系,具有类似于线粒体的功能。但具体证据不多,还无法说明线粒体与细菌在分子水平上有许多相似之处。

以上两种学说都有一定的依据,但并未完全解释清楚线粒体的生物发生问题。还有待进一步深入研究。

二、线粒体的增殖

细胞内的线粒体需要不断更新,衰老的和病变的线粒体被溶酶体消化分解,而通过增殖又不断产生新的线粒体。关于线粒体的增殖有两种不同观点:一种认为是在细胞质中重新形成;另一种则认为是由原来线粒体分裂或出芽而产生的。现在普遍接受第二种观点,即线粒体先经过一个生长阶段,然后其中的 DNA 复制,内膜向中心内褶形成隔膜或者线粒体中部缢缩从而一分为二;有的线粒体以出芽方式增殖。线粒体的分裂方式有三种:

1. 间壁分离 主要由线粒体的内膜向中心内褶形成间壁,或者是某一个嵴的延伸,当其延伸到对侧内膜时,线粒体一分为二,如鼠肝细胞线粒体的增殖。

2. 收缩分离 线粒体中央部分收缩,并向两端拉长,整个线粒体呈哑铃形,再断裂成两个线粒体,如酵母线粒体的增殖。

3. 出芽分裂 先从线粒体上长出小芽,然后与母线粒体分离,经过不断长大,形成新的线粒体,这也是酵母线粒体常见的一种增殖方式(图 8-16)。

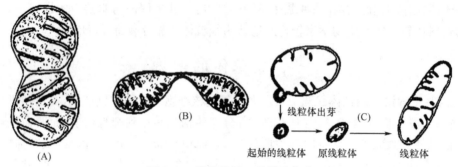

图 8-16 线粒体的三种增殖方式
(A)间隔分离;(B)收缩分离;(C)出芽分离

第 7 节 线粒体与医学

细胞内、外环境因素的改变可以引起线粒体数量、分布、结构、功能以及代谢反应等的异常,进而影响细胞乃至机体的生命活动。线粒体与疾病的关系主要有两方面:一是受到药物或毒物、缺血或缺氧、射线与微波以及各种代谢性疾病等有害因素的刺激,线粒体发生病理性的改变;二是 mtDNA 突变和功能障碍而导致的线粒体病。

一、线粒体病的特征

mtDNA 异常导致线粒体基因病,简称线粒体病(mitochondrial disease)。目前,已发现有 100 多种疾病与线粒体功能缺陷有关。这些疾病的共同特征是:

1. 异质性与阈值效应 每个细胞含有成千上万个 mtDNA,并非一个细胞中所有 mtD-NA 均发生突变,因此细胞中 mtDNA 存在突变型(mutant)与野生型(wild type)两种类型,即呈现异质性(heteroplasmy)。只有当突变的 mtDNA 逐渐积累,其比例达到一定程度才能引起疾病。使细胞出现变异表型时的最少突变 mtDNA 分子数量称为阈值效应(threshold effect)。一旦变异型 mtDNA 数量达到阈值,就会破坏细胞的能量代谢,引起组织细胞或器官的功能障碍,累及肌肉或脑组织的突变 mtDNA 尤其容易表现出病理症状。

2. 主要影响 线粒体病主要影响代谢旺盛、需能量高的组织,如神经细胞、肌肉等。

3. 母系遗传 哺乳动物受精的特点决定了受精卵的 mtDNA 都是来自卵子(精卵结合时精子提供的只是核 DNA,受精卵中的胞质几乎全部来自卵子),只有母亲的 mtDNA 遗传给子女,因此线粒体病不遵循孟德尔定律,属母系遗传,线粒体病突变的 mtDNA 是母亲遗传给下一代的,其发病具有家族性。

二、mtDNA 突变所致的疾病

mtDNA 因无组蛋白包裹而呈裸露状态,且缺乏 DNA 损伤修复系统,较细胞核 DNA

突变率高出 10～20 倍。mtDNA 的突变可分为两种主要类型：碱基替换（点突变）和缺失—插入突变。

1. 碱基替换型

（1）Leber 遗传性视神经病（Leber hereditary optic neuropathy，LHON）：LHON 是 mtDNA 的多处点突变所引起的视神经病变，患者主要症状为双侧视神经坏死，急性或亚急性发作，使得视力减退、两眼中央视觉丧失、球后视神经炎，甚至可伴有心脏传导阻滞和脑肌病。一般成年期发病，平均年龄为 27～28 岁。患者男女比例多为 4∶1。大部分 LHON 病是 mtDNA 第 11778 位点的 G 转换成 A，使 NADH 脱氢酶亚单位 4（ND4）蛋白质中第 340 个高度保守的精氨酸变成了组氨酸，从而影响线粒体能量的产生所致。

（2）肌阵挛性癫痫伴破碎红纤维病（myoclonic epilepsy with ragged-red fiber，MER-RF）：MERRF 是一种母系遗传的线粒体脑肌病，临床症状主要包括肌阵挛性癫痫，全身抽搐，小脑共济失调和破损性红肌纤维病变。MERRF 患者最常见的突变是 mtDNA 的 tRNA 基因 8344 位存在 A→G 的转换，主要影响线粒体呼吸链的酶复合物 Ⅰ 和 Ⅳ，引起线粒体蛋白质合成受阻。

（3）线粒体脑肌病伴乳酸酸中毒及中风样发作综合征（mitochondrial encephalomyopathy with lactic acidosis and stroke-like episodes，MELAS）：MELAS 是最常见的母系遗传性线粒体病，患者 mtDNA 的 tRNA 基因 3243 位点由 A→G。常见症状为突发呕吐、乳酸酸中毒、复发性休克，有时伴有耳聋、身材矮小、痴呆等症状。

2. 缺失—插入突变型 mtDNA 的大片段缺失可出现多个基因的缺陷，存在于许多神经肌肉性疾病及一些退化性疾病、肾病和肝病中，甚至与衰老有关。

（1）Kerans-Sayre 综合征（KSS）：KSS 是一种多系统的线粒体疾病，几乎所有的患者均有 mtDNA 缺失，缺失发生在重链与轻链的两个复制起始点之间，缺失片段范围在 2.0～7.0kb 之间，主要表现为眼外肌瘫痪、视网膜色素变性和心脏传导阻滞三联症。

（2）Pearson 综合征：也是 mtDNA 的缺失突变引起的，是一种致死性儿童疾病，表现为婴儿铁幼粒细胞性贫血、骨髓前体的空泡形成、胰腺纤维变性、分泌障碍及脾萎缩等。

（3）帕金森病（Parkinson's disease，PD）：PD 是一种发病率很高的神经系统疾病，患者脑组织中 mtDNA 缺失复合物 Ⅰ、Ⅲ 或 Ⅳ。可检测到患者脑组织中 mtDNA 4977bp 的缺失，主要累及 ND_3、ND_4 和 ND_5 等基因。主要表现运动失调症，动作迟缓，肌张力增高，震颤，又称震颤性麻痹。

目前发现非胰岛素依赖型糖尿病、Huntington 舞蹈症、Alzheimer 病等，都与 mtDNA 缺失突变有关。

三、线粒体与肿瘤

肿瘤组织代谢的一个显著特点是细胞呼吸能力减弱，酵解增加，细胞内线粒体数目较相应组织少，线粒体嵴减少或消失、肿胀、内膜缺损、电子传递链酶系和 ATP 含量均减少，基质密度降低，并出现空泡等。肿瘤细胞线粒体氧化产能功能降低，细胞呼吸能力较弱。

线粒体的核酸和蛋白质合成系统对病毒复制可能起重要作用。电镜观察证明，急性粒细胞性白血病患者的线粒体内膜和嵴明显损伤，在损伤的线粒体内还有病毒颗粒的存在。正常细胞中 mtDNA 单体分子数占 90%，在白血病细胞中 mtDNA 单体分子只占 60% 以下，而出现大量异常的 mtDNA 二聚体及三聚体，Clayton（1982 年）认为 mtDNA 分子构型的异常很可能是肿瘤发生的分子病状。另外有试验发现，一些致癌物质与 mtDNA 的结合率高于核 DNA，认为致癌物质使 mtDNA 发生突变是细胞癌变原因之一。

四、线粒体与细胞凋亡

线粒体的功能与细胞凋亡（apoptosis）关系密切。目前在哺乳动物细胞中比较清楚地了解到的细胞凋亡通路主要有两条：一条是通过细胞表面的死亡受体介导的细胞凋亡，另一条是以线粒体为核心的细胞凋亡途径。分布在线粒体内膜上的细胞色素 c 属于细胞凋亡的促进因子。已知细胞色素 c 通过活化与凋亡相关的酶类，如含半胱氨酸的天冬氨酸蛋白水解酶（caspases）等导致细胞凋亡。

提　要

线粒体是细胞中较大、很重要的细胞器，是产生 ATP 的重要场所，被称作细胞生命活动的"供能中心"、"动力工厂"或"能量转换站"。

线粒体的形态随不同生理状态而异，大小、数目也不恒定。光镜下为线状、颗粒状。电镜下由两层单位膜围成的封闭囊状结构，分为外膜、内膜、膜间腔和基质。外膜上有排列整齐的多套运输蛋白，内膜向内折叠成嵴，嵴上有基粒，基粒是 ATP 酶复合体，是耦联氧化磷酸化的关键装置。

线粒体的化学成分主要是蛋白质和脂类，还有核酸、水、以及辅助因子等。线粒体有众多酶系，包括催化三羧酸循环、氨基酸代谢、脂肪酸分解、电子传递、能量转换、DNA 复制、转录、翻译等过程的酶和辅酶，它们定向地分布在外膜、膜间腔、内膜和基质中。

线粒体的主要功能是对糖、脂肪、氨基酸等能源物质进行氧化和能量转换。细胞氧化的过程分四个阶段，糖酵解在细胞质中进行，乙酰辅酶 A 生成，三羧酸循环及电子传递耦联氧化磷酸化在线粒体中进行。细胞生命活动所需的能量 ATP 95% 来自线粒体。

线粒体有自己的 DNA 和蛋白质合成体系，即有自己的遗传系统。但线粒体大部分蛋白质是核 DNA 编码并通过一定的机制转运入线粒体的，线粒体的遗传系统受控于细胞核的遗传系统，因此线粒体是半自主性细胞器。

线粒体的起源有两种假说：内共生假说和非共生假说。线粒体由原先的线粒体分裂或出芽而增殖。

线粒体是一个结构复杂而敏感多变的细胞器。内外环境因素的变化，可引起线粒体结构功能异常，与医学关系密切。

Synopsis

Mitochondrion is an extremely important organelle for generating the ATP used as energy by eukaryotic cells. It has been called "energy supply center", "power plant" or "energy conversion station".

The number of mitochondria in a cell varies widely by organism and tissue type. Shape of mitochondria also varies with the different physiological state and is linear, granular under light microscope. The mitochondrion is a closed cystic structure surrounded by two layers of membrane. The organelle is composed of compartments that carry out specialized functions. These compartments or regions include the outermembrane, intermembrane space, inner membrane, and matrix. Several sets of transport proteins orderly arrange on the outer membrane. The inner membrane is compartmentalized into numerous cristae. Elementary particles of 9nm diameter pepper on the cristae. The particle worked as ATP enzyme complex is the key installations to couple oxidative phosphorylation.

Mitochondria mainly consist of proteins and lipids, as well as nucleic acid, water, and the auxiliary factor. There are a number of mitochondrial enzymes, including the enzyme and coenzyme involved in catalytic citric acid cycle, amino acid metabolism, fatty acid breakdown, electron transport, energy conversion, DNA replication, transcription, translation and other processes, which directly distributed in the outer membrane, the intermembrane space, the inner membrane and matrix.

Mitochondria act like tiny engines to convert unusable forms of energy (sugar, protein, fat, amino acids, etc) into a usable chemical form known as adenosine triphosphate (ATP), which provide 95% energy required for cell life activities. The process of cell oxidation is divided four stages, glycolysis occurred in the cytoplasm, formation of acetyl coenzyme A, the citric acid cycle and electron transport-coupled oxidative phosphorylation in the mitochondria.

Mitochondria have their own genetic material (DNA), and the machinery to manufacture their own proteins. However, most mitochondrial proteins are encoded by nuclear DNA and transported into the mitochondria through some mechanisms. Mitochondria are semi-autonomous organelles because mitochondrial genetic system is controlled by the genetic system of nucleus.

Mitochondria originate from pre-existing mitochondria through division or budding. There are two hypotheses for the origin of mitochondria: endosymbiotic and asymbiotic hypothesis.

Mitochondrion is a complex and sensitive organelle. Changes of intracellular and extracellular factors can cause abnormality of mitochondrial structure and function, which result in changes of other organelles and the whole cell. Moreover, the mitochondria are closely related to medicine because of a high rate of mitochondrial DNA mutations which often lead to diseases.

复习思考题

1. 叙述线粒体的亚显微结构,线粒体各部分的标记酶是什么?
2. 简述细胞氧化的基本过程。
3. 如何理解线粒体是一个半自主性细胞器?
4. 简述线粒体对核编码蛋白的转运过程。
5. 举例说明线粒体 DNA 突变与人类疾病的关系。

（李红枝）

第9章　核　糖　体

1953 年，Ribinson 和 Broun 用电镜观察植物细胞时发现胞质中存在一种颗粒物质。1955 年，Palade 在动物细胞中也看到同样的颗粒，进一步研究了这些颗粒的化学成分和结构。Roberts(1958)根据颗粒的化学成分命名为核糖核蛋白体，简称核糖体(ribosome)。

核糖体是在光学显微镜下看不到的细胞内最小的细胞器，一种非膜性的颗粒状细胞器，由 rRNA 和蛋白质组成，是细胞合成蛋白质的重要场所。除哺乳动物成熟红细胞外，一切活细胞(包括真核细胞和原核细胞)中均有核糖体，在快速增殖、分泌功能旺盛的细胞中尤其多，线粒体和叶绿体内也有核糖体。

20 世纪 60 年代以来，使用分级离心法可以提取相当纯的核糖体。应用标记的特异抗体与核糖体中单个蛋白质分子结合、蛋白质化学及蛋白酶消化等方法深入地研究单个核糖体化学结构和蛋白质合成机理等，使核糖体的研究取得了重大进展。

第1节　核糖体的形态结构与存在形式

一、核糖体的基本形态结构

核糖体为电子密度较高的椭圆形或圆形颗粒，直径 20～30nm。原核细胞中的核糖体较小，为 16nm×18nm×20nm；真核细胞的核糖体长 30nm，宽 25nm。每个核糖体由大小两个亚单位(subunit)组成。不同来源的核糖体形状、大小和化学组成稍有不同。

在电镜下，用负染法(negative staining)可见大肠杆菌(*E. coli*)核糖体的大亚基侧面观是底面向上的倒圆锥形状，底面不平，边缘有三个突起，中央为一凹陷，似沙发的靠背和扶手。小亚基是略带弧形的长条，一面稍凹陷，一面稍外突，约1/3 处有一细缢痕，将其分为头部和基部两部分(图 9-1)。真核细胞如肝细胞核糖体大小亚单位的外形和原核细胞的类

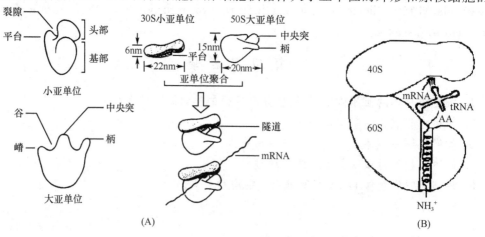

图 9-1　核糖体模式图

(A)原核细胞；(B)真核细胞

似。大小亚单位结合在一起时,凹陷部位彼此对应,从而形成一个隧道。在进行翻译过程中,mRNA 即穿行在隧道中。此外,在大亚单位中,有一垂直于隧道的通道,在蛋白质合成时,新合成的多肽链经通道穿出,使多肽链受到保护,而不会被蛋白质水解酶的分解(图 9-1)。

二、核糖体的功能定位

在单核糖体上存在 6 个与蛋白质合成有关的活性部位,它们在蛋白质合成中具有专一的识别作用。这 6 个部位是:①mRNA 结合位点,在小亚单位上。原核细胞 16S rRNA 上的 3′端有同 mRNA 结合位点互补,可识别 mRNA 的起始端;②A 部位(A site),称氨酰基部位或受位,主要在大亚单位上,是接受氨酰基-tRNA 的部位;③P 部位(P site),肽酰基部位或给位,主要是在小亚单位上,是肽酰基-tRNA 的结合位点,肽酰基-tRNA 移交肽链后,在此部位释放 tRNA;④E 位点(exit site),位于大亚基上,是肽酰基转移后即将释放 tRNA 的结合部位;⑤ 肽基转移酶部位(peptidyl;transferase),肽基酶位或转移酶Ⅰ,简称 T 因子,位于大亚单位上,其作用是在肽链延长时,催化氨基酸间形成肽键,这是蛋白质合成中的关键反应,具有酶活性的是大亚单位中的 rRNA;⑥GTP 酶部位(GTPase site),GTP 酶即转位酶(translocase),又称转移酶Ⅱ(tranferaseⅡ),简称 G 因子,对 GTP 具有活性,能催化肽酰基 tRNA 由 A 部位移到 P 部位,促使肽链延伸(图 9-2)。

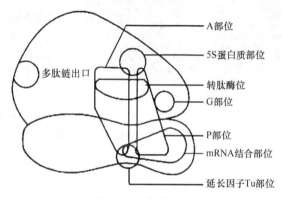

图 9-2 核糖体上的主要活性部位示意图

此外,核糖体上还有许多与起始因子(initiation factor ,IF)、延长因子(elongation factor,EF)、释放因子(releasing factor,RF)以及各种酶相结合的位点。

核糖体大、小亚单位在适当的条件下可以解离与结合,在此过程中受到 Mg^{2+} 的影响最大,例如用强螯合剂(EDTA)除去 Mg^{2+},或 Mg^{2+} 浓度小于 1mmol/L 时,可以使两个亚单位解离。当 Mg^{2+} 的浓度为 1～10mmol/L 时,大小亚单位聚合成完整的单核糖体。若 Mg^{2+} 浓度增加,大于 10mmol/L 时,2 个单核糖体还可以进一步聚合成二聚体(dimer)(图 9-3)。原核细胞的二聚体为 100S,真核细胞的二聚体为 120S。

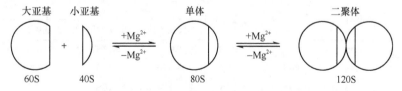

图 9-3 Mg^{2+} 浓度对核糖体聚合和解离的作用

三、核糖体的存在形式

核糖体在细胞中有三种存在形式:游离核糖体(free ribosome)、附着核糖体(attached ribosome)和多聚核糖体(polyribosome)。

核糖体可以游离存在于细胞质中,称为游离核糖体;也可附着在内质网膜表面,称为附着核糖体,参与构成粗面内质网。在真核细胞中,每个细胞平均 $10^6 \sim 10^7$ 个核糖体,在原核细胞中只有 $(15 \sim 18) \times 10^3$ 个核糖体。幼稚的细胞、未分化的细胞、胚胎细胞、培养细胞、肿瘤细胞生长迅速,在细胞质中一般具有大量游离核糖体。

无论哪种核糖体,在执行功能时,即在进行蛋白质合成时,常 $3 \sim 5$ 个或几十个甚至更多聚集并与 mRNA 串联在一起,成为合成蛋白质的功能团,这些聚集的核糖体称为多聚核糖体(图 9-4)。mRNA 分子的长度决定多聚核糖体的多少,可排列成螺纹状、串珠状等。此时,每一核糖体均在以 mRNA 的密码为模板,翻译成蛋白质的氨基酸顺序。在活细胞中,核糖体的大小亚基,单核糖体和多聚核糖体处于一种不断解聚与聚合的动态平衡中,随功能而变化,执行功能时为多聚核糖体,功能完成后,解聚为大、小亚基。

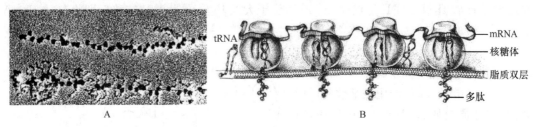

图 9-4　多聚核糖体
(A)电镜下的多聚核糖体;(B)多聚核糖体结构模式图

mRNA 在核糖体中穿行的方向,有人认为 mRNA 的穿行方向与小亚单位的纵轴平行,而多数人倾向于 mRNA 与小亚单位的纵轴垂直。

第2节　核糖体的理化特性

一、核糖体的物理性质

根据核糖体的沉降系数,将核糖体分为三类:真核细胞的细胞质核糖体为 80S,相对分子质量约为 4 500 000,而原核细胞为 70S,相对分子质量约为 2 700 000,线粒体中为 55S,叶绿体中为 70S(表 9-1)。

表 9-1　各类核糖体的沉降系数

来源	单体	大亚单位	小亚单位	rRNA		蛋白质种类	
				大亚单位	小亚单位	大亚单位	小亚单位
原核细胞	70S	50S	30S	23S 5S	16S	32(34)	21
真核细胞(胞质)	80S	60S	40S	28S 5.8S 5S	18S	～49	～33
叶绿体	70S	50S	30S	23S 5S 4.5S	16S		
线粒体(哺乳类)*	55S	35S	25S	21S 3S	12S		

＊ 因种类不同而异

二、核糖体的化学组成

核糖体的主要化学成分是 rRNA 和蛋白质。rRNA 与蛋白质的比例在原核细胞中约为 1.5：1,而在真核细胞中约为 1：1。每个亚基中,以一条或二条高度折叠的 rRNA 为骨架,将几十种蛋白质组织起来,紧密结合,使 rRNA 大部分围在内部,小部分露在表面。由于 RNA 的磷酸基带负电荷超过了蛋白质带的正电荷,因而核糖体显示出强的负电性,易与阳离子和碱性染料结合。

1. 核糖体中的核糖核酸 原核细胞核糖体的 50S 大亚单位有两种 rRNA 分子:23S 和 5S,23S rRNA 约含 3200 个核苷酸,5S rRNA 约含 120 个核苷酸,原核细胞核糖体的 30S 小亚单位只有一种 16S rRNA,16S rRNA 含有 1600 个核苷酸。真核细胞核糖体的 60S 大亚单位有 28S(或 25S)、5S 及 5.8S 三种 rRNA 分子,其 40S 小亚单位只有一种 18S rRNA 分子。

2. 核糖体中的蛋白质 大肠杆菌核糖体的小亚单位有 21 种蛋白质,标记为 S1 至 S21。大亚单位有 34 种蛋白质,即 L1 至 L34。其中 L7 与 L12 是同一种蛋白质,L26 与 S20 是同一种结构。因此大亚单位内实际有 32 种蛋白质。真核细胞核糖体的蛋白质种类为 70~80 种。大鼠肝细胞核糖体有 82 种蛋白质,40S 小亚单位有 33 种,60S 大亚单位有 49 种。

第3节 核糖体的分离与自组装

核糖体的蛋白质可从核糖体中分离出来,也可将它们加回去而重建成有活性的核糖体。核糖体是自我装配的细胞器,当蛋白质和 rRNA 合成加工成熟之后就要开始装配核糖体的大小两个亚单位,真核生物核糖体亚单位的装配地点在核仁中;原核生物核糖体亚单位的装配则在细胞质中。

一、细菌核糖体的分离

细菌的 70S 核糖体,含有二个亚单位,其沉降系数分别为 50S 和 30S,都含有 rRNA 和蛋白质。这些 rRNA 和蛋白质都可分离,其步骤如下:①离心的溶液中 Mg^{2+} 的浓度降低到 1mmol/L 以下就可把 70S 核糖体(单体)分裂成大小两个亚单位;②将收集的亚单位在 5 mol/L 的 CsCl 溶液中离心,就可分离为分裂蛋白质(split protein,SP)和核心颗粒(core)(由 rRNA 和蛋白质组成),核心的沉降系数分别为 40S 和 23S。这些核心颗粒没有合成蛋白质的能力,但还可进一步分离;③用尿素或氯化锂溶液处理,就可使小亚单位的核心颗粒进一步分离出 16S rRNA 和核心蛋白质(core protein,CP),大亚单位的核心颗粒进一步分离为 5S rRNA、23S rRNA 以及核心蛋白质(图 9-5)。

二、细菌核糖体的自组装

1968 年,Masayasu Nomura 把解离的大肠杆菌核糖体的 30S 小亚单位的 21 种蛋白质与 16S rRNA 在体外混合后重新装配成 30S 小亚单位,称为整体重组(overall reorganization)。把分裂蛋白质重新加入无活性核糖体亚单位的核心颗粒中,37℃条件下保温可重新组成有活性的核糖体,称为部分重组(partial reorganization)。整体重组与部分重组相比条件更为严格,需一定浓度 Mg^{2+} 存在,在 40~50℃条件下重组过程最快。50S 亚单位的重组,须分两步保温。首先把 23S、5SrRNA 及所有的蛋白质在 4mmol/L 的 Mg^{2+} 中保温(44℃)20 分种,形成有活性的 41S~48S 核糖体中间颗粒,然后在高浓度(20mmol/L)的 Mg^{2+} 介质中,50℃保温 90 分钟,可得到重组的 50S 大亚单位。然后把重建的小亚单位同

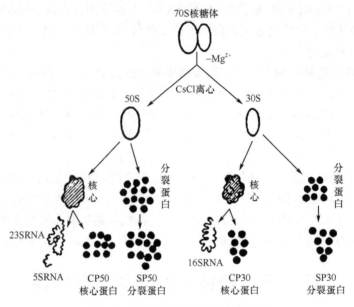

图 9-5　大肠杆菌 70S 核糖体的分离

　　50S 大亚单位以及其他辅助因子混合后,进行蛋白质合成实验,发现重建的核糖体具有生物活性,能催化氨基酸掺入到蛋白质多肽链中。这一实验表明,核糖体是一种自组装(self-as-sembly)的结构,即没有模板或亲体结构所组成的结构。但是在组装过程中,某些蛋白质必须首先结合到 rRNA 上,其他蛋白才能组装上去,组装过程有先后次序。

　　核糖体亚单位中有些蛋白质直接和 rRNA 链结合,这些蛋白质称为初级结合蛋白质(pri-mary binding protein)。与 16S rRNA 结合的初级结合蛋白质有 14 种,与 5S rRNA 结合的初级结合蛋白质有 11 种。另外一些蛋白质不直接与 rRNA 结合,而是与初级结合蛋白质结合,组装成核糖体,这些蛋白质即称为次级结合蛋白质(secondary binding protein)(图 9-6)。

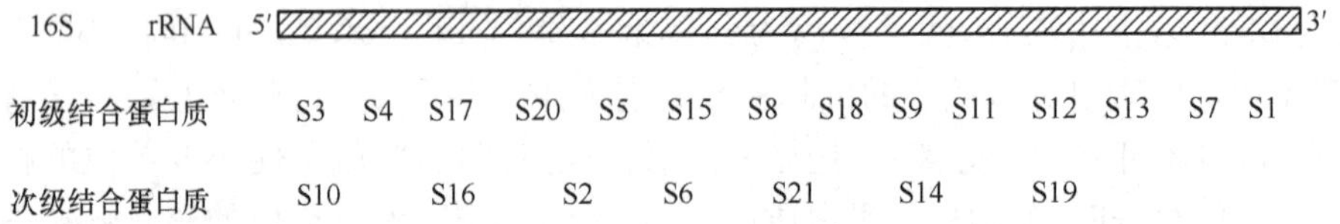

16S rRNA	5' ▨▨▨▨▨▨▨▨▨▨▨▨▨▨▨▨▨▨▨▨ 3'														
初级结合蛋白质	S3	S4	S17	S20	S5	S15	S8	S18	S9	S11	S12	S13	S7	S1	
次级结合蛋白质	S10	S16	S2	S6	S21	S14	S19								

图 9-6　核糖体小亚单位中 16S rRNA 和初级、次级结合蛋白质的关系

　　重组的核糖体与活体细胞内装配的过程相似。活体与实验室的试管条件下装配明显的不同是活体内装配更为迅速和更为有效,而不需要体外重组时的高温。活体内核糖体的组装是在核仁内由 rDNA 转录形成 rRNA,rRNA 与多种蛋白质结合形成大的核糖核蛋白颗粒,进一步加工成熟后形成核糖体的大小亚单位。体内组装是一个连续的过程,在试管中是难以实现的。体内组装还有非核糖体成分,在体外重组体系中则没有。

第 4 节　核糖体与蛋白质合成

　　核糖体在蛋白质合成体系中相当于装配机的作用,能促进 tRNA 携带的活化氨基酸缩合成肽链。核糖体的大、小亚单位分工协作共同完成其功能。

1. 小亚单位的功能是掌握遗传信息 ①与 mRNA 链结合;②当 tRNA 的反密码子"阅读"mRNA 上的密码时,小亚单位提供阅读部位(reading site),即 R 位点;③提供与 tRNA 结合的部位,即 A 位的一部分。

2. 大亚单位的功能是合成多肽链 ①提供 A 位的另一部分;②激活转肽酶;③提供携带不断延长的肽链的 P 位;④以大亚单位附着到内质网膜上;⑤大亚单位存在中央管道,新合成的肽链可能通过它转移至细胞质或内质网腔内。

一、外输性蛋白和内源性蛋白的合成

核糖体的功能就是将 mRNA 上的遗传密码(核苷酸顺序)翻译成多肽链上的氨基酸顺序。细胞中合成的蛋白质可分为两类:外输性蛋白(external transport protein)和内源性蛋白(endogenous protein)。

1. 外输性蛋白 主要在附着核糖体上合成,分泌到细胞外发挥作用,如抗体蛋白、肽类激素、酶原、唾液蛋白等,也能合成部分自身结构蛋白,如膜嵌入蛋白、溶酶体蛋白等。

2. 内源性蛋白 又称结构蛋白(structural protein),是指用于细胞本身或组成自身结构的蛋白质,主要是在游离核糖体上合成,如红细胞中的血红蛋白,肌细胞中的肌动蛋白和肌球蛋白等。

二、蛋白质的生物合成过程

活化氨基酸在核糖体上缩合形成蛋白质多肽链的过程,称为核糖体循环(ribosome cycle)。以原核细胞的蛋白质生物合成为例,人为地将合成的过程分为起始、肽链延长和终止三个阶段。

1. 起始阶段 核糖体以大、小亚单位形式游离存在于细胞质中,在蛋白质合成结束时 30S 亚单位与解离因子(dissociation factor)结合。这种解离因子就是起始因子 IF_3,它也能将 mRNA 结合到小亚单位上。

蛋白质合成起动的第一步是核糖体小亚单位与 mRNA 链上的核糖体结合位点结合,此位点(起动部位)含起始密码子 AUG。原核细胞 mRNA 的核糖体结合位点有 3~8 个碱基与小亚单位内 16S rRNA3′端(尾侧)互补。原核细胞 16S rRNA 的互补区是 Shine 和 Dalgarno 发现的,故此区也称为 Shine 和 Dalgarno 顺序。

第一个氨酰基-tRNA 是特异的起始 tRNA。在原核细胞,第一个氨酰基-tRNA 为甲酰甲硫氨酰-tRNA(fMet-tRNA)(真核细胞为甲硫氨酰-tRNA,Met-tRNA)。它们只具有起动作用,不是肽链的组成成分。

起始蛋白质合成的起始因子(initiation factor, IF)有 IF_1、IF_2 和 IF_3 3 种。IF_3 是解离因子,也有使小亚单位与 mRNA 结合的作用。IF_2 能与 fMet-tRNA 结合并带到核糖体上,也能与 GTP 结合。IF_1 起辅助作用。30S 起始复合体由 30S 亚单位、mRNA、fMet-tRNA 与 IF_1、IF_2、IF_3 及 GTP 共同组成。

30S 起始复合体一经形成,IF_3 即行脱落。50S 亚单位随之与其结合,形成大、小亚单位、mRNA、fMet-tRNA、IF_1、IF_2 和 GTP 共同构成的 70S 起始前复合体。其后当 GTP 水解释出 GDP 和磷酸时,IF_2 与 IF_1 即脱落,形成起动复合体,由大、小亚单位、mRNA 和 fMet-tRNA 共同组成,为肽链的延长做好准备。

2. 肽链延长阶段 根据 mRNA 上密码子的指令,新的氨基酸不断被相应的特异 tRNA 运至核糖体的受位(A 位),并与给位(P 位)的肽链形成肽键。同时,核糖体从 mRNA5′→3′不断移位以推进翻释过程。延长阶段需要数种蛋白质因子,称延长因子(elongation factor,EF),GTP 和无机离子参与。

延长因子中的温度不稳定因子(temperature-unstable factor,Tu)、温度稳定因子(temperature-stable factor ,Ts)和 GTP 结合的因子(G)是从细菌的细胞上清液中分离出来的可溶性蛋白质。

延长因子 Tu(EFTu)的作用是与氨酰-tRNA(aa-tRNA) 和 GTP 结合形成一种复合物,并将它们携带到核糖体上。EFTu 与 IF₂的作用相比,IF₂只能转移起始的 fMet-tRNA 至核糖体,而 EFTu 则可携带除 fMet-tRNA 外所有其他的氨酰-tRNA 到 A 位上。当 aa-tRNA 到 A 位后 GTP 水解,EFTu 也就从核糖体释放出来。

EFTs 催化 EFTu、aa-tRNA 和 GTP 复合物的形成。

EFG 因子也叫转位酶(translocase),促进核糖体沿 mRNA 从一个密码子移至下一个密码子。G 因子结合 GTP 并带到核糖体,GTP 水解成 GDP 和磷酸。释放的能量用于释放前一密码子上去酰化的 tRNA。

aa-tRNA 形成时用去一分子的 ATP,此能量贮存于 aa -tRNA 的肽键中。蛋白质合成中需要相当多的能量,每生成一个肽键也就是延长一个氨基酸残基需要一分子 ATP 和二分子 GTP(移位与进位各需一个)。多肽链的延长是在核糖体的 A 位与 P 位之间高水平的配合(图 9-7)。

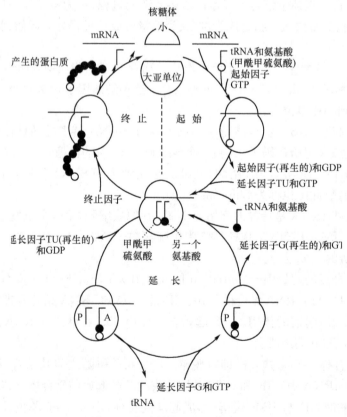

图 9-7 核糖体循环与蛋白质合成

多肽链延长的步骤:①aa-tRNA 进入核糖体 A 位;②肽键形成,继之 P 位上的 tRNA 排出;③带有肽链的 tRNA 由 A 位转至 P 位;④aa-tRNA 释放。多肽链延伸过程与 mRNA 密码子的移位一致,移位是核糖体沿 mRNA 从 $5'\rightarrow3'$ 移动一个密码子的距离。空出的 A 位,根据其所露出的密码子,接受下一个相应的 aa-tRNA……,如此反复进行,肽链延长。在此过程中,需要延长因子、G 因子和 GTP 的参与。

3. 终止阶段 当 70S 核糖体携带肽酰基-tRNA 到达末端作用于终止密码时,多肽链合成终止。释放多肽链和 tRNA,同时 70S 核糖体在起始因子 IF$_3$ 的作用下,解离为 30S 和 50S 亚单位。

tRNA 不能识别多肽链终止密码子(UAA、UGA 或 UAG),而两种特异的蛋白质,即释放因子(releasing factor,RF)RF$_1$ 和 RF$_2$ 可以识别。RF$_1$ 能识别 UAG 和 UAA,RF$_2$ 专门识别 UAA 和 UGA。

研究蛋白质的生物合成可以在整体条件下进行,亦可用无细胞体系进行研究。例如,用兔网织红细胞、大肠杆菌等未经提纯的细胞匀浆进行研究,或用提取的多聚核糖体加上必要的成分——氨基酸、tRNA、ATP 与 GTP、酶与蛋白质因子及 Mg^{2+} 和 K$^+$ 等在体外研究,还可用蛋白质合成所需的各种提纯成分的重组体系进行研究。

核糖体合成蛋白质的效率非常高,每一个核糖体 1 秒钟可翻译 40 个密码子,形成一条 40 个氨基酸的多肽链。在进行蛋白质合成时,可以在一个 mRNA 分子上贯穿着多个核糖体,即多聚核糖体,从而大大地提高了蛋白质合成的效率。

新合成的多肽链需要进一步加工、修饰才能具有生物活性。翻译后加工主要是肽链的剪切和聚合,修饰主要是某些氨基酸的磷酸化、乙酰化、羟基化、糖基化等以及与辅基的结合过程。

三、抗生素和毒素对蛋白质合成的抑制作用

蛋白质合成的阻断剂很多,其作用部位也各有不同,或作用于翻译过程,直接影响蛋白质的合成,如各种抗生素;或作用于转录过程,间接影响蛋白质的合成;或作用于 DNA 分子的复制过程,如各种抗肿瘤药物,通过影响细胞增殖活动而间接影响蛋白质的合成。

许多抗生素可作用于蛋白质合成过程,有非常精确的步骤。例如,嘌呤霉素(puromycin)是 aa-tRNA 的类似物,能结合到核糖体的 A 位上,经转肽酶作用,形成多肽-嘌呤霉素链,从而中止肽链延长并被释放。梭链孢酸(fusidic acid)能阻断 G 因子引起的移位。链霉素(streptomycin)能造成遗传信息的错读并将错误蓄积于蛋白质之中从而杀死细菌。四环素(tetracycline)可阻止 aa-tRNA 的结合。稀疏霉素(sparsomycin)、抗肿瘤药物干扰转肽酶。氯霉素(chloramphenicol)抑制细菌、叶绿体和线粒体的蛋白质合成,一般对胞质的核糖体体系没有影响。放线菌酮(cycloheximide)则只作用于真核细胞。

许多抗生素,如氯霉素、链霉素和四环素抑制细菌的核糖体,而对真核细胞核糖体没有作用。这一点是抗生素用于治疗的分子基础。

一些药物可作用于细菌的 RNA 合成。利福平(rifampicin)能与细菌的 RNA 酶结合,抑制转录的起始阶段。利福平不抑制真核细胞 RNA 聚合酶,因而可用于临床治疗。

白喉毒素、环己亚胺及蓖麻蛋白等是真核细胞蛋白质合成的抑制剂,主要作用于哺乳动物和人。白喉毒素特异地抑制 80S 核糖体转位酶的活性,从而强烈地抑制蛋白质的合成。但此反应是可逆的,给予烟酰胺可拮抗白喉毒素对蛋白质合成的抑制作用。蓖麻蛋

则抑制肽链的延长。常用的蛋白质合成抑制剂见表 9-2。

表 9-2　常用的蛋白质合成抑制剂

名称	作用对象	阻断过程	影响效果	作用的细胞类型
氯霉素	50S	延长	肽键形成	原核生物
大肠杆菌素 E3	30S	起始，延长	与 mRNA 结合 与 aa-tRNA 结合	原核生物
放线菌酮	60S	起始，延长	结合起始 tRNA 转位（tRNA 从 P 位释放）	真核生物
白喉毒素	eEF-2	延长	转位	真核生物
红霉素	50S	起始	起始复合物形成	原核生物
梭链孢酸	EF-G/ eFE-2	延长	转位	原核/真核生物
春日霉素	30S	起始	起始 tRNA 的结合	原核生物
嘌呤霉素	50S/60S	延长	肽键形成（触发链释放）	原核/真核生物
大观霉素	30S	延长	转位	原核生物
链霉素	30S	起始，延长	起始 tRNA 结合 aa-tRNA 结合（诱发错读）	原核生物
四环素	30S	延长，终止	aa-tRNA 的结合 RF-1 和 RF-2 的结合	原核生物
紫霉素	50S/30S	阻断 P 位点	转位	原核生物

第 5 节　核糖体与疾病

核糖体是细胞内蛋白质生物合成的场所。研究发现，肿瘤的发生与治疗、遗传性疾病发生、耐药机制等过程均和核糖体有关。

一、核糖体与肿瘤

目前已经发现一些肿瘤抑制因子和原癌基因可以影响核糖体成熟，通过改变蛋白质合成机器中的某些组分而诱导肿瘤的发生。

人们已经发现，编码与核糖体生物合成有关的蛋白质基因发生突变与人类疾病和癌症具有相关性。DKC1 突变已经被发现与先天性角化不良（DC）有关，此种疾病以早衰和对癌症易感性为特性。DKC1 编码角化不良蛋白（dyskerin），是一种假尿嘧啶合成酶，目前发现假尿嘧啶合成酶还参与核糖体 RNA 的剪切加工，参与人类端粒酶的组成。而编码核糖体蛋白质 S19 的基因突变可引起先天性再生障碍性贫血，此种疾病也是以提高对癌症的易感性为特征。

小鼠细胞中去除 40s 核糖体蛋白质 S6，直接导致了核糖体生物合成的缺陷和细胞增殖的降低。核糖体蛋白质 S3a 过量表达可以诱导小鼠胚胎成纤维细胞（NIH3T3 细胞）转型突变，并在无胸腺裸鼠中诱导肿瘤的产生。

二、核糖体蛋白基因与遗传性疾病

1990 年，Fisher 等发现位于 X 染色体和 Y 染色体上的核糖体蛋白 S4 基因缺失是造成 Turner 综合征的重要原因。先天性纯红再障（Diamond-Blackfan 贫血），患者骨髓中红系前体细胞数目下降甚至消失,1999 年,willig 等在 194 名患者中发现有 42 名有核糖体蛋白 S19 基因的突变,表明核糖体蛋白 S19 基因突变可能在该病发生过程中发挥了作用。此外,还发现先天性上睑下垂与核糖体蛋白 S8 相关,先天性致死性挛缩综合征与核糖体蛋白 L12 相关,营养不良性肌强直病与核糖体蛋白 L32 相关等。

三、核糖体蛋白基因与耐药机制研究

近年来,对细菌耐药机制研究表明,核糖体是药物作用的重要靶位,如耐药金黄色葡萄球菌 gyrA 基因(编码核糖体蛋白)出现 84 位点突变(丝氨酸→亮氨酸)改变了核糖体的结构,导致其合成的细菌解旋酶的亚基发生改变,造成对奎诺酮类抗生素的耐药。氨基糖苷类药物主要通过与细菌核糖体结合,抑制细菌蛋白质的合成,从而发挥抗菌作用。核糖体蛋白基因突变导致核糖体蛋白的改变,造成核糖体与此类药物的亲和力降低,从而产生对这类药物耐药。

四、核糖体与抗生素

核糖体中的 rRNA 是多种临床有关抗生素的靶位点,例如:巴龙霉素(Paromomycin)可特异性地与原核生物核糖体的 30S 小亚基的 A 区(该区存在 16S rRNA)结合,干扰翻译过程的正常进行。其他通过与 rRNA 反应起到杀菌作用的抗生素还有:氯霉素、红霉素、春雷霉素、微球菌素、蓖麻毒素、大观霉素、链霉素等。

提　要

核糖体是细胞内合成蛋白质的细胞器,广泛存在于一切细胞内(哺乳动物成熟的红细胞等除外),其功能是按照 mRNA 的指令由氨基酸高效且精确地合成多肽链。

核糖体是一种没有被膜包裹的颗粒状结构,其主要成分是蛋白质和 rRNA。蛋白质分布在核糖体的表面,而 rRNA 则位于核糖体的内部,二者靠共价键结合在一起。核糖体在细胞内以两种状态存在:一种是附着在内质网表面的核糖体,称为附着核糖体;另一种是游离状态分布在细胞质基质中的核糖体,称为游离核糖体。

核糖体有两种基本类型:一种是 70S 的核糖体,主要存在于原核细胞中;另一种是 80S 的核糖体,主要分布在真核细胞的细胞质中。70S 核糖体由 50S 和 30S 二个亚单位组成;80S 核糖体由 60S 和 40S 二个亚单位组成。核糖体大小亚单位常游离于细胞质中,只有当小亚单位与 mRNA 结合后大亚单位才与小亚单位结合形成完整的核糖体。肽链合成终止后,大小亚单位解离,重新游离于细胞质中。

核糖体在细胞内不是单个地执行功能,而是由多个甚至几十个核糖体串联在一条 mRNA 分子上构成多聚核糖体,高效地进行肽链的合成。每种多聚核糖体所含核糖体的数量是由 mRNA 分子的长度决定的。

核糖体有 6 个功能活性部位与蛋白合成有关:mRNA 结合位点、A 部位、E 位点、P 部位、肽基转移酶部位、GTP 酶部位。核糖体同 tRNA、mRNA 等相互配合合成多肽链,经过三个阶段:多肽链的起始、延长和终止合成多肽链。每个阶段都有多个蛋白质因子参与,促进多肽链的合成。

一些化学抑制剂能抑制 70S 和 80S 核糖体上合成多肽链的作用。每种抑制剂对核糖体的类型、位置、蛋白质合成时期等，所起的作用是不同的。

Synopsis

The ribosome is the intracellular organelles that synthesize the proteins, they are present in all types of cells, with the exception of few highly specialized cells like mammalian mature erythrocyte. Ribosome worked as protein synthesis plant according to the genetic instructions held within mRNA.

The ribosome, a non-membranous particle, is composed of proteins and rRNAs. The proteins reside on the surface of the ribosome, however, the rRNA in the core. They are linked by the covalent bonds. The ribosomes are divided into two categories: ones that are bound to the rough endoplasmic reticulum are called attached ribosome, and the others that are suspended in the cytoplasm are called free ribosome.

The ribosomes have two major kinds: Prokaryotes have 70S ribosome, each comprising a small (30S) and a large (50S) subunit. Eukaryotes have 80S ribosome, each comprising a small (40S) and large (60S) subunit. The small subunit and large subunit often keep dissociative in the cytoplasm and do not integrate with each other until the mRNA binds to the small subunit. When peptide synthesis is terminated, the large and small subunits dissociate each other and suspend in the cytoplasm again.

In cell, the ribosome do not function alone, but as polyribosomes composed of several, even scores of ribosome in a cluster bound to a mRNA molecular, so as to synthesize the peptides efficiently. The number of the ribosome in a polyribosome is due to the length of the mRNA.

The ribosome contains six active sites related to protein synthesis: mRNA binding site, A, E, P, peptidyl transferase and GTPase sites. The ribosome work in combination with the tRNA and mRNA for synthesize the peptides, experiencing translation, initiation, elongation and termination. Many protein factors are involved in anyone of the above 3 steps, which promote the synthesis of the peptide chain.

Some chemical repressors can inhibit 70S or 80S ribosome synthesis of the peptide. These inhibitors work at different types and sites of the ribosome, as well as at different stages of the peptide synthesis.

复习思考题

1. 附着核糖体和游离核糖体各自合成哪些蛋白质？
2. 一个 70S 核糖体能分离成哪些化学成分？如何进行重组？
3. 氨基酸怎样才能被 tRNA 携带到核糖体的受位（A 位）上？
4. 多肽链在核糖体上是怎样延长的？
5. 多肽链的合成完成后如何才能从核糖体上释放下来？

（张明亮）

第10章 细胞骨架

细胞骨架(cytoskeleton)是真核细胞内由某些蛋白质成分组成的复杂的纤维网架体系，包括微管(microtubule)、微丝(microfilament)和中间纤维(intermediate filament)。细胞骨架对于细胞形态的维持和改变、细胞器的空间分布、细胞的运动、细胞内的物质运输、内吞和外排、细胞分裂分化等各种形式的活动均起着重要作用。

1928年，Koltzoff推测说："原生质中存在着一种有一定结构的纤维状成分，每一个细胞就是一个由液体成分和硬性骨架组成的体系。细胞依靠这些骨架纤维保持着一定的外形。由于骨架纤维很细，或者其折射系数与周围胶体溶液接近，因而不易看到"。虽然Koltzoff提出了细胞骨架的原始概念，但由于受到当时技术条件的限制，在光学显微镜下并没有真正看到这种结构，因而这一概念仅为推想。

电子显微镜的使用，使人们对细胞的超微结构有了更加深入的认识。然而真正确认细胞中有细胞骨架系统的存在，是在20世纪60年代。1963年，Slauterback采用戊二醛(glutaraldehyde)常温固定方法，首次在水螅刺细胞中发现了微管。随后发现，微管、微丝和中间纤维这几种纤维状结构广泛存在于真核细胞的细胞质中，并组成复杂的纤维网，故将它们归为一类细胞器，称其为细胞骨架。

20世纪70年代初，Berezney和Coffeg从大鼠肝细胞核中分离出一种非染色质蛋白纤维，称其为核骨架(karyoskeleton)。此外，在细胞的其他部位也发现有类似的纤维结构存在。于是，有人提出广义的细胞骨架应包括细胞核骨架、细胞质骨架、细胞膜骨架(cell membrane cytoskeleton)和细胞外基质(extracellular matrix, ECM)4个部分。本章着重介绍的仅是经典的细胞骨架概念，即细胞质骨架。细胞骨架的研究是当前细胞生物学中最为活跃的领域之一。

第1节 微管系统

微管存在于真核细胞的细胞质内，不同类型细胞中的微管，其形态大体相同，但排列方式和长度随着细胞生理状况的不同而动态变化着。根据微管在细胞中存在时间的长短，又可分为动态微管(dynamic microtubule)和稳定微管(stable microtubule)两种类型。微管在维持细胞形态，控制膜性细胞器的定位，参与细胞运动、胞内物质运输及细胞分裂等方面均发挥重要作用。

一、微管的形态与分布

微管是一种遍布于细胞质中细长而又有一定坚硬度的中空管状结构，外径约24～26nm，内径约15nm，壁厚约4nm。在大多数细胞中，微管的长度仅有几个微米长，但是在某些特化的细胞(如中枢神经系统运动神经元的轴突)中可长达几厘米。

微管的管壁(dissepiment)由13根原纤维(protofilament)纵向螺旋排列构成。原纤维

由 $\alpha\beta$ 微管蛋白异二聚体(heterodimer)首尾相接交替排列($\alpha\beta$-$\alpha\beta$-$\alpha\beta$……)组成。在微管的某一端都是 α 微管蛋白,而在另一端都是 β 微管蛋白,因此微管是有极性(polarity)的结构(图 10-1)。

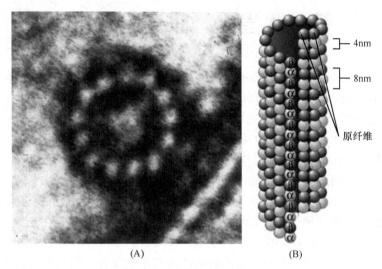

图 10-1　微管的结构

(A)微管横切面电镜图;(B)微管结构模式图

微管以单管(singlet)、二联管(doublet)和三联管(triplet)三种形式存在于细胞中。细胞质中大部分微管都是单管,常分散于细胞质中或成束存在,如细胞质微管或纺锤体微管。二联管由 A 管和 B 管组成;三联管由 A、B、C 三管组成。A 管和 B 管,B 管和 C 管之间各共用 3 根原纤维(图 10-2)。二联管主要构成纤毛和鞭毛的杆状部分;中心粒和基体由三联管构成。

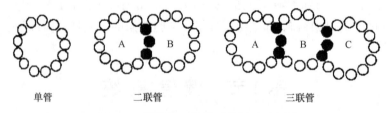

图 10-2　微管的三种类型横断面示意图

单管组成的网状结构不稳定,常随细胞周期各时相的变更而变化。例如,培养的成纤维细胞处于间期时,微管从细胞核附近辐射发出,终止于细胞质膜或延伸至细胞伪足。细胞临近有丝分裂时,上述分布的微管消失,而在细胞核附近出现由新组装的微管(单管)形成的纺锤丝,待细胞质分裂后纺锤丝微管又自行消失,在两个子细胞连接欲断处出现膜下新组装的微管(图 10-3)。二联管和三联管是比较稳定的微管结构。

二、微管的化学组成

1. 微管蛋白　微管蛋白(tubulin)占微管总蛋白的80%～95%,主要分成 α 微管蛋白和 β 微管蛋白两种类型。α 微管蛋白和 β 微管蛋白由不同的基因编码,但具有同一个基因祖先,并且在

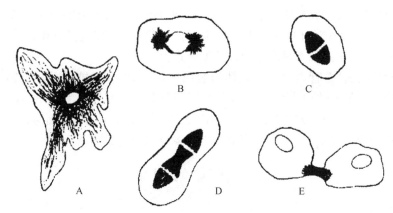

图 10-3 细胞周期过程中微管荧光的分布

(A)间期微管在脆质中形成复杂的网;(B)前期荧光素在中心体区域浓缩;在中期(C)和后期(D)荧光素与纺锤体微管相连;(E)在细胞分离时,只能看到两细胞间的荧光桥

进化上较保守。α 微管蛋白和 β 微管蛋白为球形多肽,在化学性质上极为相似,二者的相对分子质量均为 55 000,其氨基酸数目分别为 450 个和 445 个。序列分析表明,二者同源性为 42%。肽链的第 142~148 位氨基酸残基均为一甘氨酸群,为磷酸基或 GTP 的结合位点。

由 α 微管蛋白和 β 微管蛋白组成的异二聚体是构成微管的基本单位。在细胞质中,不形成二聚体的 α 微管蛋白和 β 微管蛋白会很快被降解,所以很少有游离的 α 或 β 微管蛋白存在于细胞质中。每个异二聚体上含有两个鸟嘌呤核苷酸(GTP)的结合位点;两个二价阳离子(Mg^{2+}、Ca^{2+} 等)结合位点;一个秋水仙碱(colchicine)结合位点和一个长春新碱(vinblastin)结合位点。需要特别指出的是,α 微管蛋白结合的 GTP 不会被水解,而 β 微管蛋白上的 GTP 组装成微管后即被水解成 GDP。当微管去组装后,β 微管蛋白上的 GDP 可以被细胞质基质中的 GTP 所替换,再参与微管的组装。

近年来,人们又发现了微管蛋白家族的第三个成员——γ 微管蛋白,其位于微管组织中心(microtubule organizing center,MTOC),对于微管的形成及微管极性的确定起重要作用。

2. 微管结合蛋白 微管除了含有微管蛋白外,还有一些同微管相结合的辅助蛋白,这些蛋白称为微管结合蛋白(microtubule-associate proteins,MAPs)。MAPs 不是构成微管壁的基本构件,而是在微管蛋白组装成微管之后,结合在微管的表面,是微管结构和功能所必需的组分。MAPs 多肽链由两个区段组成:一个为微管结合区,另一区段以横桥方式与其他微管纤维连接。电镜下可见 MAP-2 分子呈"L"型,以短臂(short arm)结合到微管表面,是微管促进装配区(assembly promoting domain);长臂(long arm)以垂直方向向微管表面伸出,使微管与胞质其他成分结合起来,或围绕每个微管限定在一个保护区(图 10-4)。MAPs 有很多种,根据 MAPs 在电泳时所显示的条带不同,依次命名为 MAP-1、MAP-2、τ 蛋白(tau)、MAP-4 等。前三类 MAPs 主要存在于神经细胞中,MAP4 普遍存在于各类细胞中。

MAP-1 是一类相对分子量为 270 000 的热敏

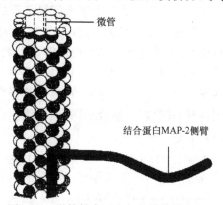

微管

结合蛋白MAP-2侧臂

图 10-4 微管结合蛋白与微管的结合方式

感蛋白质,可在微管间形成横桥或作为一种胞质动力蛋白参与轴突的逆向运输。

τ 蛋白是微管的修饰蛋白,存在于神经轴突中。其功能是加速微管蛋白的组装,并能连接于各微管之间,使它们成为具有稳定性的微管束。

各种微管均由 $\alpha\beta$ 微管蛋白异二聚体组装而成,其结构和功能的差异可能主要取决于MAPs 的不同。MAPs 的功能有:①MAPs 具有调节微管装配的作用;②MAPs 通过横向连接相邻微管,使微管按一定方式排列;③MAPs 在微管中同其他微管、细胞器或膜结构的相互作用中发挥功能;④MAPs 作为微管动力蛋白参与细胞内的物质运输。

三、微管的组装

1. 微管的组装

(1) 微管的体外组装:微管在体外的组装是分步骤进行的:开始聚合时,α 和 β 微管蛋白形成微管蛋白异二聚体;$\alpha\beta$ 微管蛋白异二聚体彼此头尾相接,形成双层环形、螺旋形或多层螺旋(似弹簧形)多聚体。进而它们展开成原纤维。多条原纤维再并列成片状结构,待达到13 条原纤维宽时,片状结构纵向卷成短管。在短管的两端继续添加微管蛋白异二聚体,从而使微管不断延长(图 10-5)。通常微管持有 β 微管蛋白的一端组装较快,为正极端(＋)(plus end);而持有 α 微管蛋白的一端组装较慢,为负极端(-)(minus end)。

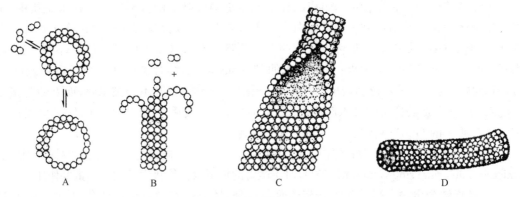

图 10-5　微管的转配过程图解

(A)环形和螺旋排列的微管蛋白和游离的二聚体;(B)形成片状结构;(C)片状结构卷曲为管状结构;(D)形成完整微管

微管在组装过程中不停地在增长和缩短两种状态中转变,表现为动态不稳定性,目前普遍以非稳态动力学模型来解释微管的动态不稳定性(dynamic instability)。

微管在体外组装时,有两个因素决定微管的稳定性:即游离微管蛋白的浓度和 GTP 水解成 GDP 的速度。当游离微管蛋白浓度较高时,结合有 GTP 的微管蛋白异二聚体组装到微管(＋)端的速度大于 GTP 水解的速度,微管则具有 GTP 帽,微管继续组装。随着组装继续,微管蛋白浓度降低,游离微管蛋白添加到(＋)端的速度小于 GTP 水解的速度,微管则具有 GDP 帽。结合 GDP 的微管蛋白与微管末端亲和性小,容易从微管末端脱落,而使微管解聚(图 10-6)。

(2) 微管的体内组装:在细胞内,α 和 β 微管蛋白彼此之间亲和力较强,微管蛋白以二聚体或多聚体两种形式存在。根据细胞生理的需要两种存在形式互相转换,表现为微管的聚合(aggregation)与解聚(disaggregation),即组装与去组装的动态变化。

体内微管的组装与去组装受细胞内许多因素的调控,更受时间和空间的控制,其调控

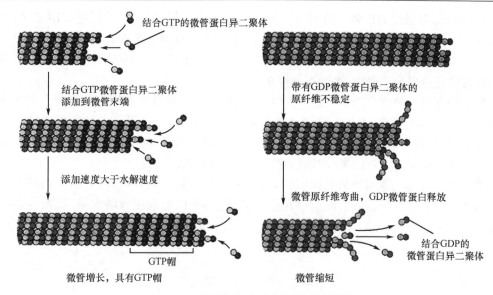

图 10-6　微管非稳态动力学模型示意图

机理还不清楚。一般认为在细胞内微管通过两种形式组装：一是在短微管间形成连接，成为长微管；二是在微管的发源部位长出微管。活细胞内的微管组织中心是微管装配的始发区域，控制着细胞质中微管的数量、位置及方向。已知的 MTOC 有中心粒、基体和着丝点等。MTOC 工作机理还不十分清楚，目前普遍被认可的是微管在中心体部位的成核（nucleation）模型。中心体由中心粒和中心粒周围物质构成。中心粒周围物质中含有数百个由一种特别的小型微管蛋白—γ 微管蛋白构成的直径为 25nm 的开放环。每一个 $\alpha\beta$ 微管蛋白异二聚体以一定的方向添加到 γ 微管蛋白的环上，而且 γ 微管蛋白只与二聚体中的 α 微管蛋白相结合。因此，每条微管的起始端便埋藏在中心粒周围物质中为负极(-)端，而其正极（＋）端向外生长（图 10-7）。γ-微管蛋白是微管生成的真正诱导起点，而中心粒不起决定性作用。只要有 γ-微管蛋白存在即可引导微管生长，并且所需要的微管蛋白浓度也比体外低的多。

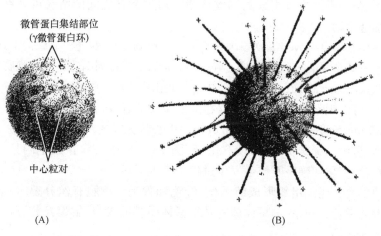

图 10-7　中心体上的 γ 微管蛋白环是微管蛋白生长微管的初始部位

（A）中心体的无定形基质中含有 γ 微管蛋白环，是微管生长的起始部位；（B）附着微管的中心体，微管的负端（－）埋藏在中心体中

2. 影响微管组装的条件　游离微管蛋白的浓度是影响微管组装的最主要因素,微管的组装需要 GTP 提供能量,并需要有 Mg^{2+} 的存在。Ca^{2+} 则抑制微管的组装,促进微管的去组装。在温度为 37℃ 左右时,微管蛋白异二聚体可组装成微管;在 0℃ 左右的条件下微管则去组装为微管蛋白异二聚体,微管不复存在。

秋水仙碱是一种由草地番红花中提取的生物碱,为最重要的微管工具药物。用低浓度的秋水仙碱处理活细胞,秋水仙碱与 β 微管蛋白分子紧密结合,阻止了微管蛋白异二聚体的聚合,破坏纺锤体形成。秋水仙碱不似 Ca^{2+}、高压和低温等因素那样直接破坏微管,而是阻断微管蛋白的组装。对已聚合形成的微管,秋水仙碱无法结合。

紫杉醇(taxol)为紫杉树树皮提取物,是一种三环二萜类化合物,通过结合到游离微管蛋白而诱导和促使微管蛋白装配成稳定微管,同时抑制已形成微管的解聚,使微管束不能与微管组织中心互相连接,阻断细胞周期,导致有丝分裂异常或中断,从而破坏细胞有丝分裂。

四、微管的功能

微管的主要功能是维持细胞形态,参于细胞运动和细胞内物质运输。近年来发现微管还参与细胞内信息传递,信号分子可直接与微管作用或通过马达蛋白和一些支架蛋白与微管作用。已证明微管参与 Wnt、ERK、JNK、PAK 及 hedgehog 蛋白激酶信号通路。

1. 微管构成支架维持细胞形态　维持细胞形态是最早被证实的微管功能。用秋水仙碱处理培养细胞,发现细胞丧失原有的形态而变圆,这说明微管对维持细胞的不对称形状是重要的。微管具有一定刚性,可自然取直,在保持细胞外形方面起支撑作用。鞭毛、纤毛、神经轴突的形成和维持,都是微管在起关键作用。

2. 微管参与细胞及细胞器运动　微管参与中心体、纤毛和鞭毛的形成。在细胞分裂间期,中心体形成胞质微管,一方面作为细胞内物质运输的轨道,另一方面对细胞形态的维持起重要作用;在 M 期,经过复制的中心体形成纺锤体的两极,通过微管的聚合、解聚及相互间的滑动,可使染色体在细胞内运动。纤毛和鞭毛是真核细胞表面具有运动功能的特化结构,由细胞膜包绕一束由微管组成的轴丝构成。通过微管之间的滑动可使纤毛、鞭毛产生摆动而驱使细胞运动。

(1) 中心体:1883 年 Boveri 首次发现中心体(centrosome)。在光学显微镜下,中心体位于核附近,中心体含有两个深染的颗粒,称中心粒(centriole);中心粒周围透亮的细胞质区被称为中心粒周围物质(pericentriolar material,PCM)。中心体是由中心粒和中心粒周围物质组成。

在电镜下,可以观察到细胞内成对存在的两个中心粒相互垂直排列。每一个中心粒直径 0.16～0.25μm,长度一般为 0.16～5.6μm。中心粒为"9×3+0"结构,9 组三联管按一定角度规则排列,呈风车旋翼状,中央没有微管(图 10-8)。中心粒在细胞内具有自我组装的能力,在细胞周期变化和鞭毛及纤毛发生过程中表现明显。

中心体的主要功能是组织形成纺锤丝、纤毛和鞭毛。细胞有丝分裂时,通过连接在染色体着丝点上的微管、中心粒的星体微管及纺锤体微管的聚合、解聚及相互间的滑动,可使染色体在细胞内运动。

(2) 鞭毛和纤毛:鞭毛(flagellum)和纤毛(cilium)是广泛存在于原生动物和低等植物细胞的运动器官,也常见于高等动物的精子和某些上皮细胞。它们是细胞表面特化而成的突起,外被以质膜,内部是由微管组成的轴丝。纤毛和鞭毛的主要区别在于:鞭毛较长,约

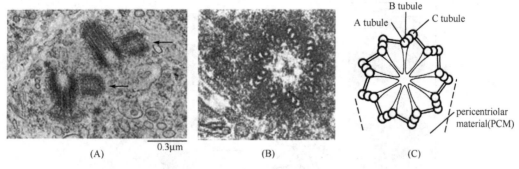

图 10-8 中心粒电镜及结构示意图

(A)电镜照片示中心粒;(B)中心粒横切面电镜照片;(C)中心粒结构示意图

150μm,数量很少,一般只有一根或几根,靠波浪式摆动推动细胞前进;纤毛较短,约 5～10μm,数量很多,每平方毫米至少有 1000 万条,它们可有节律地挥动。虽然鞭毛和纤毛外形存在着区别,但内部却具有类似的结构。

1) 鞭毛和纤毛的结构:从鞭毛和纤毛本体(杆部)横切面可以看到"9+2"的微管排列形式(图 10-9)。外周是由 9 组二联管规则围成一圈,中央是 2 根单体微管。每个二联管中的 A 管向相邻二联管的 B 管伸出两条动力蛋白臂(dynein arm),位于内侧的称内臂,位于外侧的称外臂。中央两根单管之间有架桥相连,外包蛋白质性的中央鞘(central sheath)。A 管向中央鞘伸出突起,称之为辐条(radial spoke),辐条末端稍膨大称辐条头(spoke head)。9 组二联管之间有连结蛋白(nexin)形成的连结丝,连结丝具有高度的韧性,将 9 组二联管牢固地捆为一体即为轴丝。

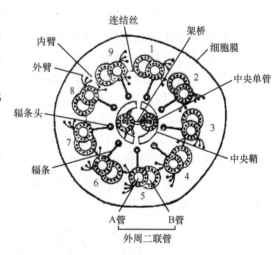

图 10-9 鞭毛和纤毛横切模式图

鞭毛的基部埋藏在细胞内的部分称之为基体(basal body)。基体与中心粒同源,具有相同的结构,即由 9 组三联管组成"9×3+0"式的结构(图 10-10)。二者均能自我装配,装配时间在 S 期,还可相互转换。当鞭毛被切掉,会立即从基体部分长出新生鞭毛。需要指出的是,细菌的鞭毛完全不同于真核细胞的纤毛或鞭毛。

2) 鞭毛和纤毛的运动机制:Satir 等人通过对弯曲和伸直纤毛各段切面的电镜观察,推想是外周二联管彼此滑动引起纤毛弯曲,二联管本身并不收缩,从而提出了微管滑动假说(sliding microtubule hypothesis)。目前一般认为,鞭毛和纤毛的运动,是由于二联管间滑动的结果。

ⅰ.二联管间滑动的力是动力蛋白臂水解 ATP 产生的。实验发现,如果从裸露的轴丝中选择性地抽提动力蛋白臂,如动力蛋白臂消失,轴丝的运动会伴随着动力蛋白臂的减少而减弱,直至动力蛋白臂全部被提取出来之后,轴丝的运动完全停止。这一过程可以逆转。当把被提取的动力蛋白臂重新加入之后,动力蛋白臂恢复,轴丝的运动能力又可恢复。此外,临床上发现一种男性不育症是由于患者精子轴丝中缺少动力蛋白臂,精子不能游动所

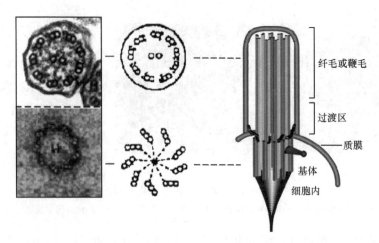

图 10-10　基体及其与纤毛相关结构图解

致。此类病人中许多人同时患有呼吸道感染（支气管炎、肺炎和鼻窦炎等），其原因是由于纤毛轴丝中缺乏动力蛋白臂而不能运动，从而丧失了呼吸道清除异物的能力。由此可见，动力蛋白臂是鞭毛和纤毛运动不可缺少的结构。

动力蛋白具有 ATP 酶活性，二联管 A 管上的动力蛋白臂，是二联管间滑动的关键装置。动力蛋白臂水解 ATP，推动二联管间滑动的过程可分为四步：①接触，动力蛋白臂头部携带上一次 ATP 水解产物 ADP＋Pi 与相邻二联管的 B 管接触。②做功，动力蛋白臂头部释放 ADP＋Pi，引起头部与二联管间角度改变，同时推动相邻二联管滑动。③分离，动力蛋白臂头部与新的 ATP 结合，引起头部与 B 管的分离。④复原，ATP 水解为 ADP＋Pi，动力蛋白臂角度复原。带有水解产物的动力蛋白头部再与相邻二联管 B 管上另一位点结合，开始又一循环。动力蛋白臂这种随着 ATP 水解而发生的角度变化，将化学能转变成机械能，推动二联管间的滑动（图 10-11）。

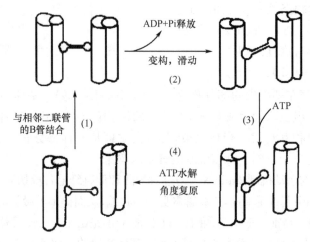

图 10-11　动力蛋白臂做功引起二联管间滑动示意图

ⅱ. 连结丝、辐条、中央单管及中央鞘将滑动转换成弯曲运动。鞭毛和纤毛中 9 组二联管被连结丝捆成一体，能够使二联管间的滑动转变成弯曲运动（图 10-12）。由于连结丝具有很强的弹性，易于弯曲的发生，又能限制二联管间的过度滑动，保持 9 组二联管为一体。

通过对运动中轴丝的形态学分析得知,二联管间相互滑动时,只有约 1/2 的动力蛋白臂处于做功状态,而另外 1/2 的动力蛋白臂处于复原状态。中央一对单管及其中央鞘,通过辐条可以调节动力蛋白臂头部与相邻二联管 B 管的接触与分离,控制动力蛋白臂做功与复原之间的比例,使滑动转换成鞭毛的波浪式打动或纤毛的有节律的挥动。中央一对单管及管间架桥,能够控制鞭毛和纤毛运动的程度和方向,有助于波浪式运动的发生。

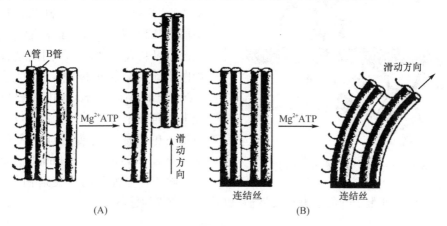

图 10-12　连结丝与二联管间的滑动
(A)如果二联管间没有连接丝固定,二联管滑动离开;(B)二联管被连接丝捆为一体,具有固定作用,使二联管间滑动转换成弯曲运动

鞭毛和纤毛运动所需要的 ATP,是靠分布在其基体附近的线粒体提供的。

3. 微管参与细胞内物质的运输　真核细胞内部具有复杂的内膜系统,是高度区域化的体系,细胞中物质合成后往往需要经过细胞内运输,才能到达其发挥功能的部位。发现细胞内有些物质的定向运送和微管的存在有关。其中最明显的例子是神经元轴突运输。神经元轴突的运输分为两种:一种是慢速运输(slow transport),其速度为 0.2~8mm/d,运输量较大,在游离核糖体上合成的结构蛋白质,如微管蛋白、肌动蛋白、神经丝蛋白等,都是通过这种方式运输的。慢速运输的机制还不清楚。另一种为快速运输(fast transport),运输速度为 50~400mm/d。线粒体、突触小泡、前溶酶体小泡、溶酶体酶和内吞小泡等与膜更新有关的蛋白质,即通过快速运输方式运送。关于快速运输的机制虽有不同的假说,但实验表明,快速运输和微管密切相关。不仅利用电镜可观察到运输颗粒和微管邻近或互相接触,而且用破坏微管的化学药物,如秋水仙碱、长春花碱等均能阻断快速运输的作用。现已证明,微管在这类运输方式中充当"轨道"的作用。为物质运输提供动力的是一类具有 ATP 酶活性的蛋白质,这类蛋白称为马达蛋白(motor protein)。目前已发现几十种马达蛋白,可分为驱动蛋白(kinesin),胞质动力蛋白(cytoplasmic dynein)和肌球蛋白家族三个不同的家族。其中驱动蛋白和胞质动力蛋白是以微管作为运行轨道提供动力,而肌球蛋白是以微丝作为运行轨道提供动力。

驱动蛋白是由两条重链(120 000)和两条轻链(64 000)构成的四聚体分子,具有由两个球形头部(直径 10nm),1 个柄部和 1 个扇形尾部组成的长 80nm 的柱样结构。球形的头部具有马达结构域,可结合微管和 ATP。扇形尾部可结合被运输的"货物","货物"可以是囊泡、线粒体、溶酶体等;也可以与其他骨架纤维结合。驱动蛋白是一类微管激活的 ATP 酶,利用 ATP 水解释放的能量驱动向微管的正极端(＋)的正向运输(anterograde transport),

即驱动细胞器向远离细胞体方向运动,因此,也被称为是正端驱向微管马达蛋白(plus end-directed microtubular motor)。

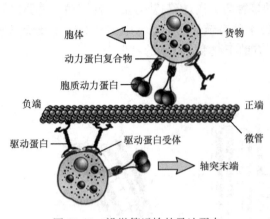

图 10-13　沿微管运输的马达蛋白

胞质动力蛋白是相对分子质量为 1 200 000,由两条重链(530 000),3 条中等链(74 000)和 4 条轻链(55 000～60 000)构成。同驱动蛋白相同,胞质动力蛋白的头部具 ATP 酶活性,可结合微管和 ATP,尾部可以装载"货物"。不同的是胞质动力蛋白驱动向微管负极端(一)的逆向运输(retrograde transport),即驱动细胞器从神经末梢向细胞体运动(图 10-13)。胞质动力蛋白也被称为负端驱向微管马达蛋白(minus end-directed microtubular motor)。

除了神经细胞的轴突运输外,细胞的分泌颗粒和色素细胞中的色素颗粒的运输,也是沿着微管运输的。

第2节　微　　丝

一、微丝的形态与分布

微丝(microfilament)是真核细胞中普遍存在的由肌动蛋白组成的实心纤维细丝,直径为5～7nm,长短不定。微丝比微管更细而柔顺,在细胞内微丝总长度比微管总长度长至少30 倍以上,它可以成束平行排列或弥散成网状分布于细胞质中。在肌细胞中微丝形成特定的稳定结构;而在非肌细胞中,微丝常分布在细胞膜下方,大多呈现一种动态结构,即其形态、分布可随细胞活动的需要而发生变化。

二、微丝的化学组成

1. 肌动蛋白　肌动蛋白(actin)是组成微丝的基本蛋白质,故常把微丝称为肌动蛋白丝(actin filament)。肌动蛋白单体称为球形肌动蛋白(globular actin,G-actin),据电镜和电子计算机显示的图像分析表明,其外观呈哑铃形。每一个肌动蛋白分子都有阳离子(Mg^{2+} 和 K^+ 或 Na^+)、ATP(或 ADP)和肌球蛋白的结合位点。高等真核生物有多个肌动蛋白同源分子,哺乳类组织至少有 6 种,是由一个肌动蛋白基因家族的不同成员编码。根据等电点不同,目前已分出三种肌动蛋白异构体:α、β 和 γ,三者分子量相同。α 肌动蛋白存在于成熟的肌细胞中,β 和 γ 肌动蛋白共同存在于非肌细胞中。在体外培养的成纤维细胞中,三种肌动蛋白都存在。不同类型的肌动蛋白分子之间的特性稍有差别,其氨基酸序列非常保守。

2. 微丝(肌动蛋白)结合蛋白　微丝结合蛋白(microfilament associated protein)是一类控制着微丝的结构和功能的蛋白质。同样的肌动蛋白微丝,可以形成不同的亚细胞结构,如张力纤维、肌原纤维内的细肌丝、小肠绒毛的轴心和精子顶体的刺突等,这些结构形式及其功能,很大程度上与微丝结合蛋白有关。已发现的微丝结合蛋白已超过 40 种。其中有些是特定的细胞类型所特有的,但更多的则是一般细胞所共有的。其名称大多根据它们在体外对微丝的构型和组装的作用而定(图 10-14)。

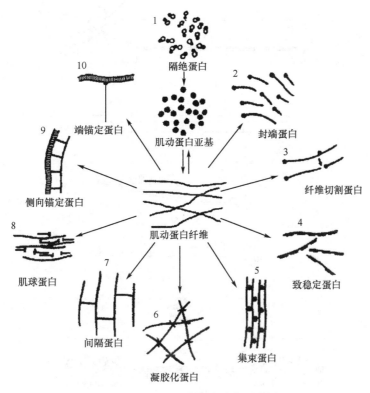

图 10-14　微丝结合蛋白功能示意图

(1) 肌球蛋白(myosin):是一种收缩蛋白(contractile protein),约占肌组织总蛋白的一半,当它与肌动蛋白连接时,可发生收缩运动(滑动)。在肌细胞中,肌球蛋白分子集合成粗肌丝,与微丝形成有序的收缩单位——肌节。在非肌细胞中,肌球蛋白的含量较少,按生理需要随时组装成肌球蛋白丝,呈无序排列,一般不易观察到其形态,使用免疫荧光显微技术方可证明其存在。肌球蛋白分子的相对分子量为 450 000,每个分子由 2 条重链(heavy chain)和 4 条轻链(light chain)组成。每个肌球蛋白分子有头部和杆部两个结构域。两条重链相互拧成麻花状,构成长杆状的尾部。头部由部分重链和 4 条轻链组成,具有左右两个椭圆形的头,形状如同豆芽(图 10-15)。每个头部分别有与肌动蛋白和 ATP 结合的位点,并且具有 ATP 酶活性。当被激活时,能水解 ATP 释放能量。肌球蛋白分子的杆部具有聚集成束的能力,使肌球蛋白分子可以集合形成肌球蛋白丝。肌球蛋白丝中间是裸区(bare area),两端是肌球蛋白的头部,为双极性(dipolar)纤维。

(2) 隔绝蛋白(sequestering factors):又称隔绝因子,可与肌动蛋白分子单体结合,从而使肌动蛋白分子不能聚合成微丝,为细胞提供了一个肌动蛋白单体库。抑制蛋白和胸腺素属于单体隔绝蛋白。

(3) 封端蛋白(capping protein):又称加帽蛋白,此类蛋白通过同肌动蛋白纤维的一端或两端的结合调节肌动蛋白纤维的长度。加帽蛋白同肌动蛋白纤维的末端结合之后,相当于加上了一个帽子。如果一个正在快速生长的肌动蛋白纤维在(+)端加上了帽子,那么在(一)端就会发生解聚。

(4) 纤维切割蛋白(filament-severing protein):此类结合蛋白能插入单根微丝的肌动

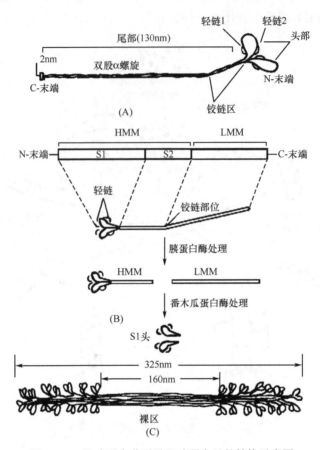

图 10-15　肌球蛋白分子及肌球蛋白丝的结构示意图
(A)肌球蛋白分子;(B)裂解示意图;(C)肌球蛋白丝

蛋白之间,将微丝切断。凝溶胶蛋白(gelsolin)是最有效的纤维切割蛋白,在高 Ca^{2+} 浓度($Ca^{2+}>1\mu mol/L$)时将长微丝切成片段,使肌动蛋白由凝胶态向溶胶态转化;在低 Ca^{2+} 浓度时促进微丝组装。

（5）致稳蛋白(stabilizing protein)：又称稳定因子,是较短的纤丝状蛋白质,沿着单根微丝排列,起到稳定和保护微丝的作用,被认为是一种微丝辅助蛋白(cofilamentous protein)。如在肌细胞细肌丝中的原肌球蛋白(protomyosin),便属于这类结合蛋白。

（6）集束蛋白(bundling protein)：即成束因子,这是一类致密的蛋白质,能牢固地把微丝平行地连接,形成一个高密度的束状结构,以致形成光镜下可见的结构。小肠上皮细胞微绒毛内的绒毛蛋白(villin)和毛缘蛋白(fimbrin)属此类蛋白。

（7）间隔蛋白(spacing protein)：又称间隔因子,这类蛋白呈杆状分布在平行排列的微丝之间形成桥梁,使相距较远(如 200nm)的两根平行的微丝能相互连接起来。如红细胞膜内表面的血影蛋白(spectrin)便是一种间隔因子,它把散布在红细胞质膜下短的微丝相互连接起来,形成一个二维网络,赋于红细胞膜以柔韧性,可以较为便利地通过极为细窄的毛细血管腔。

（8）锚定蛋白(anchorage protein)：这类蛋白可能是一些跨膜的膜蛋白,能把微丝侧向或一端固着在细胞膜上。如纽蛋白(vinculin),α-辅肌蛋白(α-actinin)和锚定蛋白(ankyrin)。

三、微丝的组装

1. 组装过程　由肌动蛋白单体（G-actin）形成的多聚体称为纤维状肌动蛋白（fibrous actin，F-actin），肌动蛋白以单体和多聚体这两种形式存在。一般认为，微丝是由两条球形肌动蛋白单体链呈右手螺旋盘绕形成的纤维（图 10-16）。

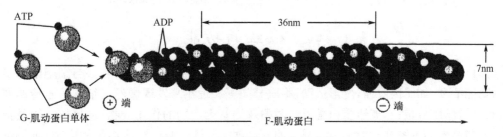

图 10-16　肌动蛋白亚单位组成微丝

在体外实验中，肌动蛋白可自行组装成微丝，聚合按三个连续的阶段依次进行，即成核期（nucleation phase）、延长期（elongation phase）和稳定期（steady phase）（图 10-17）。首先 G-actin 聚合形成由 3～4 个肌动蛋白单体组成的寡聚体核心（oligomer nucleation），此为装配的限速过程。随后更多的 G-actin 迅速添加到寡聚体核心两端，使肌动蛋白纤维快速延长，进入延长期。由于肌动蛋白纤维两端与 G-actin 亲和力不同，两端延长速度不相等，一端比另一端生长快 5～6 倍。生长快的一端称为正极（＋）端，慢的一端为负极（－）端。随着肌动蛋白丝的生长，G-actin 的浓度降低，当 G-actin 的浓度下降至临界浓度（critical concentration，Cc）时，微丝（＋）端组装使微丝延长，(-)端去组装而使微丝缩短，从而微丝的长度几乎保持不变，达到平衡状态，此为稳定期。在临界浓度时的这种现象称为"踏车"现象（tread-milling），而这种"踏车"现象是否在活细胞存在尚不能确定。

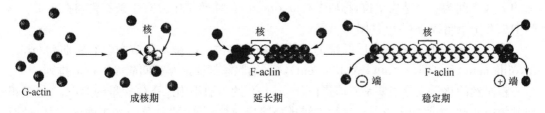

图 10-17　微丝组装的基本过程

在细胞内，肌动蛋白纤维的组成具有不同形式，有些微丝结构稳定，有些微丝为暂时性结构。如肌细胞中的细肌丝和微绒毛的核心微丝由肌动蛋白与肌球蛋白组成永久性稳定的微丝；哺乳动物血小板中的微丝和无脊椎动物精子顶体中的微丝，则是在必要时才由肌动蛋白装配而成。实际上，在大多数非肌细胞中，微丝是一种动态结构，持续进行组装与去组装。体内微丝的组装受微丝结合蛋白的调节，如抑制蛋白与 G-actin 结合，使 G-actin 组装成 F 肌动蛋白的过程受到必要的调控；而集束蛋白使微丝保持相对稳定状态；纤维切割蛋白使微丝网络解聚来调节微丝的网络状态。

2. 影响组装的有关因素　在微丝组装时，肌动蛋白的浓度必须达到临界浓度，并有 ATP 存在，组装方能进行。高浓度的 K^+、Na^+ 和一定浓度的 Mg^{2+} 为微丝组装提供必需的离子环境。溶液 pH>7，易于进行微丝的组装。Ca^{2+} 的存在对微丝的组装不利。

一些药物(如细胞松弛素、鬼笔环肽)可影响微丝的组装。细胞松弛素 B 和 D(cytochalasin B and D),为真菌的一种代谢产物,能与多聚体肌动蛋白(+)端结合而阻止组装,并可使微丝的三维网络解体,故常被用来研究细胞内微丝的功能。鬼笔环肽是一种毒蘑菇——鬼笔鹅膏(amanita phallodies)产生的双环七肽,能与多聚体肌动蛋白结合而抑制微丝解聚,促进形成稳定微丝。但当用量超过 10μg/ml 时,则使多聚体凝集成无定形小块。鬼笔环肽只与 F-actin 结合,而不与 G-actin 结合,常被用来研究细胞内微丝的分布。

四、微丝的功能

真核细胞中,微丝在微丝结合蛋白的协同下,形成独特的组织结构,参与细胞中许多重要的功能活动,如肌肉收缩,变形运动,胞质分裂等。近年来发现微丝与细胞信号传递亦有关,有些微丝结合蛋白,如纽蛋白是蛋白激酶及癌基因产物的作用底物;多聚核糖体及蛋白质合成与微丝的关系亦开始受到关注。此外,微丝与微管共同组成细胞的支架,维持细胞的形状。

1. 微丝参与肌肉收缩 肌肉收缩机制的研究,是从分子水平研究细胞、组织、器官的结构与功能的成功范例,说明生物的结构组装和功能运作都是生物体内的分子活动所致。

横纹肌(striped muscle)是由直径 $10 \sim 100 \mu m$,长几毫米至几厘米的肌纤维组成。肌纤维即是肌细胞,在胚胎期由大量的单核成肌细胞融合而成,为多核细胞。肌细胞内有三种高度分化的细胞质成分:一是肌原纤维(myofibrils),由蛋白质肌丝组成,是骨骼肌收缩的基本结构单位;二是肌质网(sarcoplasmic reticulum),即细胞内的滑面内质网,在纤维内传导兴奋性冲动,并通过调节 Ca^{2+} 浓度引起或终止肌原纤维收缩;三是肌质体(sarcosome),即肌细胞内数目众多的线粒体,可产生 ATP,是肌肉收缩的能量供应者。

显微镜下可见肌原纤维上整齐排列着许多明暗相间的带,明的称为明带(light band),又称 I 带;暗的称为暗带(dark band),又称 A 带。在明带中央有一条暗线,称 Z 线。两条相邻的 Z 线之间为一个结构单位,称肌节(sarcomere)。在暗带中央有 1 条亮带,称 H 带。H 带中央有 1 条暗线,称 M 线(图 10-18)。

(1)肌节结构:肌节是肌原纤维的结构和功能单位。电镜下肌节中含有粗肌丝(thick myofilament)和细肌丝(thin myofilament),粗、细肌丝规律地互相间隔而平行地排列。

粗肌丝的化学成分主要是肌球蛋白(myosin),约占肌细胞总蛋白含量的 50%。每条粗肌丝约由 4000 个肌球蛋白分子平行交错排列组成,每一条粗肌丝分为均等两段,两段的肌球蛋白分子以尾端相对,从而尾部朝向粗肌丝中央,头部朝向粗肌丝两端。

细肌丝的主要成分是肌动蛋白,辅以原肌球蛋白(tropomyosin,Tm)和肌钙蛋白(troponin,Tn)(图 10-19)。原肌球蛋白占收缩蛋白的 10%,是由两条平行的多肽链形成的 α 螺旋结构,双螺旋彼此首尾相接,连成长链,位于肌动蛋白丝的螺旋沟内。一分子的 Tm 链长度相当于 7 个肌动蛋白分子排列的长度。肌钙蛋白为一种特大球蛋白,由钙结合亚基(TnC,可同 2 个钙离子特异性结合,构象发生变化)、抑制亚基(TnI,可同肌动蛋白结合,抑制肌球蛋白头部的 ATPase 活性)和原肌球蛋白结合亚基(TnT,对原肌球蛋白具有高度亲和力)3 个亚基组成。每 7 个球形肌动蛋白分子长度中平均有 1 个肌钙蛋白和 1 个原肌球蛋白分子。

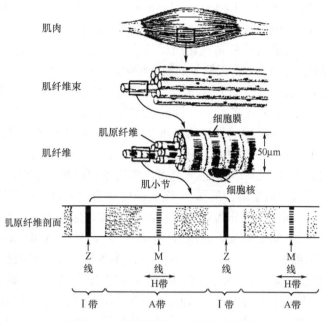

图 10-18　肌原纤维各级结构示意图

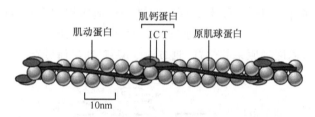

图 10-19　细肌丝分子结构示意图

　　粗肌丝位于暗带,细肌丝位于肌节两侧,其一端附着于 Z 线,另一端伸至粗肌丝之间,止于 H 带外侧。所以明带内只有细肌丝,H 带内只有粗肌丝,而在 H 带以外的暗带内既有粗肌丝又有细肌丝,而且在这部分的粗肌丝表面有许多小突起,称横桥(cross bridge)(图 10-20)。在肌节的横断面上可以看到,每一根粗肌丝的周围排列着 6 根细肌丝。肌肉收缩时,A 带长度不变,而 I 带和 H 带缩短,甚至消失。

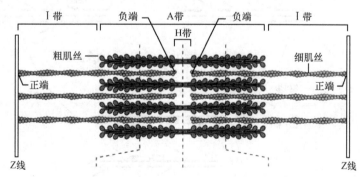

图 10-20　肌节内粗、细肌丝排列结构示意图

（2）肌肉收缩运动的机制：Huxley 和 Hanson 于 1959 年提出了肌肉收缩的"滑动丝模型"（sliding filament model），该学说主张肌肉收缩时，肌纤维长度的改变是两类肌丝相互滑动的结果。现认为，肌节的收缩是在粗肌丝的作用下，细肌丝滑入肌节中部产生的。在收缩过程中，粗、细肌丝长度不变，但肌节的长度缩短。

当肌肉松弛时，原肌球蛋白位于粗、细肌丝之间，掩盖了肌球蛋白头部与细肌丝的结合位点，即阻碍了粗肌丝与细肌丝的结合。同时，粗肌丝中几乎每一个肌球蛋白的头部都结合着一个 ATP 分子。当神经冲动到达肌纤维表面，肌膜发生兴奋，并传到胞质网，使胞质网释放储存在其内的 Ca^{2+} 到肌质中。当肌质中 Ca^{2+} 浓度达 10^{-6} mol/L 以上时，Ca^{2+} 与细肌丝中的肌钙蛋白的 TnC 亚基结合，使肌钙蛋白的构象和位置发生变化。肌钙蛋白牵引着原肌球蛋白移向肌动蛋白双螺旋沟的深部，因而使肌动蛋白上原来被原肌球蛋白占据的肌球蛋白结合部位暴露了出来，肌球蛋白分子头部即与肌动蛋白接触。在接触的一刹那，肌球蛋白分子头部的 ATP 酶活性被激活，水解所附着的 ATP 成 ADP 和 Pi，引起构象改变，使肌球蛋白分子的头部朝着 M 线方向移动约 5nm，并将与它接触的细肌丝拉向肌节中部，造成细肌丝和粗肌丝间的滑动。肌球蛋白头部能迅速再结合 ATP，一旦 ATP 结合上去，它就与肌动蛋白分开，恢复原来的构型。如果仍有 Ca^{2+} 存在，肌球蛋白将继续下一个周期，沿肌动蛋白细丝滑动。许多肌球蛋白分子头部交替作用迭加而形成一个总的滑动。

肌节通过上述变化，将化学能转换成机械能，使肌节缩短，肌纤维收缩。神经冲动传导过后，胞质网通透性降低，肌质网膜上的钙泵通过主动运输将 Ca^{2+} 泵回肌质网腔。肌质中的 Ca^{2+} 浓度降至 10^{-7} mol/L 以下，原肌球蛋白分子恢复到原来的位置，收缩周期停止。粗、细肌丝彼此分开，退回到原来的位置，肌节长度恢复，肌纤维松弛（图 10-21）。

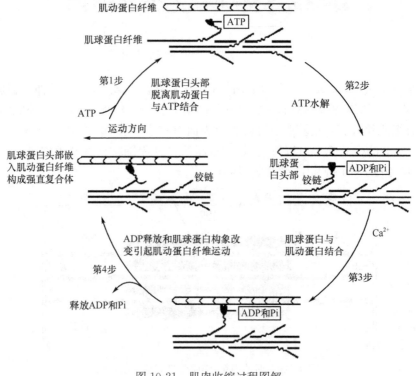

图 10-21　肌肉收缩过程图解

2. 微丝参与细胞运动 在非肌细胞中,微丝参与了细胞的多种运动形式,如细胞的变形运动、轴突的生长、胞吞和胞吐、物质运输、甚至是膜内在蛋白的侧向扩散等。许多动物细胞进行位置移动时采用变形运动的方式。例如,有炎症时白细胞以变形运动的方式从血管内迁出并向炎症部位移动;上皮损伤修补时上皮细胞以变形运动方式向伤口移动使创伤愈合;在胚胎的组织和器官发生过程中以及癌细胞的转移,都是以变形运动形式进行迁移。

细胞变形运动的过程与人类行走过程类似,是分步骤进行的。第一步,细胞向运动的方向伸出突起即伪足(lamellipodium)。突起的形成是在信号的作用下,由微丝结合蛋白启动的微丝组装过程。第二步,当伪足接触到适当的表面时,伸出的突起能通过整联蛋白与基质中的分子结合,形成新的锚定点。第三步,肌动蛋白与肌球蛋白相互作用,细胞内部收缩产生拉力。第四步,位于细胞后部的附着点与基质脱离,以锚着点为支点,利用细胞内部收缩力将胞体向前拉动。该过程可以被细胞松弛素 B 所抑制。

3. 微丝与胞质分裂 有丝分裂末期的细胞质中,肌动蛋白组装成大量平行排列的微丝,这些微丝具有不同的极性,它们在分裂沟的质膜下方,卷曲形成环状,称为收缩环(contractile ring)。收缩环与肌球蛋白相互作用,不同极性的微丝之间发生相互滑动,使收缩环不断收缩,分裂沟逐渐加深,两个子细胞被分开。胞质分裂后,收缩环即行消失,形成与消失所需时间约为 1 分钟左右(图 10-22)。

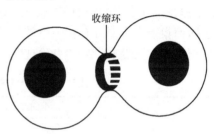

图 10-22 收缩环的模式图解

4. 微丝参与细胞形态维持 细胞形状的维持除同微管有关外,微丝亦起重要作用。存在于细胞膜下微丝网中的微丝,由肌球蛋白、原肌球蛋白和 α-辅肌蛋白协同作用,在两个附着点之间进行等位收缩而不运动,收缩时产生的力为细胞膜提供一定的强度和韧性,抵抗细胞内外的压力,维持细胞的形状。

一些特殊细胞因其细胞膜下微丝独特的网结方式,使之具有特别的形态。例如红细胞既维持双凹圆盘结构,又能变形。一个小肠上皮细胞游离面约有 1000 多个指状突起的微绒毛。每一个微绒毛由一束 F-actin 所稳定,其中有绒毛蛋白和毛缘蛋白,将一系列微丝以横桥连结成束,以达到微绒毛的细胞膜。这种微丝束在维持微绒毛形状中起重要作用。

5. 微丝参与信息传递 细胞外的某些信号通过膜上受体跨膜传给膜下微丝,借助微丝在细胞质中的分布继续传至核膜及核内骨架,从而调控 DNA 的结构和功能。反之,通过这条传递索链,核内的信息也可传递到细胞膜。目前已知微丝主要参与 Rho(Ras homology)家族有关的信号转导。细胞松弛素 B 使质膜下的微丝解聚后,多种生长因子与膜受体作用就不引起 DNA 的合成,失去了促细胞分裂的作用。这也说明膜下微丝确实具有传递细胞外信息的功能。

第 3 节　中间纤维

20 世纪 60 年代中期,在哺乳动物细胞中发现了一种直径为 10nm 纤维,因其直径介于粗肌丝和细肌丝之间,故被命名为中间纤维,又称中间丝(intermediate filament,IF)。中间纤维最早在肌肉细胞中发现,后来在神经细胞、上皮细胞、成纤维细胞和神经胶质细胞中也发现了中间纤维的存在。中间纤维是三类细胞骨架纤维中化学成分最为复杂的一种,具有组织特异性,为细胞提供机械强度支持,在维持细胞完整性方面具有重要作用。

一、中间纤维的形态与分布

中间纤维是一类直径为 10nm 中空纤维状结构。它单根或成束分布于细胞质中,常形成精细发达的纤维网络,向外与细胞膜及细胞外基质相连,向内与核纤层有直接的联系。在细胞质中,中间纤维与微丝、微管及其他细胞器也有着错综复杂的纤维联络。

二、中间纤维的类型与化学组成

人类的中间纤维由 60 多种不同的基因所编码,按其基因结构、氨基酸顺序、组织来源和免疫原性可分为 6 类(表 10-1)。不同来源的组织细胞表达不同类型的中间纤维蛋白,如波形蛋白在中胚层来源的细胞中表达,胶质纤维酸性蛋白在中枢神经系统的星形胶质细胞中表达,而巢蛋白主要分布在中枢神经系统的干细胞中。中间纤维蛋白的这种组织学特异性常被作为区分细胞类型的"身份证"。

表 10-1 脊椎动物细胞内中间纤维蛋白的类型及分布

类型	中间纤维蛋白	相对分子质量	主要细胞分布
I	酸性角蛋白	40 000~64 000	表皮细胞
II	中性/碱性角蛋白	63 000~67 000	表皮细胞
III	波形纤维蛋白	54 000	间充质细胞
	结蛋白	53 000	肌细胞
	胶质纤维酸性蛋白	50 000	神经胶质细胞
	外周蛋白	57 000	外周神经元
IV	神经丝蛋白(NF)		神经元
	NF—L	67 000	
	NF—M	150 000	
	NF—H	200 000	
V	核纤层蛋白		各种类型的分化细胞
	核纤层蛋白 A	70 000	
	核纤层蛋白 B	67 000	
	核纤层蛋白 C	60 000	
VI	巢蛋白	240 000	中枢神经系统的干细胞

1. 中间纤维蛋白 不同种类的中间纤维都是由其相应的蛋白亚基即中间纤维蛋白组成的。所有中间纤维蛋白都有相同的结构特征,由头部、杆状区和尾部三个部分组成。杆状区是中间纤维蛋白单体聚合成中间纤维的结构基础,由约 310 个氨基酸残基组成,为高度保守的 α 螺旋结构。杆状区被一个短小的间隔分成两个近乎等长的两段,即螺旋 I 和螺旋 II 段,每段约有 140 个氨基酸,长 21nm。螺旋 I 和螺旋 II 段又可分为 A、B 两个亚区,4 个螺旋区间由 3 个短的非螺旋片段相连接。杆状区的两端分别是非螺旋化的头部区(氨基端)和尾部区(羧基端)(图 10-23)。头尾两段是高度可变的,具有非常不同的氨基酸组成,各种中间纤维蛋白的区别主要取决于头部和尾部的长度和氨基酸顺序变化。

2. 中间纤维结合蛋白 中间纤维结合蛋白(intermediate filament associated protein,

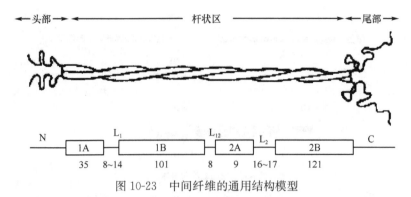

图 10-23 中间纤维的通用结构模型

杆状区为 α 螺旋,1A 和 1B 组成螺旋 I ,2A 和 2B 组成螺旋 II ;L 为连接区,连接螺旋 1 和螺旋的 L_{12} 能形成 β 片层状的结构,共同构成杆状区,杆状区的两端为高度可变非螺旋头部和尾部(图中数字为氨基酸数目)

IFAPs)是一类在结构和功能上与中间纤维有密切联系,但其本身不是中间纤维结构成分的蛋白,迄今已报道约有 15 种 IFAPs,它们具有中间纤维蛋白的组织特异性。IFAPs 可能在中间纤维上或其两端与中间纤维紧密或松散结合。绝大多数 IFAPs 的功能尚不清楚,可能作为中间纤维超分子结构的调节者。

三、中间纤维的组装

中间纤维的组装比微管和微丝复杂。首先是两个中间纤维蛋白分子的杆状区通过 α 螺旋上疏水部分的结合,以平行排列的方式形成双股螺旋状的二聚体(dimer)。两个二聚体反向平行和半分子交错排列形成四聚体(tetramer),四聚体是目前已知在溶液中存在的最小稳定单位。由于四聚体中的两个二聚体呈反向排列,所以组装好的整条中间纤维不显极性(图 10-24)。由四聚体进一步组装成中间纤维的确切方式尚不清楚。组装好的中间纤维最多见的是其横截面由 32 个多肽分子组成,因此关于四聚体组装成中间纤维的方式主要有两种解释:一种观点认为两个四聚体形成 1 根八聚体(octamer)原纤维,4 根八聚体原纤维再绕成 1 根完整的中间纤维;另一种观点认为由 8 个四聚体作为原纤维以螺旋形状组成一个空心管。在组装时,中间纤维蛋白分子的杆状区成为中间纤维的核心或管壁,其头尾部大多凸出在外。这两种观点均符合离子相互反应计算和 X 光衍射材料,但前者更符合生化证据,后者与电镜观察形态更一致。

在体外,中间纤维组装时不需要其他蛋白质参与,当溶液的离子强度和 pH 达到生理水平时,中间纤维组装;在低离子强度和 pH 高于 7.4 以上的溶液中,中间纤维解聚。没有什么特异性药物对其组装有影响,微丝和微管的敏感药物对它都不起作用。

在体内,中间纤维蛋白绝大部分都被装配成中间纤维,其结构稳定,几乎不存在相应的可溶性蛋白库,也没有所谓的"踏车"现象发生。在有丝分裂过程中,中间纤维发生解聚和重组装。目前认为,中间纤维的组装和去组装是通过中间纤维蛋白的磷酸化和去磷酸化进行调控,如波形蛋白在蛋白激酶 A 作用下发生磷酸化后即解聚。

四、中间纤维的功能

由于迄今尚未找到一种中间纤维特异性工具药物能特异性地、可逆地影响中间纤维,以往有关中间纤维的功能大都是基于形态学方面的观察推测的。近年来随着分子生物学研究方法的迅速发展,特别是转基因、基因敲除及基因缺失研究技术的引入,使中间纤维功

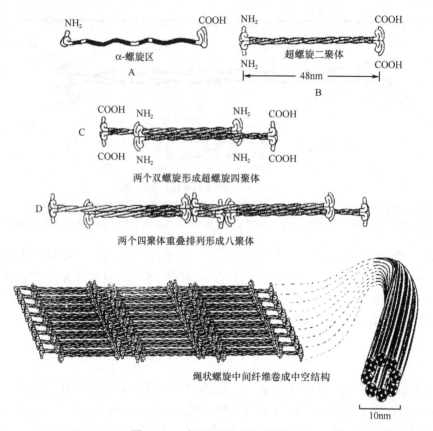

图 10-24　中间纤维组装过程模式

能研究取得了重大进展。

1. 中间纤维构成细胞完整支架系统　中间纤维在细胞内,从细胞核到细胞膜和细胞外基质的整个细胞结构系统中起着广泛的骨架支撑功能。中间纤维向外可以通过膜整联蛋白与质膜和细胞外基质相连;在近核区多次分支,与核纤层及核孔复合体相连;在细胞质中与微管、微丝及其他细胞器联系,构成细胞完整支架系统,维持细胞器和核的位置及形态。

2. 中间纤维为细胞提供机械强度支持　中间纤维在那些易受到机械应力的细胞中特别丰富,如肌细胞,表皮细胞和神经细胞的轴突,主要作用是为细胞提供机械强度支持。当细胞失去完整的中间纤维时,细胞变得脆弱、易碎,失去正常功能。如利用转基因技术获得的角蛋白基因鼠,由于中间纤维不能正确组装,皮肤对机械伤害高度脆弱,只要稍加用力就能使皮肤破裂,出现表皮水疱;结蛋白基因敲除鼠由于肌细胞中结蛋白表达缺失而表现出严重的肌无力及心律失常。

3. 中间纤维参与细胞内信息传递　一些研究认为,中间纤维的一些重要功能可能不是以纤维的形式发生的,中间纤维蛋白本身也许是一种信息分子或信息分子的前体,而中间纤维只不过是其蛋白的非活性储存形式。例如,中间纤维蛋白在体外与单链 DNA 具有高亲和性,显示可能与 DNA 的复制和转录有关。中间纤维蛋白又与组成核小体的组蛋白具有高亲和性,主要是中间纤维与组蛋白富含精氨酸部位相互作用。组蛋白在一般情况下不被 Ca^{2+} 依赖性蛋白酶水解,但其与中间纤维结合后则可以被水解,导致核小体解旋。因此,中间纤维蛋白核功能假说认为:中间纤维网架直接伸到细胞膜,当外界信号如激素、外源凝集素、免疫球蛋白、生长因子等与细胞膜上受体作用时,即启动了 Ca^{2+} 的流入,Ca^{2+} 浓度升高引起级联反应,导致钙调激酶的激活,中间纤维蛋白的 N 端被水解,被切去 N 末端的中间纤维蛋白即失去组装成纤维的能力,但仍保持其与精氨酸的亲合位点,即保持其对 DNA 和组蛋白的高亲和性,它们进入核内后,通过与组蛋白和 DNA 的结合来调节 DNA 的复制或转录。

　　除上述功能外,中间纤维与微管、微丝协同作用,参与细胞内的物质运输;参与相邻细胞间、细胞与细胞外基质间的细胞连接结构形成;此外与细胞分化密切相关。

　　微管、微丝和中间纤维共同构成了细胞内精密的骨架体系,三者在生命活动中各有分工,相互配合。为理解细胞骨架的基本结构、化学成分、生物学功能、以及它们之间的差异,将三者主要特性总结成表 10-2。

表 10-2　细胞骨架三种成分的比较

主要特征 \ 类型	微管	微丝	中间纤维
直径	25nm	5～7nm	10nm
基本组成分子	α、β 微管蛋白	肌动蛋白	中间纤维蛋白
组成分子大小	55 000	43 000	40 000～200 000
结构	中空管状结构	单股 α 螺旋	多级 α 螺旋
极性	有	有	无
装配方式	非稳态动力学模型	踏车现象	逐级装配
特异性工具药	秋水仙碱、紫杉醇	细胞松弛素、鬼笔环肽	无
结合蛋白	微管结合蛋白	微丝结合蛋白	中间纤维结合蛋白
主要功能	形态维持 细胞运动 物质运输 信息传递 细胞器定位	形状维持 肌肉收缩 变形运动 细胞连接 信息传递 胞质分裂	骨架作用 信息传递 细胞连接 细胞分化

第 4 节　细胞骨架与医学

　　由于细胞骨架系统在细胞中具有许多非常重要的功能,细胞骨架在组装与分布上的改变必然影响细胞的正常功能。

一、肿瘤细胞中细胞骨架改变

　　恶性肿瘤的主要特点是细胞形态改变、增殖快、有侵蚀组织和向周围及远处转移的能力,这些特性与微管和微丝异常有关。肿瘤细胞中的微管数目急剧减少,仅为正常细胞内微管数量的二分之一。微管的分布也发生紊乱,使癌细胞的形状和细胞器的运动均发生异常。在肿瘤细胞中微丝束也明显减少,常常出现成片的肌动蛋白凝集小体。例如,培养的成纤维细胞转化为肿瘤细胞后,其中的微丝束消失;由 SV_{40} 病毒转化的恶性细胞中微丝也消失;结肠与直肠腺癌患者前臂皮肤的成纤维细胞内微丝束减少。微丝的组装和分布发生异常,明显与肿瘤细胞的生长与增殖失效有关,但这些异常是因还是果,仍不甚清楚。

二、细胞骨架与神经退行性疾病

细胞骨架与多种神经退行性疾病关系密切。如阿尔茨海默病（Alzheimer's disease, AD）的主要病变之一是神经纤维缠结,其主要成分是大量异常磷酸化的纤维状 tau 蛋白。新近研究还发现,帕金森病（Parkinson's disease, PD）患者脑脊液中 tau 蛋白水平是增加的,tau 蛋白参与了原发性 PD 的病理过程,tau 蛋白的转化影响 PD 患者认知缺损和痴呆的发展。此外,研究显示神经退行性病的发生与细胞骨架参与的囊泡运输障碍有关。动力蛋白复合物功能异常和轴突逆向转运受损是运动神经元病（motorneuron disease, MND）发病机制之一;亨廷顿舞蹈病（Huntington disease, HD）患者神经元内 Htt 的突变,造成神经元内沿微管运输的囊泡转运发生紊乱,破坏了神经元胞体和轴突之间的物质循环,进而可能导致神经元的死亡,发生神经退行性病变。

三、细胞骨架研究的临床应用

基于对细胞骨架在细胞分裂中所起作用的认识,临床上常用一些微管特异性药物进行抗癌治疗。例如,紫杉醇常被用来治疗乳腺癌、卵巢癌、淋巴癌和多发性骨髓瘤;因其与常规大分子药物无交叉耐药性,也常用于耐药性或难治性的肿瘤病人。

由于中间纤维具有严格的组织特异性,大多数肿瘤细胞通常继续表达其来源细胞的特异性中间纤维蛋白。因此,可以用中间纤维蛋白的免疫专一性,准确地鉴别来源于不同组织的肿瘤,是肿瘤诊断的有力工具。至 1984 年,主要人类肿瘤类群的中间纤维目录已建立,各种高度特异性的中间纤维单克隆抗体已较易获得。中间纤维被应用于肿瘤临床鉴别诊断,显示出良好的应用前景。

中间纤维的显微技术还可与羊膜穿刺技术联合,应用于产前诊断。例如,当发现羊水中含有神经胶质纤维或神经元纤维的细胞时,就能诊断出胎儿具有中枢神经系统的畸形。这种技术也能确诊某些患心肌病和骨骼肌病的病人。

提　　要

细胞骨架是真核细胞内由某些蛋白质成分组成的复杂的纤维网架体系,包括微管、微丝和中间纤维。细胞骨架对于细胞形态的维持和改变、细胞器的空间分布、细胞的运动、细胞内的物质运输、内吞和外排、细胞分裂分化等各种形式的活动均起着重要作用。从广义上讲,细胞骨架包括细胞质骨架、细胞核骨架、细胞膜骨架和细胞外基质 4 个部分。

微管是直径为 25nm 中空纤维,由微管蛋白异二聚体组装而成,具有动力学不稳定性,对低温、高压和秋水仙碱敏感。细胞内微管呈网状或束状分布,并能与其他蛋白共同组装成纺锤体、基体、中心粒、鞭毛、纤毛、轴突等结构,参与细胞形态的维持,细胞运动和细胞分裂。微丝是真核细胞细胞质中由肌动蛋白组成的直径为 5～7nm 细丝。它可以成束平行排列或弥散成网状分布在细胞质中。除在特定细胞外,微丝的形态、分布可随细胞活动的需要而发生变化。微丝与肌肉收缩、变形运动、胞质分裂等活动有关。中间纤维是直径为 10nm 的中空纤维,由不同类型的中间纤维蛋白组成,具有严格的组织特异性。临床上常利用中间纤维这一特性,进行肿瘤鉴别诊断。中间纤维在细胞内形成一个完整的网架系统,为细胞提供机械强度支持,与细胞的信息传递,细胞分化等有关。

细胞骨架的结构和功能异常与许多疾病发生有关。

Synopsis

The cytoskeleton is composed of three distinct types of fibrous structures: microtubules, microfilaments, and intermediate filaments, which participate in a number of cellular activitiesicollectively, the elements of the cytoskeleton function as a structural support that helps maintain the shape of the cell; as an internal framework responsible for positioning the various organelles within the cell interior; as part of the machinery required for the movement of materials within cells; as force-generating elements responsible for the movement of cells; and as an essential component of the cell's division machinery. The general concept of cytoskeleton includes cytoplasm cytoskeleton, karyoskeleton, cell membrane cytoskeleton and extracellular matrix.

Microtubules (MTS) are hollow, tubular structures 25nm in diameter that are assembled from the protein αβ tubulin heterodimers and in addition to the cytoskeleton, form part of the mitotic spindle, centrioles, and the core of cilia and flagella. The microtubules of the cytoskeleton are dynamic polymers that are subject to disassembly and reassembly. Disassembly of the microtubular cytoskeleton can be induced by a number of agents including colchicine, low temperature and elevated Ca^{2+} concentration. Microtubules help determine the shape of the cell and take part in the cell locomotion and cell division.

Microfilaments(MFs) are 5~7nm in diameter, composed of a double helical polymer of the protein actin. Depending of the type of the cell and the activity, microfilaments can be organized into highly ordered arrays, loose ill-defined network, or tightly held boundless. Microfilaments play a key role in virtually all type of contractility and motility within cells.

Intermediate filaments (IFs) are ropelike cytoskeletal structures approximately 10nm in diameter that, depending on the cell type, may be composed of a variety of different protein subunits. IFs are thought to provide mechanical stability to cells and to be required for specialized, tissue-specific functions and cell differentiation. The tissue-specific of IFs is usually used in tumor diagnosis.

Structural and functional abnormalities of the cytoskeleton will result in many diseases.

复习思考题

1. 什么叫微管组织中心(MTOC)? 有哪些结构可起 MTOC 的作用?
2. 试说明纤毛运动的机制。有什么证据说明动力蛋白臂是纤毛运动的动力来源?
3. 横纹肌收缩的机制是什么?
4. 微管和微丝的组装有何不同?
5. 为什么说细胞骨架是细胞内的一种动态结构?
6. 驱动蛋白和胞质动力蛋白有何异同?
7. 试比较分析微管、微丝和中间纤维。
8. 阐述细胞骨架异常引起的疾病。

(张淑娟　徐　晋)

第11章 细胞核与遗传信息储存

细胞核是真核细胞中由双层单位膜包围遗传物质而形成的结构,具有储存遗传信息、DNA 复制、RNA 转录,并通过转录的遗传信息指导蛋白质的生物合成,从而调控细胞增殖、生长、分化和各种代谢活动的功能,是细胞生命活动的中心。人体细胞中除高度分化的红细胞外,都含有细胞核。一般说来,凡有核的细胞一旦失去核便很快导致死亡。

细胞核的形状虽然多种多样,但一般与细胞的形态相适应。在球形、柱形的细胞中,核的形态多呈圆球形或椭圆形;在细长的肌细胞中核呈杆状;哺乳动物的中性粒细胞的核呈分叶状;形态不规则的细胞核可呈折叠状、锯齿状或脑形。细胞核的大小、位置和数量也常因细胞类型不同而有差异。一个真核细胞通常只有一个细胞核,但肝细胞、肾小管细胞和软骨细胞有双核;破骨细胞的核可达数百个。细胞核通常位于细胞的中央,但也有偏向细胞某一端的,如腺细胞。在脂肪细胞中,核被脂滴挤到细胞边缘。

细胞核的大小常用细胞核与细胞质的体积比,即核质比来表示:核质比=细胞核体积/(细胞体积-细胞核体积)。核质比大表明核相对大,核质比小则表明核相对小。核质比与生物种类、细胞类型、发育时期、生理状态及染色体倍数等有关。如淋巴细胞、胚胎细胞和肿瘤细胞的核质比大,而表皮角质化细胞、衰老细胞的核质比小。

细胞核的形态结构随着细胞生活周期变化而不同。在细胞分裂期看不到完整的核,只有在细胞间期,才能看到细胞核的全貌。电镜下的细胞核基本上由四部分组成,即核被膜、染色质、核仁及核基质(图 11-1)。

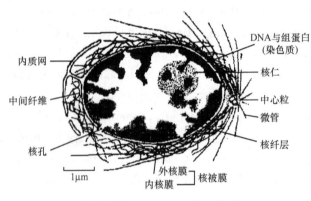

图 11-1 典型细胞核结构示意图

内质网

中间纤维

核孔

1μm

DNA与组蛋白(染色质)

核仁

中心粒

微管

核纤层

外核膜
内核膜 } 核被膜

第 1 节 核被膜与核孔复合体

核被膜的出现是由原核细胞进化到真核细胞过程中一个重大的飞跃。从此把细胞核与细胞质分隔开,使真核细胞的大部分 DNA 都包围在核内,保护又细又长的 DNA 分子免受损伤,确保了遗传物质 DNA 的稳定。同时又使在核内进行的 DNA 复制、RNA 转录及加工与在细胞质中进行的蛋白质翻译在时间上和空间上分隔开来,避免彼此干扰,提高了代谢效率。

核被膜的主要成分是蛋白质与脂类,膜蛋白占 $65\%\sim75\%$,还有少量核酸成分。已被鉴定出核被膜中有 20 多种蛋白质,包括组蛋白、DNA 聚合酶、RNA 聚合酶、基因调节蛋白等。核膜核被膜上存在葡萄糖-6-磷酸酶(内质网的标志酶),以及 NADH 细胞色素 c 还原酶、NADH 细胞色素 b5 还原酶、细胞色素 P450 等。核被膜中的脂类也与内质网类似,但是所含的不饱和脂肪酸较低,胆固醇和三酰甘油较高。核被膜的成分与内质网相似,说明其与内质网的密切关系,核膜属于内膜系统,可以视作内质网膜的一部分。

核被膜不是单纯的界膜,它还控制着细胞核与细胞质之间的物质和信息交流,核被膜上有许多的核孔复合体。

一、核 被 膜

核被膜(nuclear envelope)是由不对称的双层单位膜组成。未经染色的核被膜,在光学显微镜下不能显示其结构;但在相差显微镜下,由于细胞核与细胞质折光率的差异,可以显示其界限。电子显微镜发明后,核被膜的精细结构才逐渐被了解。核被膜从形态及生化性质上可分成三个区域。

1. 外核膜　外核膜(outer nuclear membrane)面向细胞质,是核被膜最外的一层,在其表面附有大量核糖体颗粒,还可以进行蛋白质的合成,常见与粗面内质网相连接。实际上,外核膜可被看作是内质网膜的一个特化区域。间期核的外核膜外表面可见中间纤维、微管形成的细胞骨架网络,可能与细胞核在细胞内的定位有关。

2. 内核膜　内核膜(inner nuclear membrane)面向核质,无核糖体附着,但内核膜上有特异蛋白,如 lamin B 受体(LBR),为核纤层 lamin B 提供结合位点,从而把核膜固着在核纤层(nuclear lamina)上。在内外核膜之间有宽 20～40nm 的间隙,称为核周间隙(perinuclear space),连通内质网腔,为内、外核膜之间的缓冲区。核间隙内充满液态不定形物质,含有多种蛋白质和酶类。

3. 孔膜区　在内外核膜的融合之处,形成环状开口,称作核孔(nuclear pore),直径一般在 40～100nm,最大的可达 150nm。一个典型的哺乳动物细胞核膜上约有 3 000～4 000 个核孔。核孔的数目随细胞种类和细胞生理状态的不同而异,代谢旺盛的细胞中,核孔数较多,如非洲爪蟾卵母细胞,核孔数可达 60 个/μm^2;代谢或增殖不活跃的细胞,其核孔数较少,如成熟红细胞核孔数仅 1～3 个/μm^2。

核孔并非简单的孔状通道,它具有复杂而有规律的结构。核孔周围的核被膜称孔膜区(pore membrane domain),是核孔复合体所在地。

二、核 纤 层

核纤层(nuclear lamina)是分布于内核膜与染色质之间,紧贴内核膜的一层蛋白网络结构,一般厚 10～20nm,在不同细胞中,其厚度变化较大,最厚者可达 30～100nm。由一层特殊的中间纤维组成,切面观呈片层状结构,整体观为球形网络。在哺乳类和鸟类细胞中,构成核纤层中间纤维的蛋白有 3 种多肽,即核纤层蛋白(lamins)A、B、C,相对分子质量在 60 000～75 000 之间。核纤层与核膜、染色质及核孔复合体,在结构上有密切的联系。核纤层为核膜与染色质提供了结构支架,并介导核膜及染色质之间的相互作用。此外,核纤层是一种高度动态的结构,在细胞分裂期间,核纤层发生去组装和重新组装的周期性变化,同时,核膜也发生解体和重建的周期性变化。细胞进行有丝分裂时,核被膜于前期末解体,到末期又重新形成。实验证明,旧核膜的碎片参与了新核膜的形成。

三、核孔复合体

核孔复合体(nuclear pore complex,NPC)是指位于孔膜区的由核孔及其周围上百种蛋白质以特定方式排列而形成的复杂结构。在电镜下观察,核孔复合体是呈圆形或八角形,其表观直径约为 120nm~150nm,胞质面与核质面区别明显(图 11-2)。

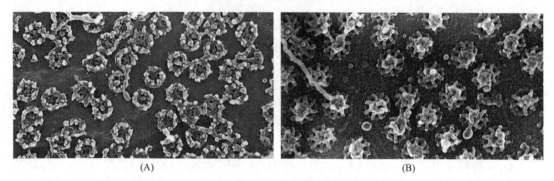

(A)　　　　　　　　　　　　　　　(B)

图 11-2　核孔复合体结构电镜照片
(A)抽提后核孔胞质面的结构;(B)抽提后核孔核质面的结构

长期以来,核孔复合体一直是细胞形态学研究的目标之一,但由于分离纯化核孔复合体难度很大以及电镜制样技术的限制,迄今对核孔复合体结构的描述仍没有一个统一的模型。

1974 年,Franke 提出的核孔复合体模型(纤丝模型)被广为接受。该模型认为核孔复合体有孔环颗粒(annular granule)、周边颗粒(peripheral granule)、中央颗粒(central granule)和细纤丝组成(图 11-3)。8 对孔环颗粒位于核孔周围的内外层核膜的周缘,呈八重对称分布。每个孔环颗粒由微细粒子和纤丝盘绕而成,纤丝分别伸向细胞质和核质中。与孔环颗粒相对应的还有 8 个周边颗粒,位于内外层核膜的交界处,通过细纤丝与内外孔环颗粒相连在一起。在核孔复合体的中心,有一直径 5~30nm 的中央颗粒,呈粒状或棒状,中央颗粒与孔环颗粒之间也由细纤丝相连。中央颗粒并不充满整个核孔,也不是每个核孔都有,是正在通过核孔的大分子复合物。

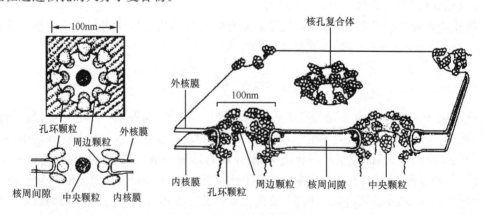

图 11-3　核孔复合体纤丝模型

H. Ris(1989~1991 年)利用高压透射电镜技术和高分辨低压扫描电镜技术,揭示了核孔复合体精细的三维结构,提出滴漏(hourglass)样核孔复合体结构模型。该模型认为核孔复合体是一个由直径为 120nm 的胞质环（cytoplasmic ring）和核质环（nucleoplasmic ring）组成的滴漏样结构。胞质环与核质环构成核孔的外壁，分别与内、外层核膜相连。从每个环各伸出 8 条丝状物，胞质一侧的丝状物短而卷曲；核质一侧的丝状物长而细，伸入核内约 50～70nm 处。丝状物末端形成一个直径 60nm 的端环（terminal ring），环由 8 个颗粒构成，这样核质面的核孔复合体形似捕鱼笼（fishtrap）样，称为核篮（nuclear basket）。核孔复合体内部还有一由 8 个颗粒（spoke，辐）组成的结构和一个中央颗粒（central plug，中央栓）（图 11-4）。

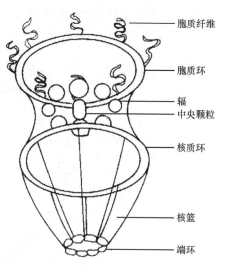

图 11-4　滴漏样核孔复合体模型

Goldberg（1992 年）、Akey（1993 年）依据各种电镜技术，又提出了新的核孔复合体模型，该模型认为核孔复合体主要由 3 部分组成：①柱状成分亚单位（column subunits）形成核孔壁的大部分；②环形成分亚单位（annular subunits）向核孔中央伸出 8 个圆锥状的辐，呈辐射状对称；③腔成分亚单位（luminal subunits）由大的跨膜糖蛋白组成，在内外两层核膜交汇处插入核周间隙，将核孔复合体锚定于核膜上。此外，复合体的胞质侧和核质侧向外伸出细纤维，在核一侧细纤维交汇形成核篮样结构（图 11-5）。

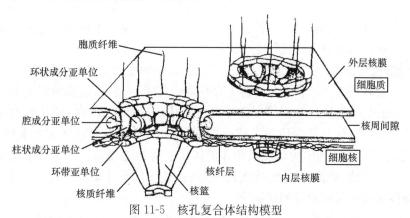

图 11-5　核孔复合体结构模型

这种新的核孔复合体模型突出了核孔复合体对垂直于核孔的中心轴呈八重对称，而对于平行于核膜的平面则呈两侧不对称的结构特点。这种结构上的两侧不对称性，也正好与细胞核膜的两侧的功能不对称性是一致的。

核孔复合体含多种不同的蛋白质，在进化上高度保守，统称为核孔蛋白（nucleoporin，Nup）。脊椎动物中的核孔蛋白 gp210 和 p62 是最具代表性的两个成分。

四、核被膜和核孔复合体的功能

在真核细胞中，核质之间存在着连续而有选择性的双向物质交流，例如，DNA 聚合酶、RNA 聚合酶、组蛋白以及其他多种核蛋白质均是在细胞质中合成的，它们需要转运至核内；而在细胞核中合成的 RNA 和组装的核糖体亚基等则需要输送到细胞质中。核质之间的物质交流主要是通过核孔进行的,核孔复合体在功能上可被看作是一种特殊的跨膜运输蛋白复合体,构成核质间双向运输的亲水性通道。其运输方式可分为被动扩散和主动运输两种(图 11-6)。

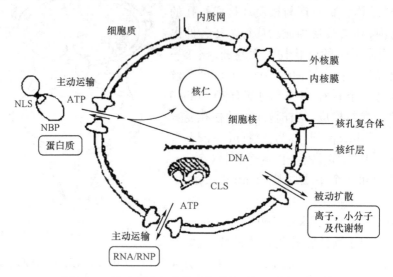

图 11-6 通过核孔复合体进行的核质间双向物质运输

NLS:核定位信号;NBP:NLS 的结合蛋白;CLS:胞质定位信号

1. 通过核孔复合体的被动扩散　核孔复合体的中心部分是一个圆柱形的亲水通道,其功能直径(静止时核孔的有效大小)为 9nm,长约 15nm。实验表明,直径小于 9nm,相对分子质量小于 5000 的一些离子、水溶性分子可以自由扩散,穿梭于核与质之间。分子量较大的物质则需要通过核孔复合体进行主动运输。

2. 通过核孔复合体的主动运输　通过核孔复合体的主动运输是个高度特异性的过程,是大分子的主要转运方式。核孔复合体上存在着受体蛋白,它可以准确识别大分子物质上的特殊信号,通过识别结合,从而可以使核孔复合体的孔径扩大,在 ATP 酶参与提供能量的条件下通过核膜。核孔复合体的主动运输具有双向性,兼有核输入和核输出两种功能。它既能把复制、转录、染色体构建和核糖体前体组装等所需要的各种大分子物质,如 DNA 聚合酶、RNA 聚合酶、组蛋白、核糖体蛋白等运输到核内;同时又能将翻译所需的 RNA、组装好的核糖体亚基从核内运送到细胞质。

(1) 亲核蛋白质的核输入:亲核蛋白质(karyophilic proteins)是指在细胞质内合成,然后输送到细胞核内发挥作用的一类蛋白质。现在已有不少关于核孔复合体参与主动运输方面的实验证据。

若把从核内提取出的蛋白质注射到细胞质中,即使是很大的蛋白质分子,仍可以穿过核膜重新聚集在核内。核质蛋白(nucleoplasmin)是一种亲核蛋白质,可被酶切成头、尾两部分,把带有放射性标记的完整核质蛋白及它的头、尾片段注射到爪蟾卵母细胞的细胞质中,结果发现,完整的核质蛋白和其尾部片段均可以在核内出现,而它的头部却仍停留在细胞质中。把直径为 20nm 的胶体金颗粒用尾部包裹,虽然它们的直径已大大超过核孔复合体允许物质被动扩散的有效直径(9nm),但电镜下却可看到胶体金颗粒通过核孔进入核内(图 11-7)。这些实验结果表明,核孔复合体中央亲水性通道的大小是可被调节的,蛋白质的核输入具有选择性。

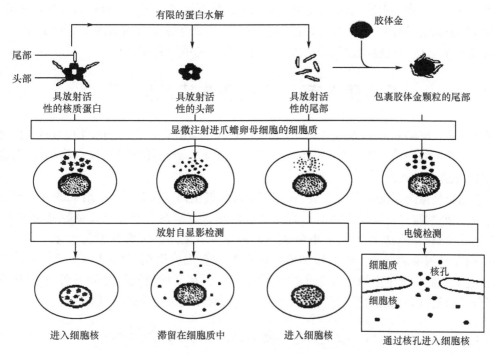

图 11-7　爪蟾卵母细胞核质蛋白注射实验
说明蛋白质通过核孔复合体的选择性核输入

　　上述实验说明核质蛋白的尾部一定含有特殊的信号序列,正是这些信号序列起到一个"定向"和"定位"的作用,从而可保证与之相连的整个蛋白质通过核孔复合体向核内输入,因此将这一特殊的信号序列命名为核定位信号(nuclear localization signal,NLS)。具有核定位信号的核蛋白才具备进入核内的条件。核定位信号首先在 SV40 病毒的 T 抗原中发现。此后,又陆续采用 DNA 重组技术鉴定出几种其他亲核蛋白质的核定位信号序列,发现典型的核定位信号是含 4~8 个氨基酸的短肽序列。不同的亲核蛋白质上的核定位信号不同,但都富含带正电荷的赖氨酸和精氨酸,通常还有脯氨酸。这种信号可以位于蛋白质的任何部位。

　　现在已知不同的亲核蛋白有不同的核定位信号,但在核孔复合体上是以一个受体识别所有信号,还是每个信号都有一个相应受体尚不清楚。

　　亲核蛋白的核输入机制与其他膜性细胞器的蛋白质输入不同,其区别在于:①由可调节大小的,亲水性的核膜孔通道控制,而不是通过一个跨膜的蛋白质载体;②运输过程不切除核定位信号,这可能是由于细胞分裂过程中核内物质与细胞质内物质混合在一起,分裂完毕,核重新组装,核物质又要重新进入核内,如此反复多次,所以核定位信号不被切除;③蛋白质通过核孔复合体运输时,保持完全折叠的天然构象,而当蛋白质输入其他膜性细胞器时,则必须以非折叠的形式运输。

　　(2) RNA 及核糖体亚基的核输出:核孔复合体除了把亲核蛋白质运输入核内以外,还要把新合成的核糖体亚基、mRNA 和一些与 RNA 结合的蛋白质复合体输出到细胞质。这些颗粒的直径达 15nm,不能通过只有 9nm 的核孔通道自由扩散,显然也是靠核孔复合体的主动运输。用实验手段把直径为 20nm 的胶体金颗粒包上小 RNA 分子(如 tRNA 或5srRNA)注射到蛙卵的核内,发现它们可以迅速地输出细胞核而进入细胞质内;如果注射到细胞质,则会停留在细胞质内。看来,RNA 分子似乎是核输出时的识别信号。现在知道核内几乎所有产物(mRNA、tRNA、rRNA)都是以核糖核蛋白复合体形式向核外输出的,但还不清楚输出信号究竟是由 RNA,还是由与 RNA 结合的蛋白质所决定。寻找 RNA 和 RNA 蛋白复合体的核输出过程的信号控制机制是当前的研究重点。

第2节 染色质与染色体

染色质(chromatin)一词是 1882 年由 Flemming 首先提出的,是指间期细胞核内能被碱性染料着色的物质。1888 年,Waldeyer 将光镜下观察到的那些棒状或点状小体,命名为染色体(chromosome)。

染色质是指间期细胞核内由 DNA、组蛋白、非组蛋白及少量 RNA 组成的纤维状复合结构,是间期细胞遗传物质存在的形式。染色体是指细胞在有丝分裂或减数分裂过程中,由染色质聚缩而成的棒状结构。染色质与染色体二者之间的区别并不在于化学组成上的差异,而在于构象的不同。染色质和染色体这两种在细胞周期中可以相互转变的结构形式,反映了它们在细胞周期中处于不同的功能阶段。在真核细胞的细胞周期中,遗传物质大部分时间是以染色质的形态存在的,染色体可被看作是染色质的高级结构形式。

一、染色质(染色体)的化学组成

已知染色质的主要化学成分是 DNA、组蛋白以及非组蛋白和少量 RNA,它们的比例是 $1 : 1 : 0.5 \sim 1.5 : 0.05$。DNA 与组蛋白是染色质的稳定成分,非组蛋白与 RNA 的含量则随着细胞生理状态的不同而变化。

1. DNA DNA 是染色质的主要组成成分,是遗传信息的携带者,含量稳定。在真核细胞中,有多少个 DNA 分子,就会有多少条染色体,每条染色体只含一个 DNA 分子。同一种生物个体的不同细胞之间,其 DNA 分子的结构相同,含量一致,生殖细胞是体细胞含量的一半。一种生物储存在生殖细胞里的总遗传信息被称为该生物的基因组(genome)。真核生物的基因组 DNA 含量比原核生物高很多。大肠杆菌的基因组含 4×10^6 bp,而真核生物酵母的基因组 DNA 含量为 2×10^7 bp,是大肠杆菌 DNA 的 5 倍;果蝇高达 40 倍(1.5×10^8 bp);人类的基因组几乎高达 800 倍,为 3×10^9 bp。

遗传信息蕴藏在 DNA 分子的核苷酸序列之中,不同的核苷酸序列组成不同的信号,具有不同的功能。真核细胞的 DNA 序列根据其在基因组中出现的次数不同可分为三类,各具不同的特性和功能。

(1) 高度重复序列(highly repetitive sequence):在基因组中重复出现次数可达 10^6 以上,通常由简单的核苷酸序列组成,长度为 $2 \sim 300$ bp。分布在染色体的着丝粒区、端粒区和 Y 染色体长臂的异染色质部分。大多数高等真核生物的 DNA 中都含有约 $10\% \sim 30\%$ 的高度重复序列。这类 DNA 序列构成结构异染色质,一般是不转录的,可能与基因表达调控及染色体结构维持有关。

(2) 中度重复序列(middle repetitive sequence):在基因组中出现次数在 $10^2 \sim 10^5$ 之间。序列长度由几百到几千个碱基对不等,平均长度为 300 bp。中度重复序列多数是不编码的序列,构成基因内和基因间的间隔序列,被认为在基因调控中起重要作用。但也有一些是有编码功能的基因,如为 rRNA 编码的基因,编码各种 tRNA 和组蛋白的基因。

(3) 单一序列(unique sequence):又称非重复序列。其序列在基因组中只出现一次或几次。真核生物的绝大多数结构基因(有编码功能的基因)是属于单一序列。

真核生物的 DNA 含量高,除含有比原核生物多的遗传信息外,还含有许多的重复序列,原核生物的 DNA 中没有重复序列。所以,人的基因组 DNA 是大肠杆菌 DNA 的 800 倍,但遗传信息并没有高出 800 倍。

2. 组蛋白　组蛋白(histone)是真核细胞特有的蛋白质,是构成染色质的主要蛋白质成分。组蛋白富含带正电荷的精氨酸和赖氨酸等碱性氨基酸,属碱性蛋白质(alkaline protein),可以和酸性的 DNA 紧密结合,对维持染色质结构的稳定性起关键作用。组蛋白与 DNA 结合可抑制 DNA 的复制与转录,但当组蛋白被进行化学修饰(如乙酰化、磷酸化等)后,则可改变组蛋白的电荷性质,导致组蛋白与 DNA 结合力减弱,从而有利于复制和转录的进行。组蛋白只存在于染色质或染色体中,在细胞周期的 DNA 合成期与 DNA 同时合成,组蛋白在胞质中合成后即转移到核内,与 DNA 紧密结合形成 DNA—组蛋白复合体。染色质中的组蛋白依其赖氨酸的含量比例不同可分为 5 种,其分类和性质见表 11-1。

表 11-1　组蛋白的分类

种类	赖氨酸/精氨酸	残基数	相对分子质量	保守性	存在部位及结构作用
H2A	1.17	129	14 000	高	存在于核心颗粒上包装 DNA 形成核小体
H2B	2.50	125	13 800	高	存在于核心颗粒上包装 DNA 形成核小体
H3	0.72	135	15 300	极高	存在于核心颗粒上包装 DNA 形成核小体
H4	0.79	102	11 300	极高	存在于核心颗粒上包装 DNA 形成核小体
H1	22.0	215	23 000	低	存在于连接线上,锁定核小体及参与高一层次的包装

3. 非组蛋白　染色质中,除组蛋白外,其他所有蛋白质统称为非组蛋白(nonhistone),属于酸性蛋白质(acidic protein)。非组蛋白的含量比组蛋白少得多,但种类却多达 500 多种。相对分子质量一般在 15 000～100 000 之间。非组蛋白与组蛋白不同,它有种属和组织特异性。在整个细胞周期都能合成。组蛋白与 DNA 的结合是非特异性的,而非组蛋白只与 DNA 上特异的核苷酸序列相结合。非组蛋白的功能:①能帮助 DNA 分子折叠,以形成不同的结构域,从而有利于 DNA 的复制和基因的转录;②协助启动 DNA 的复制;③控制基因转录,调节基因表达。

4. RNA　染色质中含有少量的 RNA,其含量有较大变化。这些 RNA 是染色质中的正常组分还是转录出来的各种 RNA 的残存,尚在探讨。

二、染色质的结构与染色体的构建

染色质与染色体是同一种物质的不同存在形式。然而,关于染色质如何包装成染色体至今尚有争议。现在人们公认,染色质的基本结构单位是在核小体的基础上,普遍接受染色体构建的多级螺旋结构模型(multiple coiling model)和染色体的支架—放射环结构模型(scaffold-radial loops structure model)。

1. 染色质的基本结构单位——核小体　1974 年,Kornberg 等人根据染色质的酶切降解和电镜观察,发现了称为核小体(nucleosome)的染色质基本结构单位,改变了人们对染色质结构的传统看法。20 世纪 70 年代以来的一些研究结果表明,染色质的基本结构并不是均匀划一的,而是由若干重复的亚单位所组成。如果用温和的方法裂解细胞核,将染色质铺展在电镜铜网上,通过电镜观察发现未经处理的染色质自然结构为 30nm 的细纤丝,经盐液处理后解聚的染色质呈现一系列核小体相互连接的串珠状结构,每个珠粒的直径为 10nm(图 11-8)。

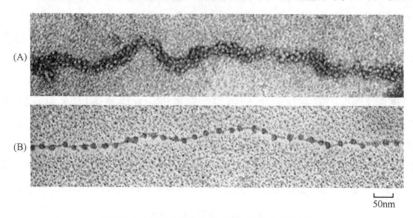

图 11-8　处理前后的染色质丝的电镜照片

(A)自然结构:30nm 的纤丝;(B)解聚的串珠状结构

注:(A)和(B)放大倍数相同

核小体是染色质的基本结构单位,每个核小体单位包括 200 bp 左右的 DNA、一个组蛋白八聚体及一分子的组蛋白 H1。组蛋白八聚体构成核小体的核心结构,相对分子质量约 100 000,由 4 种组蛋白(H2A、H2B、H3 和 H4)各 2 个分子组成。140 bp 的 DNA 在组蛋白八聚体外表缠绕 1.75 圈,形成核小体核心颗粒(nucleosome core particle);在相邻两个核心颗粒之间约 60 个 bp(0～80 bp)的 DNA 连线(linker),组蛋白 H1 位于连线上。组蛋白 H1 与 DNA 结合,锁住核小体 DNA 的进出口,从而稳定了核小体的结构。此外,组蛋白对 DNA 的活性具有一定程度的封闭式保护作用,紧密缠绕在组蛋白八聚体核心上的 DNA 不易被核酸酶水解,而不与组蛋白紧密结合的连线 DNA 容易被核酸酶所降解。用微球菌核酸酶(micrococcal nuclease)水解,可得到不含组蛋白 H1 的 140 bp 的 DNA 片段。实验表明核小体核心颗粒上的 DNA 长度是有一定稳定性的,并不因为生物种类或组织不同而变化(表 11-2)。不同生物组织来源的核小体 DNA 长度的变化,完全是由于核小体核心颗粒间的 DNA 连线长度的差异而导致的。现在一般认为,核小体核心颗粒与含 1 分子 H1 的连线共同组成一个完整的核小体。若干个核小体重复排列,便形成直径约 10nm 的串珠状纤维,即是染色质的基本结构(图 11-9)。

表 11-2　不同生物器官组织的核小体 DNA 长度之比较

染色质材料来源	核小体 DNA 长度(碱基对)	染色质材料来源	核小体 DNA 长度(碱基对)
红色面包霉	170	鸡红细胞	212
构巢曲霉	154	鸡肝	200
多头绒孢霉	150～170	小鼠(肝)	200
面包酵母	165	大鼠(肝)	205
海胆精子	260	兔大脑皮层神经元	160
海胆孵化囊胚	200	兔大脑非星形胶质细胞	200
海胆长腕幼虫	200	兔小脑神经元	200
非洲爪蟾胚胎培养细胞	200	兔肝	200

2. 染色体构建的多级螺旋化结构（四级结构）**模型**　由 DNA 与组蛋白包装成核小体，在组蛋白 H1 的介导下核小体彼此连接形成直径约 10nm 的核小体串珠结构，这是染色体构建的一级结构。不过，在活细胞中，染色质很少以这种伸展的串珠状形式存在。当细胞核经温和处理后，在电镜下往往会看到直径为 30nm 的染色质纤维。核小体如何包装成 30nm 的染色质纤维，其模型之一如图 11-10 所示。组蛋白 H1 具有成群地与 DNA 结合的特性，30nm 的螺线管是因 H1 分子聚集而导致的一种结构。在有组蛋白 H1 存在的情况下，由直径 10nm 的核小体串珠结构螺旋盘绕，每圈 6 个核小体，形成外径 30nm，内

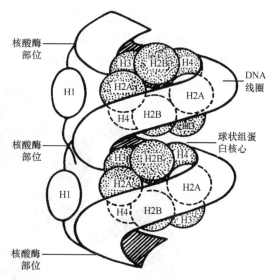

图 11-9　核小体结构模型示意图

径 11nm 的螺线管（solenoid）。组蛋白 H1 位于中空的螺线管内部，是螺线管形成和稳定的关键因素。螺线管是染色体构建的二级结构。

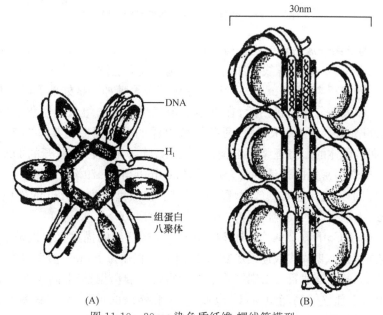

图 11-10　30nm 染色质纤维-螺线管模型

(A)正面观，示 H1 的作用；(B)侧面观

　　Bak 等（1977 年）从人胎儿离体培养的分裂细胞中分离出染色体，经温和处理后，在电镜下看到直径 $0.4\mu m$，长 $11\sim60\mu m$ 的染色线，称为单位线（unit fiber）；在电镜下观察，判明单位线是由螺线管螺旋化形成的直径为 $0.4\mu m$ 的圆筒状结构，称为超螺线管（supersolenoid），这是染色体构建的三级结构。

　　超螺线管进一步螺旋，形成长 $2\sim10\mu m$ 的染色单体，即染色体构建的四级结构。根据四级结构模型，从 DNA 到染色体经过了四个层次的包装：

$$\text{DNA} \xrightarrow{\text{压缩7倍}} \text{核小体} \xrightarrow{\text{压缩6倍}} \text{螺线管} \xrightarrow{\text{压缩40倍}} \text{超螺线管} \xrightarrow{\text{压缩5倍}} \text{染色体}$$

因此,在染色体的组装过程中,DNA分子的长度共被压缩了8000~10000倍(图11-11)。多级螺旋化模型对于细胞核中DNA分子的长度被压缩现象的解释似乎是合理的。

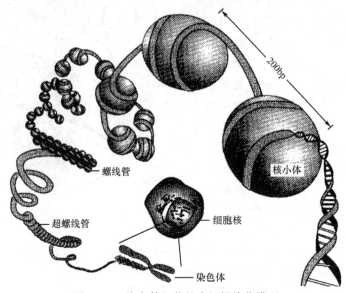

图 11-11　染色体组装的多级螺旋化模型

3. 染色体的支架—放射环结构模型　目前对染色质的包装,在一级和二级结构上有一致的认识,但从直径30nm的螺线管如何进一步包装成染色体尚存在有不同的看法。

Laemmli 等(1977 年)用 2 mol/L NaCl 或硫酸葡聚糖加肝素处理 HeLa 细胞中期染色体,除去组蛋白和大部分非组蛋白后,在电镜下观察到了由非组蛋白密集的纤维网构成的染色体支架(chromosome scaffold)。两条染色单体的非组蛋白支架,在着丝粒区域相连接,呈现出中期染色体的形态框架。电镜观察显示,除掉组蛋白的散开的 DNA 分子,围绕在骨架周围形成众多密集的连续的环。此后,Laemmli 等(1979 年)又做了一系列实验,并在此基础上提出了染色质包装的放射环结构模型。该模型认为,30nm 的染色线折叠成环,沿染色体纵轴,由中央向四周伸出,构成放射环(radial loop)。

J. Painta 和 D. Coffey(1984 年)对该模型进行了较详细的描述。首先是直径 2nm 的双螺旋 DNA 与组蛋白八聚体构成连续重复的核小体,其直径为 10nm。然后以 6 个核小体为单位盘绕成直径 30nm 的螺线管。由螺线管形成 DNA 放射环,据推测,高等真核生物染色质的放射环可能相当于独立的功能单位,即 DNA 复制和转录的单位,故又称复制环(replication loop)。每 18 个复制环呈放射状平面排列,结合在核骨架(非组蛋白)上形成微带(miniband),微带是染色体的高级结构单位,大约 10^6 个微带沿纵轴构建成染色体(图 11-12)。应该指出的是,对于放射环结构的染色质如何进一步组装成染色单体的细节,目前了解较少。

三、常染色质和异染色质

间期染色质可以按其形态表现和染色性能区分为两种类型:常染色质(euchromatin)和异染色质(heterochromatin)。

1. 常染色质　常染色质是指间期核中处于伸展状态,染色质丝(chromatin fiber)折叠

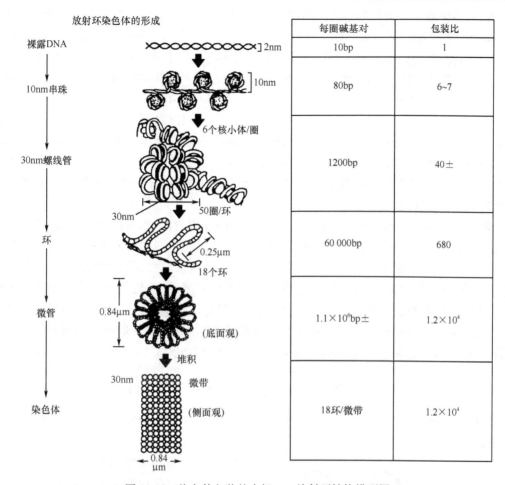

每圈碱基对	包装比
10bp	1
80bp	6~7
1200bp	40±
60 000bp	680
1.1×10^6bp±	1.2×10^4
18环/微带	1.2×10^4

图 11-12　染色体包装的支架——放射环结构模型图

压缩程度低,用碱性染料染色时着色浅的染色质。构成常染色质的 DNA 主要是单一序列 DNA 和中度重复序列 DNA(如组蛋白基因和酵母 tRNA 基因)。常染色质具有转录活性,是正常情况下经常处于功能活性状态的染色质,大部分位于间期核的中部(图 11-13),一部分介于异染色质之间,如在浆细胞(plasmatocyte)中,常、异染色质相间排列形成典型的车轮状图形。在核仁相随染色质中也有一部分常染色质,往往以袢环(loop)的形式伸入核仁内。常染色质并非所有基因都具有转录活性,处于常染色质状态只是基因转录的必要条件,而不是充分条件。在细胞分裂期,常染色质包装成染色体的臂。

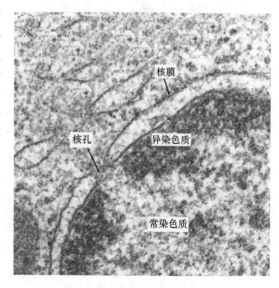

图 11-13　常染色质与异染色质

2. 异染色质　异染色质是指间期核中,染色质丝折叠压缩程度高,处于凝集状态,碱性染料染色时着色深的染色质。异染色质是转录不活跃或者无转录活性,与组蛋白结合紧密的 DNA 部位,常分布于间期核的周边(图 11-13),还有一些小部分与核仁相结合,围着核仁形成一层外壳,构成核仁相随染色质的一部分;异染色质又分为结构异染色质(constitutive heterochromatin)和兼性异染色质(facultative heterochromatin)。

结构异染色质是指在所有细胞类型,全部发育阶段中(除复制期以外)都处于聚缩状态的染色质,是异染色质的主要类型。结构异染色质在中期染色体上多定位于着丝粒区、端粒、次缢痕及染色体臂的某些节段;由相对简单、高度重复的 DNA 序列构成,如卫星 DNA(satellite DNA);具有显著的遗传惰性,不转录也不编码蛋白质;在复制行为上,与常染色质相比表现为晚复制、早聚缩。

兼性异染色质是指在某些细胞类型或在一定的发育阶段,原来的常染色质凝缩,并丧失基因转录活性,变为异染色质。兼性异染色质的总量随不同细胞类型而变化,一般在胚胎细胞中含量很少,而在高度特化的细胞内含量很多,这就说明,随着细胞分化,较多的基因依次以凝聚状态而关闭。因此,染色质的紧密折叠浓缩,可能是关闭基因活性的一种途径,例如雌性哺乳类细胞的两条 X 染色体,在胚胎发育的早期(约 16～18 天),有一条随机失活,凝集为异染色质状态。这条失活的 X 染色体凝集成核膜边缘的一块可被碱性染料深染的斑块,称 X 染色质(X chromatin)或巴氏小体(Barr body)。

四、人类染色体的结构和形态特征

中期染色体具有比较稳定的形态,它由两条相同的姐妹染色单体(sister chromatid)构成,彼此以着丝粒相连(图 11-14)。

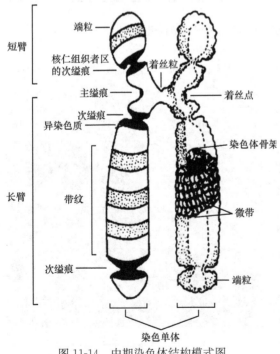

图 11-14　中期染色体结构模式图

1. 染色体各部的主要结构

(1) 着丝粒(centromere)与动粒(kinetochore):在两条染色单体相连处,染色体上出现的一个向内凹陷的缢痕,称为主缢痕(primary constriction)。着丝粒是指主缢痕处两条染色单体相连的中心部位,即主缢痕的内部结构。在着丝粒区的染色质为结构异染色质,由富含高度重复序列的 DNA 构成。

动粒是指在主缢痕处位于两条染色单体的外侧表层部位的特殊结构。它是微管蛋白的聚合中心之一,与纺锤丝微管接触。在哺乳动物细胞中,动粒的超微结构一般可分为三层:内板、中间间隙和外板。内板与着丝粒相联系,中间间隙电子密度低呈半透明状,动粒微管与内、外板相连,和内板相联系的染色质是与微管相互作用的位点。

(2) 染色体臂(chromosome arm)：着丝粒处将每个染色体(或染色单体)明显区分开的两段，叫染色体的臂，稍长些的称为长臂(q)，另一个即为短臂(p)。长臂与短臂之比称臂率，是识别染色体的一个参数。

(3) 次缢痕(secondary constriction)：除主缢痕外，在染色体上的浅染缢缩部位。它的数目、位置和大小是某些染色体所特有的形态特征，因此也可以作为鉴定染色体的标记。

(4) 核仁组织区(nucleolar organizing region, NOR)：位于染色体的次缢痕部位，但并非所有次缢痕都是核仁组织区。人类的核仁组织区位于13、14、15、21和22号染色体的次缢痕上。染色体核仁组织区是 rRNA 基因所在部位(5SrRNA 基因除外)，在细胞周期的间期，由这些部位形成核仁。

(5) 随体(satellite)：随体是指位于某些染色体末端的球形或棒形的染色体节段，通过次缢痕区与染色体主体部分相连。它是识别染色体的重要形态特征之一，带有随体的染色体称为随体染色体(satellite chromosome)。

(6) 端粒(telomere)：端粒是真核生物染色体末端的特殊结构。人类染色体末端普遍存在端粒结构。各类细胞端粒长度互有差异。体细胞端粒比生殖细胞短。端粒缩短，可能是人类细胞丧失复制能力的原因之一。端粒的生物学作用在于维持染色体结构的稳定性，防止染色体降解或端间融合，保证染色体 DNA 完全复制及参与其在核内的空间排布。

人类染色体端粒由一种"TTAGGG"DNA 重复序列组成，这段特殊的 DNA 序列由端粒酶(telomerase)合成。端粒酶是一种自带 RNA 引物的逆转录酶(reverse transcriptase)。端粒酶的存在可使染色体末端得以完全复制，保持端粒的长度不变。有研究表明，人类体细胞的端粒随年龄增高而缩短，所以，对端粒酶的研究已成为近年来国内外医学界研究的热点。抑制端粒酶活性在抗癌方面，激活端粒酶活性在延缓人类体细胞衰老方面各有应用价值。

(7) 染色体带(chromosome banding)：染色体的特定部位用一定的显带技术处理后，各条染色体沿其长轴显示出宽窄和亮度不同的带纹，称染色体带。例如用荧光染料显示的 Q 带，用 Giemsa 染色显示的 G 带和 R 带等。每条染色体都有其特定的，并稳定出现的带纹，它们是鉴别每条染色体的依据之一。

2. 染色体 DNA 关键序列　染色体要确保在细胞世代中的稳定性起码应具备三个结构要素。首先就是一个 DNA 复制起点，确保染色体在细胞周期中能够自我复制，维持染色体在细胞世代传递中的连续性；其次是一个着丝粒，使细胞分裂时复制了的染色体能平均分配到子细胞中；最后，在染色体的两个末端必须有端粒，使 DNA 完成复制，并保持染色体的独立性和稳定性。构成染色体 DNA 分子的这三个结构序列称为染色体 DNA 的关键序列(key sequence)(图 11-15)。近年来采用分子克隆技术把真核细胞染色体的复制起点、着丝粒和端粒这三个 DNA 关键序列分别克隆成功，并把它们相互搭配或改造而构成所谓"人造微小染色体"(artificial minichromosome)，用以研究这三种成份的结构与功能。

在基因工程中常用到的 YAC 载体，就是成功地将四膜虫的端粒与酵母的部分染色体(包括着丝粒 DNA 序列和自主复制 DNA 序列)拼接起来再导入酵母细胞，成为酵母人工染色体(yeast artificial chromosome, YAC)。

3. 人类的正常核型　核型(karyotype)是体细胞中染色体形态结构的总称。指染色体组在有丝分裂中期的表型，包括染色体数目、大小、形态特征的总和。核型分析是在对染色体进行测量计算的基础上，根据各染色体相对恒定的形态特征，进行分组、排列、配对并进

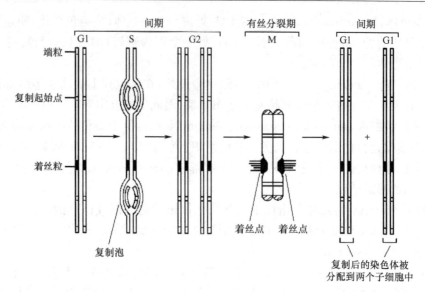

图 11-15　真核细胞染色体 DNA 的三个关键序列

行形态分析的过程。核型分析对于探讨人类遗传病的机制有重要意义。将一个染色体组的全部染色体逐个按其特征绘制下来,再按长短、形态等特征排列起来的图像称为核型模式图(idiogram),它代表一个物种的核型模式。

第3节　核　仁

核仁(nucleolus)是真核细胞间期核中最明显的结构。在光镜下的被染色细胞、相差显微镜下的活细胞或分离出的细胞核中都容易看到核仁,它们通常表现为单一或多个球形小体。核仁的大小,形状和数目随生物的种类、细胞类型和细胞代谢状态而变化。蛋白质合成旺盛、生长活跃的细胞如分泌细胞、卵母细胞及恶性肿瘤细胞的核仁大,可占核体积的25%,不具蛋白质合成能力的细胞如肌肉细胞、淋巴细胞和精子,其核仁很小,甚至没有核仁。

在细胞周期过程中,核仁又是一个高度动态的结构,在有丝分裂期间表现出周期性的消失与重建。真核细胞的核仁具有重要功能,它是 rRNA 合成、加工和核糖体亚基的装配场所。

核仁的化学成分中,蛋白质约占核仁干重的80%,包括核糖体蛋白、组蛋白、非组蛋白、DNA 聚合酶、RNA 聚合酶、ATP 酶等。RNA 约占 10%,DNA 占 8%,2% 为脂类等其他成分。RNA 多与蛋白质结合,成为核蛋白(RNP),DNA 在核仁染色质中。

一、电子显微镜下核仁的超微结构

在电镜下,核仁的超微结构与胞质中的大多数细胞器不同,它是裸露无膜的一种类似海绵的结构。根据电镜观察结合各种酶消化实验,判明核仁由四个特征性的基本结构部分组成,即核仁染色质、纤维结构、颗粒结构和基质(图 11-16)。

1. 核仁染色质(nucleolar chromatin)　电镜下表现为低电子密度的斑状浅染区,包埋在颗粒组分的内部。当用 RNA 酶除去核仁中的 RNA 时,可见到直径 10nm 左右的线状结

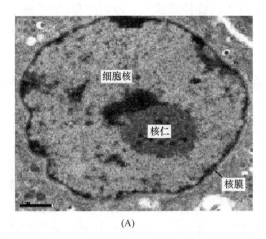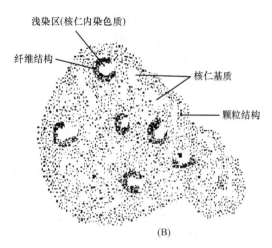

图 11-16 人成纤维细胞核和核仁

(A)电镜下的细胞核和核仁;(B)核仁结构模式图

构,它能被 DNA 酶与蛋白酶消化,说明它们是 DNA 和蛋白质的复合物,即染色质成分。实际上它们是伸入到核仁内的核仁组织区染色质,具有 rRNA 基因(rDNA),是组成核仁的关键结构成分。通常认为核仁染色质是染色体 NOR 在间期核的表现,NOR 中所含有的染色质叫核仁相随染色质(nucleolar associated chromatin),可分为两部分:一部分围绕在核仁周围,叫核仁周边染色质(perinucleolar chromatin),主要由异染色质组成;另一部分伸入核仁内,称核仁内染色质(intranucleolar chromatin),这部分主要是常染色质,其中 DNA 分子以袢环形式伸展到核仁的纤维结构部分,为合成 rRNA 提供模板。

2. 纤维结构(fibrillar component) 在电镜下观察,纤维结构是核仁超微结构中电子密度最高的部分。呈环形或半月形包围浅染区的核仁内染色质,通常由致密的纤维构成。这些纤维的主要成分是 RNA 和蛋白质,构成了核仁的海绵状网架。一般认为纤维结构是载有 rRNA 基因的 DNA 进行活跃转录、合成 rRNA 的区域。

3. 颗粒结构(granular component) 在代谢活跃的细胞的核仁中,颗粒组分是核仁的主要结构,由直径 15~20nm 的核糖核蛋白(RNP)颗粒构成,可被蛋白酶和 RNA 酶消化,这些颗粒是正在加工、成熟的核糖体亚基的前体颗粒,间期核中核仁的大小差异主要是由颗粒结构的数量差异造成的。

4. 核仁基质(nucleolar matrix) 核仁基质或称核仁骨架,是指将核仁用 RNA 酶和 DNA 酶处理过后,在电镜下看到的核仁的残余结构。核仁内染色质、纤维结构和颗粒结构这三种组分都淹没在这种无定形的核仁基质中。当用蛋白酶处理核仁时,染色质、纤维结构和颗粒结构均不被消化,但基质中的蛋白质被消化而使背景变得清晰。核仁基质与核基质相通,所以有人认为核仁基质与核基质是同一类物质。

二、核仁的形成

在细胞周期中核仁发生周期性的变化,一般认为这与核仁组织区的活动有关。间期细胞的核仁明显,rRNA 的合成活动旺盛;在有丝分裂前期,随着染色体的包装,rRNA 合成停止,核仁逐渐缩小,最后消失;当细胞进入分裂末期,rRNA 合成又重新开始,核仁又重新出现。

人类体细胞中有 5 对染色体,即 13、14、15、21 和 22 号染色体的次缢痕上,具有核仁组织区,每一个核仁组织区均能合成 rRNA,并产生许多核糖体颗粒。这样,它们开始形成 10个小的核仁,然后迅速生长并彼此融合成一个或几个大的核仁,但其中仍含有 10 个核仁组织区的 DNA 环。

三、核仁的功能

核仁的主要功能是合成 rRNA 和装配核糖体的大、小亚基。

1. rRNA 的合成、加工和成熟

(1) rRNA 基因:真核生物含有 4 种 rRNA,即 5.8S rRNA、18S rRNA、28S rRNA、及 5S rRNA,其中前三者的基因组成一个转录单位。人类基因组中的 rRNA 基因转录单位成簇分布在 5 条不同的染色体上。染色体原位分子杂交(in situ hybrdization)证实染色体的核仁组织区具有编码 rRNA 的基因,当用微束紫外线抑制核仁的活动时,即可阻止细胞质中 rRNA 数量的增加。事实表明,位于核仁组织区的 rDNA 是合成 rRNA 的模板。

rRNA 基因在核仁组织区是重复排列的。人类基因组中约含 200~250 个 rRNA 基因。这些基因重复排列,以便在细胞生长旺盛时,产生足够数量的 rRNA 来确保蛋白质合成机制的正常运转。每个具有转录活性的 rDNA 与不具转录活性的间隔 DNA 片段共同组成一个重复单位,若干个重复单位串联在一起组成核仁组织区的长轴 DNA 分子。

(2) rRNA 的合成:Miller 及其同事(1969 年)提出的染色质铺展技术对于了解 rRNA 基因的组织、排列和染色质结构做出了重要贡献,使人们有可能在电镜标本上看到由 rRNA 基因转录成 rRNA 的形态学过程。根据在两栖类卵母细胞和其他细胞中具有转录活性的 rRNA 基因的电镜观察,发现它们具有如下共同的形态特征:①染色质轴与转录产物呈紧密包装,表现很高的转录活性;②沿转录方向,新生的 rRNA 链逐渐增长,形似"圣诞树"状结构;③转录产物的纤维游离端(5′端)首先形成 RNP(rRNA 与蛋白质复合体)颗粒。这些形态特征是最直观的 rRNA 基因转录的证据(图 11-17)。

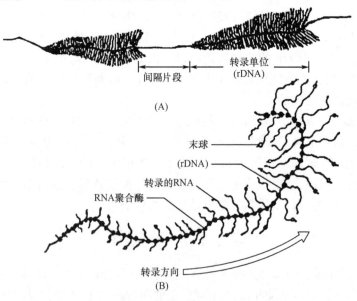

图 11-17　rDNA 转录 rRNA 电镜照片图解

(A)示 rDNA 重复排列;(B)放大的转录单位

rRNA 基因是由专一性的 RNA 聚合酶 I 进行转录的，在 rDNA 长轴纤维与 rRNA 细丝相连接的部位，可以分辨出有直径为 12.5nm 的颗粒附着，此即 RNA 聚合酶 I，它们一边读码一边沿着 DNA 分子由转录起点向转录终点移动，致使转录合成的 rRNA 分子逐渐加长。每个转录单位由 RNA 聚合酶 I 转录产生相同的初始转录产物——rRNA 前体，不同生物的 rRNA 前体大小不同，哺乳类为 45S rRNA，酵母为 37S rRNA。

真核生物的 5S rRNA 基因定位 1 号染色体上，不在核仁组织区。人类的 5S rRNA 基因也是成簇串联排列的，中间同样间隔以不被转录的片段。5S rRNA 基因由 RNA 聚合酶 Ⅲ 负责转录，转录后适当加工即参与核糖体大亚基的装配。

（3）rRNA 的加工和成熟：前体 rRNA 需经过一系列过程才能成熟。由于哺乳类的 rRNA 加工过程比较缓慢，其中间产物可从各种细胞中分离出来，因此哺乳类的 rRNA 加工过程比较清楚，其具体步骤如图 11-18 所示。

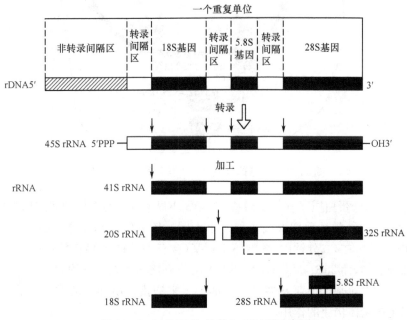

图 11-18　45SrRNA 前体加工过程示意图

在人类的 45S rRNA 前体上有 110 多个甲基化的核苷酸序列全部进入加工后成熟的 rRNA 分子中，据此认为，这些甲基化位点可能是加工过程中酶的识别标记。

2. 核糖体亚基的组装　原核细胞的 70S 的核糖体可离解为 50S 与 30S 两个亚基。在真核细胞中而 80S 的核糖体则可离解为 60S 与 40S 两个亚基，进一步由 28S rRNA、5.8S rRNA、5S rRNA 和 49 种蛋白质一起组成核糖体的大亚基，18S rRNA 与 33 种蛋白共同构成核糖体的小亚基。

核糖体大小亚基在细胞内常常游离于细胞质基质中，只有当小亚基与 mRNA 结合后，大亚基才与小亚基结合形成完整的核糖体。肽链合成终止后，大小亚基解离，又游离于细胞质基质中。核糖体大小亚基的组装是在核仁内进行的。如图 11-19 所示，45S rRNA 前体转录出以后，很快与蛋白质结合，组成大的核糖体蛋白颗粒。因此 rRNA 加工的对象不是游离的 rRNA，而是一种核糖体蛋白质。根据对带有放射性标记的核仁组分的分析，发现大部分核糖体蛋白质参与了 45S rRNA 的包装，在所形成的大核糖体蛋白颗粒中，还有核仁

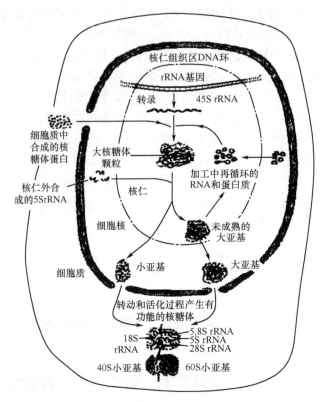

图 11-19 核糖体合成过程中核仁的功能示意图

内其他的 RNA 结合蛋白质。在加工过程中,45S rRNA 组成的大核糖体蛋白颗粒逐渐失去一些 RNA 和蛋白质,然后剪切形成两种大小不同的核糖体亚基前体。通过放射性脉冲标记和示踪实验表明,在 30 分钟内,核糖体小亚基(含有 18S rRNA)在核仁中首先成熟,并很快出现在细胞质中,而 28S、5.8S 和 5S rRNA 组装成核糖体大亚基约需 1 小时左右,所以核仁含有的核糖体大亚基比小亚基多得多。加工下来的蛋白质和小的 RNA 存留在核仁中,可能起着催化核糖体构建的作用。

一般认为,核糖体的成熟过程只发生在它们的亚基被转移到细胞质以后,这样便可以阻止有功能的核糖体与核内 mRNA 前体分子(hnRNA)接近,避免蛋白质合成过早发生。

四、核 仁 周 期

随着细胞周期的进行,核仁在形态和功能上发生周期性变化,称为核仁周期(nucleolar cycle)。当细胞进入有丝分裂时,核仁变形变小,染色质凝集,RNA 合成停止,核膜破裂,核仁消失。有丝分裂末期,核仁组织区 DNA 解聚,rRNA 合成重新进行,小核仁出现在核仁组织区周围。核仁组建过程中,需有 rRNA 基因的表达调控,以及原有的核仁成分起协助作用。

第4节 核 基 质

一、核基质的概念

以前人们把光镜下的间期细胞核内,除染色质和核仁外的不着色或者着色很浅的部分,称为核基质(nuclear matrix),认为它是以蛋白质为主要成分,包括酶类、水分和无机盐等组成的无定形液态物质。是细胞核内那些有形结构的环境。近年来。运用多种生化抽提技术结合电镜观察,发现在真核细胞的核内,除染色质、核膜与核仁之外,还有一个以蛋白成分为主的网架结构体系,这一网架体系最初由 Coffey 和 Berezey 等人(1974 年)从大鼠肝细胞核中分离出来,他们用核酸酶(DNA 酶和 RNA 酶)与高盐溶液对细胞核进行处理,将 DNA、组蛋白和 RNA 抽提后发现核内仍残留有纤维蛋白的网架结构,并将其称为核基质。因为它的基本形态与胞质骨架很相似,又与胞质骨架体系有一定的联系,因此称之为核骨架(nuclear skeleton)。核基质与核骨架具有同等含义。这里要讨论的核基质或核骨架是指间期核除核膜、核孔复合体、核纤层、染色质及核仁以外的由纤维蛋白构成的网架结构。显然它还没有包括核内的可溶性成分。

二、核基质的形态结构与基本组分

电镜观察表明,核基质是由一些直径 3～30nm 粗细不等的蛋白纤维和一些颗粒状结构相互联系构成的复杂的纤维网状结构,它与细胞质中的中间纤维有结构上的联系。核基质的成分较为复杂。现已测定出 10 多种蛋白质,相对分子质量是在 40 000～60 000 之间,主要是非组蛋白性质的纤维蛋白质,其中相当部分是含硫蛋白。核基质还含有少量的 RNA 和 DNA。一般认为 RNA 和蛋白质结合成核糖核蛋白复合物,是保持核基质的三维结构所必需的;而 DNA 则可能是染色质结构中的残余部分。

三、核基质的功能

目前的研究表明核基质除维持细胞核的形态结构外,还可能参与染色体 DNA 的有序包装和构建、真核细胞中 DNA 复制、基因表达以及核内的一系列生命活动。

1. 维持细胞核的形态结构　核基质遍布于核内空间,它与核孔复合体、核纤层相联系,为核内染色质提供了一个支架系统,并将核仁网络其中,为核内物质有序化分布提供了结构基础,同时与细胞骨架的中间纤维相联系,起到维持细胞核形态结构的作用。

2. 参与 DNA 包装和染色体构建　Laemmli 等(1977 年)观察到的染色体核心支架可能就是核基质的纤维。他于 1984 年证实,在间期核基质和染色体支架中均含有一种相对分子质量为 170 000 的蛋白质,这表明了两者的联系。J. Painta 等(1984 年)观察到间期核染色质以放射环的形式结合在核基质上构成微带。微带是染色体高级结构的单位,很多个微带沿纵轴构建成为染色单体。可见核基质对间期核内 DNA 的空间构型起着维系和支架作用,它们参与 DNA 超螺旋化的稳定和高序化的过程。

3. 参与 DNA 复制和转录　20 世纪 80 年代初,有人用大鼠再生肝细胞与体外培养的 3T3 成纤维细胞为材料,以 ^{3}H-TdR 进行脉冲标记,然后分离核基质,观察到与核基质紧密结合的 DNA 中含有大量新合成的 DNA。电镜放射自显影进一步表明,DNA 复制的位置遍布于核基质上,与 DNA 复制有关的酶,如 DNA 聚合酶 α 和拓扑异构酶Ⅱ等;DNA 复制的位点同 DNA 与核基质的结合位点是一致的;同时 DNA 复制起点只有与核基质结合才开始进行复制活动。

核基质也是 RNA 转录的位置。Jackson 等(1981 年和 1984 年)在 HeLa 细胞脉冲标记实验中证明,RNA 聚合酶在核基质上有结合位点,核基质上结合着具有转录活性的基因,同时也只有与核基质结合的基因才能被转录,而新合成的 RNA 也是结合在核基质上的。

一些实验提示,核基质可能是前体 mRNA 或核不均一 RNA(hnRNA)加工的场所。

提　要

细胞核是真核细胞内最大、最重要的细胞器。细胞核主要由核被膜、染色质、核仁及核基质构成。真核细胞几乎所有 DNA 都被整序在核内,它是遗传信息储存的场所。核内进行基因复制、转录和转录出的初级产物的加工等活动,从而控制着细胞的遗传与代谢。

核被膜与核孔复合体是真核细胞所特有的结构。界膜将细胞区分为核与质两个彼此独立又相互联系的功能区,从而使转录和翻译这两个基因表达过程在时空上分开。核孔复合体主要由环、辐和中央栓 3 种结构亚单位组成。构成核质间双向运输的亲水性通道,通过被动扩散和主动运输两种方式完成核物质的输入与输出。

染色质是间期细胞核内由 DNA、组蛋白、非组蛋白及少量 RNA 组成的纤维状复合结构。间期染色质分为常染色质和异染色质两类,异染色质又分为结构异染色质和兼性异染色质。按其功能状态又把间期染色质分为活性染色质与非活性染色质。

构成真核细胞染色质的 DNA 序列的组织性比原核细胞复杂,包括单一序列,中度重复序列和高度重复序列。染色质 DNA 结合蛋白有两类,一类是组蛋白,与 DNA 非特异性结合,是构成染色质的基本结构蛋白;另一类是非组蛋白,它只与 DNA 上特异的核苷酸序列相结合,是重要的基因调控蛋白。

核小体是构成染色质的基本结构单位,每个核小体由组蛋白八聚体核心颗粒及 200 bp 左右的 DNA 和一分子组蛋白 H1 组成。

染色体是细胞在有丝分裂时遗传物质存在的特定形式,是间期染色质紧密包装的结果,现在有多种模型解释染色体的构建,其中多级螺旋模型和支架—放射环模型获得公认。

中期染色体具有比较稳定的形态,主要结构包括染色体臂、着丝粒与动粒、次缢痕、核仁组织区、随体和端粒。细胞染色体组在有丝分裂中期的表型称为核型,核型具有物种特异性。构成染色体 DNA 的三种关键序列是:自主复制 DNA 序列、着丝粒 DNA 序列和端粒 DNA 序列。

核仁是真核细胞间期核中最显著的结构。由核仁染色质、纤维结构、颗粒结构和基质四部分组成。核仁的主要功能是合成除 5S rRNA 之外的所有 rRNA 及装配核糖体亚基。

在真核细胞的核内,除核膜、核孔复合体、核纤层、染色质及核仁外,还有一个以蛋白质成分为主的网架结构体系,称之为核基质。这一结构体系与 DNA 复制、基因表达及染色体构建有着密切的关系。

Synopsis

The cell nucleus, containing the nuclear envelope, chromatin, nucleolus, nuclear matrix, is usually the most prominent organelle in a eukaryotic cell, almost all the DNA that located in the nucleus, where undertakes gene replication, transcription, processing and so on, acts as the genetic information store in eukaryotic cell, controlling the heredity and metabolism.

The nuclear envelope and nuclear pore complex are specific structure in eukaryotic cell. The barrier membrane divides cell into nuclear and cytoplasm which links and independents each other, causing the transcription and translation separately. Nuclear pore complex including ring, spoke and central plug, is a hydrophilic channel for bidirectional translocation between the nuclear and cytoplasm, completing the import and export for the nuclear substances via passive diffusion and active transport.

Chromatin, fibrous composited structure, is composed of DNA, histone, nonhistone and a little RNA in the interphase of cell nucleus. Interphase chromatin, contain euchromatin and heterochromatin that contains structural heterochromatin and facultative heterochromatin. According to its functional states, interphase chromatin includes active chromatin and inactive chromatin.

Chromatin DNA sequence in the eukaryotic cell is more complex than in the prokaryotic cell, including single sequence, medium repeating sequence and highly repeating sequence. Chromatin DNA-binding protein contains two sorts, one is histone, a structural protein, binding with DNA nonspecificity; the other is nonhistone, an important gene regulated protein, binding with the specific sequence of DNA.

Nucleosome is the basic structural unit of chromatin, comprised of histone octamer core granule, approximately 200bp DNA and a molecular of histone H1.

Chromosome, a specific form of genetic information store, is the result of enclosing tightly of interphase chromatin. Many models explain the establishment of the chromosome, especially the multiple coiling model and scaffold-radial loops, were received in the public recognition.

Metaphase chromosomes mainly include chromosomal arm, centromere and kinetochore, secondary constriction, nucleolus organizer region, satellite and telomere, which have a stable shape. The phenotype of genome in the metaphase of mitosis is called karyotype, which has species specificity. The key sequences comprised of chromosomes DNA are independently replicated DNA sequences, centromere DNA sequences and telomere DNA sequences.

Nucleolus, including nucleolar chromatin, fiber structure, granules structure and matrix, acting on the synthesis of all the rRNA and fixture of ribosomal subunit except for 5SrRNA, is the most prominent structure in the interphase nucleus of eukaryotic cell.

In the nucleus of eukaryotic cell, there is a net structural system that mainly constituted proteins, called nuclear matrix, which correlated to DNA replication, gene expression and chromosomes construction.

复习思考题

1. 细胞核膜的出现在细胞进化过程中有什么重要意义？
2. 简述核孔复合体的结构与功能。
3. 常染色质与异染色质在结构与功能上有什么差别？相互之间有什么联系？
4. 试述核小体的结构要点及主要实验证据。
5. 比较染色体四级结构模型与染色体支架——放射环模型的异同。
6. 解释染色体的关键序列及其主要作用。
7. 简述核仁的超微结构和功能。
8. 核基质的结构如何？有何功能？

（张　娟）

第 12 章 细胞中遗传信息的传递及其调控

基因是细胞内遗传物质的最小功能单位,负载有特定遗传信息的 DNA 片段,其结构一般包括 DNA 编码序列、非编码调节序列和内含子。基因的功能是为生物活性物质编码,其产物为各种 RNA 和蛋白质。蛋白质是生命活动的执行者,基因能通过转录和翻译,由 DNA 决定蛋白质的结构,从而决定蛋白质的功能;基因还通过复制将遗传信息代代相传。

第 1 节 中 心 法 则

Crick 先后(1958 年、1971 年)提出和修正的分子生物学中的中心法则(central dogma),已成为近代生物科学中最重要的基本理论之一。中心法则阐明了从 DNA 到蛋白质的遗传信息流向和过程。最初的中心法则认为:

(1)遗传信息包含在 DNA 的碱基顺序中,通过 DNA 的复制使其代代相传;

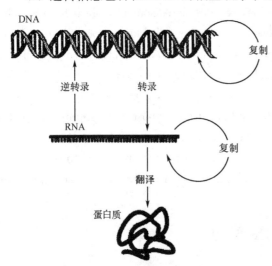

图 12-1 遗传信息传递的中心法则示意图

(2)DNA 遗传信息通过转录传递给 mRNA 分子,再通过 mRNA 把分子中的遗传信息"解读"(翻译)为多肽链上的氨基酸顺序;

(3)遗传信息的传递可以由 DNA 到 DNA,DNA 到 RNA,RNA 到蛋白质,遗传信息一旦进入蛋白质就不能再传出。

以上观点涵盖了大多数生物遗传信息储存和表达的基本规律(图 12-1)。

1970 年,Termin 发现了逆转录和逆转录酶(reverse transcriptase),表明少数 RNA 也是遗传信息的携带者,是另一种遗传信息的流动方向,对中心法则进行了补充和发展。例如 RNA 病毒,它的遗传信息蕴藏在 RNA 分子上,这种病毒侵入宿主正常细胞后,在其内可以复制,也可以在逆转录酶的作用下,将它的遗传信息反转录为 DNA,然后翻译为蛋白质。

1982 年,S. D. Prusiner 提出"朊蛋白"(即蛋白质感染因子)概念,表明蛋白质也可能是遗传信息的载体,这一观点对"中心法则"提出了又一次挑战。

下面以中心法则为线索讨论基因信息传递的基本过程以及一些调控特点。

第 2 节　遗传物质的储存和 DNA 的复制

核膜的存在使遗传物质在细胞内有一个比较固定的区域和比较稳定的内环境,避免了细胞中其他生化反应对 DNA 分子的影响。DNA 分子和组蛋白构建的染色质的各级结构的存在,更使 DNA 分子在细胞内的保存有了有序的完善的基础,也使染色质在细胞分裂时准确的分配有了结构基础。

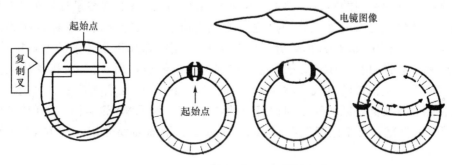

图 12-2　原核细胞 DNA 复制

DNA 复制过程极其复杂,至今对其详尽过程还不完全清楚。由于原核细胞 DNA 复制的过程相对比较简单(图 12-2),有关 DNA 复制的过程多数是从原核细胞中获得的。近年来,对于真核细胞 DNA 复制的特点已有叙述(相关内容见第 3 章第 6 节细胞内的生物大分子),但是也有一些其他进展,如在复制方向问题上的认识(图 12-3)。

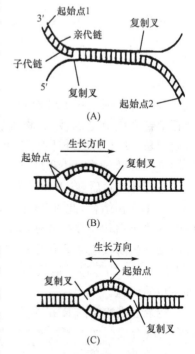

图 12-3　DNA 复制方向的三种
可能性

(A)2 个复制起始点,2 个复制叉;(B)1 个复制起始点,1 个复制叉;(C)1 个复制起始点,2 个复制叉

第 3 节　基因转录和转录后的加工

一、遗传信息转录

生物遗传性状的表达与生理功能的实现,完全依赖于细胞核能转录出执行各种不同功能的 RNA。遗传信息的转录过程是指 DNA 互补合成 RNA 的过程,是细胞中蛋白质合成的第一步。转录在细胞核中进行,转录是以 DNA 的一条链($3'\rightarrow5'$反编码链)为模板(图 12-4),在 RNA 聚合酶的作用下,利用核基质内的 4 种核苷酸(ATP、GTP、CTP、UTP)为原料,通过碱基互补配对原则,合成一条单链的 RNA,RNA 合成的方向是 $5'\rightarrow3'$。转录的终产物为 RNA,包括 mRNA、tRNA、rRNA 等。初级的 RNA 产物都需要经过加工和修饰,才能形成成熟的 RNA,具备正常的功能活动。

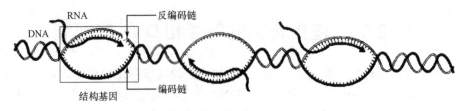

图 12-4　遗传信息的不对称转录模式图

在真核细胞中基因的转录要比原核细胞复杂得多,真核细胞转录形成的 RNA 前体分子通常需要经过复杂的加工修饰过程才能成为成熟的功能形式。这种合成和修饰过程均发生在细胞核中,mRNA 前体分子经 3′端和 5′端修饰和整个分子的重新拼接后,进入细胞质完成翻译过程。rRNA 分子也是在细胞核中经剪切后,组装成核糖体亚基形式进入细胞质参与蛋白质的合成。tRNA 分子的修饰同样发生在细胞核中。而在原核细胞中转录和翻译是在同一区域完成的;原核细胞中只有一种 RNA 聚合酶,在真核细胞中有三种 RNA 聚合酶分别催化产生不同的 RNA 分子。下面简要介绍几种 RNA 的转录和加工。

二、mRNA 前体的转录和加工

mRNA 是三种 RNA 分子中唯一具有编码蛋白质功能的分子,其前体是由结构基因在 RNA 聚合酶 II 催化下转录形成的。由于前体分子的大小各不相同,因此被称为核不均一RNA(heterogeneous nuclear RNA,hnRNA),hnRNA 需要经过剪切修饰才能成为成熟的mRNA。

参与真核细胞转录过程的有一类特殊的蛋白因子,它们能够与 DNA 分子的特殊序列相结合来调节基因转录,称为转录因子(transcription factor,TF)。研究比较清楚的转录因子是 TFIID,此外还有 TFIIB、TFIIE、TFIIS 等,它们是聚合酶 II 作用必需的。在结构基因的转录中,TFIID 首先与 DNA 分子上的 TATA 框结合,形成稳定的 TFIID-DNA 复合体,随后 TFIIB 与 RNA 聚合酶 II 结合形成 RNA 聚合酶 II-TFIIB 复合体,两个复合体互相结合,此时 TFIIB 显示出 ATP 酶活性,通过水解 ATP 提供能量,使复合体中的某些蛋白构象发生改变,与此同时也使 DNA 双螺旋局部解旋,开始进行转录。在转录产物延长阶段起主要作用的是 TFIIE 和 TFIIS,二者形成复合体,使 RNA 延长并阻止 RNA 聚合酶 II 过早地从 DNA 模板上脱落。而有关转录终止机制目前尚不清楚,有待进一步的研究。

转录形成的前体 RNA 需要经过加工过程成为成熟的 mRNA,才能进入细胞质中进行蛋白质的合成。加工剪切过程主要包括戴帽、加尾和剪接。

1. 戴帽　戴帽(capping)是指对 hnRNA5′端进行化学修饰,即首先在 mRNA5′端第一个核苷酸上接上一个三磷酸鸟嘌呤,然后在甲基酶的作用下,在鸟嘌呤第七位的氮上进行甲基化,形成一个 7-甲基鸟苷三磷酸(m7G)的帽子结构,同时在原来第一个核苷酸的 2′氧上也进行甲基化,这样一个帽带有两个甲基。mRNA 戴帽的作用之一是可封闭 mRNA5′端,使其不再连接核苷酸,同时也可防止在转运时被核酸酶水解,加强 mRNA 的稳定性;第二是帽子结构能被核糖体小亚基所识别,从而有利于 mRNA 最初翻译的准确性。

2. 加尾　加尾(tailing)是指对 mRNA3′的修饰过程,在腺苷酸聚合酶的作用下,在 3′

端加上由 200～250 个腺苷酸组成的 PolyA 尾巴。加尾一方面可以使 mRNA3′端稳定,防止被核酸酶水解;另一方面它有利于 mRNA 由细胞核到细胞质的转运。

3. 剪接　基因的转录是以一段连续的 DNA 碱基序列为模板进行的,在它的初级转录产物中包含有内含子和外显子序列,在形成成熟的 mRNA 过程中,需要将内含子切除,形成由连续编码的碱基序列组成的模板序列来指导蛋白质的合成。剪接(splicing)就是将前体分子中的内含子切除掉,将外显子拼接的过程。在对真核生物的外显子和内含子的相邻序列进行研究时发现,内含子常常以 GT 开始,而以 AG 结束,被认为是真核生物基因特有的剪切信号,也称为剪切点(splicing site)。几乎在所有真核细胞基因的内含子中都遵循这种 GT-AG 规则,表明在细胞中这类内含子存在着共同的剪切机制。

完成 hnRNA 的剪切需要有三个必需的序列:①5′GT 序列;②3′AG 序列;③分支点(branch point)位于内含子上游 30 个碱基处,为一高度保守的 A 序列。通过基因点突变研究表明,剪切点 GT 或 AG 的突变均可以阻止剪切的出现。如人类的 β 珠蛋白生成障碍性贫血就可能是由于 β 珠蛋白的 hnRNA 的内含子剪切点顺序发生了改变,从而不能形成成熟的 β 珠蛋白 mRNA,因而不能合成正常的血红蛋白而导致疾病。

mRNA 的剪接是通过剪接体(splicesome)完成的。剪接体的大小约为 60S,它由数种小分子核糖核蛋白颗粒(small nuclear ribonucleoprotein particle,snRNP)组成,snRNP 是由细胞核中存在的一类小分子核 RNA(small nuclear RNA,snRNA)和蛋白质组成,常见的 snRNA 以 U1～U6 表示,除 U6snRNA 由 RNA 聚合酶Ⅱ转录外,其他 snRNA 均由 RNA 聚合酶Ⅲ催化合成。snRNA 不游离存在,而是与特定的蛋白形成复合物,即 snRNP。剪接过程首先是 U1snRNP 结合到具有 5′帽结构的 hnRNA 内含子 5′剪切点,随后 U2snRNP 结合到内含子分支点,这一过程需要 ATP 的供能。然后 U4、U5、U6snRNP 以复合体形式结合于内含子上形成剪接体,共同完成剪接过程(图 12-5)。

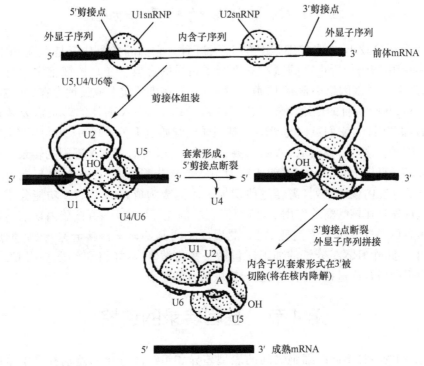

图 12-5　小分子核 RNA 作用示意图

三、rRNA 前体的转录和加工

真核细胞中的 rRNA 基因以串联的形式排列于特定的核仁染色质区段，为多拷贝基因，人体细胞每个单倍体基因组中约包含有 200～250 个 rRNA 基因拷贝，在每个基因之间有不转录的间隔序列 DNA 分隔开来，这种间隔序列的长度在不同种属的生物间差别较大。每个基因由 3 个外显子和 2 个内含子组成，3 个外显子依次为编码 18S rRNA、5.8S rRNA、28S rRNA 的前体序列，共同组成一个转录单位。在 RNA 聚合酶 I 催化下转录形成原始rRNA 前体——45S rRNA，最终剪切成为 28S、18S 和 5.8S 三种 rRNA。

在细胞核内 rRNA 前体的合成除了需要有编码 rRNA 的基因、RNA 聚合酶 I 和 4 种核苷三磷酸外，还需要有两种转录因子：B 因子和 S 因子的帮助。在 rDNA 启动子上存在有B 因子结合所必需的一个核心序列和一个上游序列，B 因子能直接与启动子特异序列结合；S 因子能使这种结合的亲和力加大。在转录时，首先是 B 因子和 S 因子与 rDNA 的启动子结合，然后再与 RNA 聚合酶 I 结合，形成一个起始复合物，使转录得以启动。当第一个rDNA 拷贝的转录完成以后，RNA 聚合酶 I 并不离开 DNA，而是再启动下一个 rDNA 的转录，直至完成在染色质上串联排列的多个 rDNA 拷贝的转录。

rRNA 前体的另一种加工形式是甲基化，甲基化主要发生在核糖的 $2'$-羟基，一般认为，这种化学修饰有利于前体 rRNA 的有效裂解。

5S rRNA 是一类比较特殊的 rRNA 分子。与其他类型的 rRNA 分子不同，它不是由核仁组织者 DNA 转录产生的，而是由核仁外的基因编码的。5S rRNA 基因也是串联排列的多拷贝基因，在 RNA 聚合酶 III 的作用下从 5S rDNA 转录出 5S rRNA。5S rRNA 的基因中无内含子存在，所以不需要进一步的剪接加工，即可转运到核仁中，直接参与核糖体大亚基的组装。

四、tRNA 前体的转录和加工

tRNA 分子量较小，在真核细胞中有 50～60 种。它们的主要功能是识别 mRNA 中的密码子并携带由密码子所指定的氨基酸进行蛋白质的合成。在真核细胞中含有多个编码tRNA 的基因，人类基因组中含有 1300 个拷贝，它们在染色质上成簇地存在，并被间隔序列分开，在 RNA 聚合酶 III 的作用下转录出 tRNA 前体。tRNA 前体的转录需要两种转录因子，TF III B 和 TF III C，它们可以与 tRNA 基因转录起始点下游 $+10$～$+60$ 的两个特殊区段结合形成复合物，该复合物与 RNA 聚合酶 III 结合，可以启动 tRNA 基因的转录。

通常认为，真核生物的 tRNA 前体约为 100 个核苷酸长度，在它们的 $5'$ 端存在有附加序列，还有的存在内含子序列，需经过剪切加工才能成为成熟的 tRNA 功能分子。在加工的过程中，首先是在核酸酶的作用下，剪切掉 $5'$ 端的先导序列，再由核酸内切酶剪切掉内含子序列，然后再通过两步需要消耗 ATP 的反应将两侧外显子拼接起来，最后形成成熟的tRNA 分子。此外 tRNA 分子的加工还包括一些化学修饰，如将 $3'$ 端残基用 CCA 序列取代，以便为蛋白质合成过程中携带氨基酸提供结合的位点。

第 4 节　基因转录的调控

真核生物的各种不同的细胞之间的表型差异和组织间分化的差别都是由编码蛋白质

表达的不同造成的,在细胞的生长和分化过程中,遗传信息的表达严格按照一定的时间和空间顺序进行。基因表达的调控可以在转录水平、RNA 加工水平、RNA 转运水平、翻译水平、mRNA 降解速度和蛋白质活性水平上进行。对于大多数基因来说,转录水平是最重要的控制点。

关于真核细胞内基因转录的调控机制,目前被普遍接受的说法是在真核细胞中存在有多种被称为基因调节蛋白的特异性 DNA 结合蛋白,它们能够与靶基因(target gene)相邻的 DNA 序列结合,从而促进或抑制该基因的转录,通常将这类基因调节蛋白叫做反式作用因子(trans-acting factor),将它们所识别的 DNA 序列叫做顺式作用元件(cis-acting element)。顺式作用元件是对基因表达有调节活性的 DNA 序列,其活性只影响与其同处在一个 DNA 分子上的基因,这种 DNA 序列一般不编码蛋白质,其位置多位于基因旁侧或内含子中。基因转录活性的调节是通过反式作用因子与顺式作用元件相互作用而实现的。

一、调控的顺式作用元件

1. 启动子(promotor)　启动子是决定细胞基因转录起始、能被 RNA 聚合酶所识别并结合的特异性 DNA 序列,它是基因准确和有效地进行转录所必需的结构。编码蛋白质的基因启动子和启动子上游序列中有三种短序列,TATA 框、CAAT 框和 GC 框,其中 TATA 框对转录起始影响较小,而 CAAT 框和 GC 框对转录起始有较强的调节作用。

2. 增强子(enhancer)　增强子是一种能增强真核细胞中某些启动子功能的调节序列,通过启动子提高靶基因的转录速率。增强子在 DNA 双链中没有 5′端与 3′端限定的方向,其作用不受序列方向性的限制,而且在离启动子相对较远的上游或下游都能发挥作用,还有的增强子位于基因的中间。增强子一般有组织或细胞特异性。

在顺式作用元件中存在一种与增强子作用相反的沉默子(silencer),它是一种负调控元件,参与基因转录的负调控(negative regulation)。

二、调控的反式作用因子

参与基因转录调控的反式作用因子均可称为转录因子(transcription factor),其中一类是在 mRNA 基因转录中与启动子 TATA 框结合而起始转录的通用转录因子,比如 TFⅡD、TFⅡB、TFⅡE 等等;另一类是与顺式作用元件中 DNA 调节序列结合的特定的转录因子,即基因调节蛋白。

反式作用因子的作用特点是:①能识别启动子、启动子近旁和增强子等顺式作用元件中的特异靶序列。②对基因表达具有正调控(positive regulation)和负调控作用,即可激活或抑制基因的表达。它们必需具备识别与结合特定序列、聚合酶、其他转录因子并进行作用的能力。所以反式作用因子存在三个功能域(functional domain):识别结构域、转录活性域及与其他蛋白的结合域。

三、顺式作用元件和反式作用因子的相互作用

表达的调控是通过反式作用因子与顺式作用元件的相互作用实现的。在目前发现的反式作用因子中常显示以下几种结构域。

1. α 螺旋-转角-α 螺旋结构域　α 螺旋-转角-α 螺旋结构域(helix-turn-helix motif)是

最简单的 DNA 结合蛋白域,数百种 DNA 结合蛋白分子中存在该种结构域。如 λ 噬菌体中的 cro 蛋白、大肠杆菌中的分解代谢基因活化 CAP 蛋白等。特点是具有 2 个 α 螺旋,螺旋之间有短的转角结构,两螺旋呈一固定的角度,羧基末端的 α 螺旋为识别螺旋,与 DNA 双螺旋的大沟结合。在与 DNA 特异结合时以二聚体形式发挥作用。

2. 锌指型结构域 锌指型结构域(zinc finger motif)首先发现于 RNA 聚合酶Ⅲ作用所需的转录因子 TFⅢA 中。锌指结构约含有 30 个氨基酸,其保守序列为 Cys-X2-Cys-X3-Phe-X5-Len-X2-His-X2-His,其中有 2 个半胱酸残基和 2 个组氨酸残基,同 Zn^{2+} 形成配位键。每个蛋白质分子可有 2~9 个这样的锌指重复单位,如转录因子 SP1 有 3 个锌指结构,与 GC 框结合;TFⅢA 有 9 个锌指结构,结合于 DNA 大沟。

3. 亮氨酸拉链结构域 亮氨酸拉链结构域(leucine zipper motif)由伸展的氨基酸组成,肽链中每隔 6 个氨基酸就有一个亮氨酸残基,呈现特有的亮氨酸残基肽段。一条多肽链的亮氨酸拉链与另一条多肽链的亮氨酸拉链相互作用形成二聚体。亮氨酸拉链往往与癌基因的表达调控有关。

4. 螺旋-环-螺旋结构域 螺旋-环-螺旋结构域(helix-loop-helix,HLH)由三部分组成,其两端为既亲水又亲脂的两性螺旋区,中间是一个或几个转角组成的环区。螺旋在 HLH 蛋白质与 DNA 结合过程中起重要作用。该类蛋白因子只有在形成同源的或异源的二聚体时才能与 DNA 相结合。在哺乳动物中,与肌细胞分化有关的反式作用因子 MyoD 就是具有这类结构域的转录因子。

在反式作用因子与顺式作用元件相互作用过程中,一般情况下是一种转录因子与一个特定的 DNA 序列相结合,但是也存在一种反式作用因子能与一种以上的顺式作用元件相结合,以及一个顺式作用元件可作为多种反式作用因子的作用靶点的情况。此外,某些反式作用因子的活性可通过不同的 RNA 水平剪切和翻译后的修饰而受到调控,这些作用的方式和其变化形式均体现出在真核生物中基因转录调节的精确性和灵活性,并具有重要的生物学意义。

第5节 mRNA 遗传密码和 tRNA

遗传信息蕴藏在 DNA 分子的核苷酸序列中,通过转录传递到 mRNA 分子上,mRNA 也是由 4 种碱基组成,这 4 种碱基是如何决定 20 种氨基酸参与蛋白质的合成呢?

一、遗传密码

1961 年,Crick 等用遗传学方法证明了 DNA 分子上 3 个相邻核苷酸构成 1 个三联体,决定多肽链上的 1 个氨基酸。1966 年,W. Nirenberg 等用人工合成法制备的已知碱基成分的 mRNA,加入大肠杆菌磨碎,制成的无细胞提取液,其中含有各种氨基酸、酶、核糖体、ATP 等合成蛋白质所必需的物质。他们发现,只含尿嘧啶的 mRNA,即 UUUUUU……,所得的肽链为苯丙-苯丙……,说明 UUU 是苯丙氨酸的密码子。如果加入的 mRNA 是 AAAAAA……,则合成的是赖氨酸-赖氨酸……,说明 AAA 是赖氨酸的密码子。经过一系列的实验后,1967 年确定了决定 20 种氨基酸的全部密码子。20 种氨基酸的密码子被列成遗传密码表(表 12-1)。

表 12-1　遗传密码表

第1个核苷酸(5′端)	第2个核苷酸				第3个核苷酸(3′端)
	U	C	A	G	
U	UUU 苯丙	UCU 丝	UAU 酪	UGU 半胱	U
	UUC 苯丙	UCC 丝	UAC 酪	UGC 半胱	C
	UUA 亮	UCA 丝	UAA 终止	UGA 终止	A
	UUG 亮	UCG 丝	UAG 终止	UGG 色	G
C	CUU 亮	CCU 脯	CAU 组	CGU 精	U
	CUC 亮	CCC 脯	CAC 组	CGC 精	C
	CUA 亮	CCA 脯	CAA 谷酰	CGA 精	A
	CUG 亮	CCG 脯	CAG 谷酰	CGG 精	G
A	AUU 异亮	ACU 苏	AAU 天酰	AGU 丝	U
	AUC 异亮	ACC 苏	AAC 天酰	AGC 丝	C
	AUA 异亮	ACA 苏	AAA 赖	AGA 精	A
	AUG 甲硫(起始)	ACG 苏	AAG 赖	AGG 精	G
G	GUU 缬	GCU 丙	GAU 天冬	GGU 甘	U
	GUC 缬	GCC 丙	GAC 天冬	GGC 甘	C
	GUA 缬	GCA 丙	GAA 谷	GGA 甘	A
	GUG 缬	GCG 丙	GAG 谷	GGG 甘	G

遗传密码"解读"是从靠近 mRNA 5′末端的起始密码开始,每 3 个相邻碱基三联体(triplet),决定多肽链中的一个氨基酸。故又可把 mRNA 上的三联体称之为密码子(codon)。

在 64 个密码子中有 61 个是为 20 种氨基酸编码,其中有一个密码子——AUG,如果位于 mRNA 的起始端,则表示蛋白质合成的"起步"信号,称为起始密码子(start codon)。如果位于 mRNA 分子中,则为编码蛋氨酸(或称甲硫氨酸)的密码子。另外还有 3 个密码子:UAA、UAG、UGA,它们并不编码任何氨基酸,在蛋白质合成时,它们都是肽链合成的终止信号,把这 3 个密码子称为终止密码子(termination codon)。mRNA 上的 64 种密码子总称为遗传密码(genetic code)。

二、遗传密码的特征

遗传密码具有以下几个特征。

1. 通用性　上述遗传密码通用于整个生物界,包括病毒、细菌、植物、动物以及人类,都使用同一遗传编码。但也有例外,在线粒体中有不同于核 DNA 的编码,如 AUA 编码蛋氨酸;CUA 编码苏氨酸;UGA 不是终止密码子,而是编码色氨酸的密码子。AUG 在真核生物和原核生物中含义不同,分别编码甲硫氨酸和甲酰甲硫氨酸。

2. 兼并性　密码子有 64 个,除 3 个为终止密码子 UAA、UAG、UGA 外,还有 61 个为编码氨基酸的密码子。而氨基酸只有 20 种,这样,一些氨基酸的对应密码子就不止一种。只有色氨酸和甲硫氨酸对应的是一种密码子,其他 18 种氨基酸的对应密码子都在 2 个以上。一种氨基酸由 2 个或 2 个以上密码子所决定的现象,称为密码子的兼并性(degeneracy)。而决定同一个氨基酸的密码子称为同义密码子(synonymous codon)。同义密码子的共同特点是第 1、2 碱基相同,第 3 碱基不同。例如,GCU、GCC、GCA、GCG 都是编码丙氨酸的密码子,其中第 1、2 碱基都是 GC,而第 3 碱基分别为 U、C、A、G,可见第 1、2 碱基在决定氨基酸方面作用更大。

另外,密码子中的 AUG,它既是起始密码子,又是甲硫氨酸的密码子,1 个密码子有两种作用,称为密码子的兼职性。

3. 方向性 mRNA 分子上的遗传密码的阅读方向是 $5' \rightarrow 3'$。例如,$5'$-UUG-$3'$为编码亮氨酸的密码子,而 $3'$-UUG-$5'$为编码缬氨酸的密码子,所以两者阅读方向是不同的。

4. 摇摆性 由于密码子有兼并性,所以反密码子与密码子配对并不十分严格,但密码子的第 1、2 碱基必须准确配对,而第 3 碱基可以摇摆。例如,反密码子 CGG,可以与密码子 GCC 配对,也可以与 GCU、GCA、GCG 配对,它们都是编码丙氨酸的密码子,称为密码子的摇摆性(webble)。

5. 连续性、不重叠性和无标点性 密码子是不重叠的、无标点的,沿着 mRNA$5' \rightarrow 3'$方向一个接一个地阅读。

三、tRNA 的结构和功能

tRNA 一般由 70～80 个碱基组成,有类似三叶草形的结构。4 个主干由碱基互补配对形成假双链,从 $5' \rightarrow 3'$依次为 D 环、反密码环、额外环、TΨCG 环和氨基酸臂。氨基酸臂的 $3'$端都是 CCA,它是通过酶的催化加上去的,末端的 A 残基在酶的作用下可与氨基酸的羧基结合形成氨酰 tRNA(aminoacyl tRNA)。与氨基酸臂相对的反密码环上有反密码子(anticodon),它能与 mRNA 上相应的密码子互补识别,形成氢键。蛋白质合成时,tRNA 作为一种转接器,通过自己的反密码子识别 mRNA 上的密码子,携带相应的氨基酸进入核糖体,合成多肽链。具体过程如下。

1. tRNA 的活化 在氨酰 tRNA 合成酶(aminoacyl-tRNA synthetase)的催化下,tRNA 与氨基酸结合,形成氨酰 tRNA(图 12-6)。

氨基酸的活化:　　　　　　　　氨酰 tRNA 的生成:

$$氨基酸 \xrightarrow[ATP]{氨酰\ tRNA\ 合成酶} 活化的氨基酸 \qquad 活化的氨基酸 + tRNA \xrightarrow[ATP]{氨酰\ tRNA\ 合成酶} 氨酰\ tRNA$$

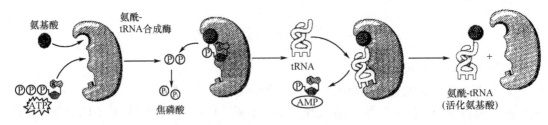

图 12-6　氨酰-tRNA 合成酶与氨基酸活化

2. 氨酰 tRNA 进入核糖体 在蛋白质因子的作用下,通过 TΨCG 环与核糖体 5.8S rRNA(原核细胞为 5S rRNA)分子的互补识别卷入核糖体。某一特定氨酰 tRNA 的进入与否,取决于氨酰 tRNA 上的反密码子与 mRNA 的密码子是否能互补识别(图 12-7)。例如,丙氨酰 tRNA 上的反密码子 CGC 就可与 mRNA 上的密码子 GCG 互补识别,从而把丙氨酸转运入核糖体上。

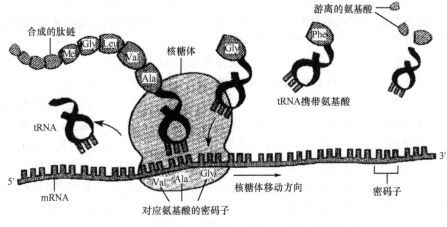

图 12-7　tRNA 转运氨基酸过程

第6节　多肽链的合成过程

多肽链的合成是在 mRNA、tRNA 和核糖体协同作用下进行的。核糖体的小亚基识别 mRNA5′的"帽子",沿着 mRNA 序列移动到第一个起始密码子 AUG。在识别起始密码子之后,多种 tRNA 携带特定的氨基酸,tRNA 上的反密码子逐一识别 mRNA 上互补的密码子,核糖体的大小亚基结合,开始精确地合成肽链。整个过程按进位、转肽、移位和释放等步骤不断重复进行,直至终止密码子(UAA、UAG、UGA)出现,多肽链从核糖体释放出来。有几个或者几十个核糖体在同一条 mRNA 分子上同时进行翻译,形成多聚核糖体,可按不同进度翻译成多条多肽链。mRNA 的 5′端对应于多肽链的氨基末端(NH_2),而其 3′对应于多肽链的羟基末端(COOH)。详细步骤参见第 9 章第 4 节核糖体与蛋白质合成。

第7节　基因表达调控及其意义

Crick 在中心法则提出基因中的遗传信息经过传递,最终表达为有生物学功能的蛋白质。储存遗传信息的主要物质 DNA,在真核细胞内,除线粒体内 DNA 裸露外,DNA 总是与组蛋白及非组蛋白结合成复合物形式存在的。基因表达(gene expression)是基因中的 DNA 序列生产出蛋白质的过程。从 DNA 转录成 mRNA 开始,一直到对蛋白质进行翻译修饰为止。在这一过程中,影响了细胞分化与形态发生等生命现象。不同的时间、不同的环境,以及不同部位的细胞,或是基因在细胞中的含量差异使基因产生不同的表现。

受多种因子的协同作用,基因表达调控是在复制、转录及转录后,翻译及翻译后等多级水平上进行的。在真核生物中,基因表达的一般规律是细胞通过生长发育、分化为组织器官,基因不仅表现为与生长、发育时期有关的阶段特异性,而且还表现为非常严格的组织特异性。所以基因功能类型不同,基因表达方式及其调节机制也就表现为多样性及差异性。管家基因在生物个体的整个生命过程中,在所有的细胞中持续表达;这种表达的方式被称之为基本的基因表达(gene expression)。有些基因表达水平要随环境信号而发生变化,对环境应答时表达水平增高时称为诱导表达(induction expression);表达水平降低时为阻遏表达(repression expression)。在一定机制控制下,功能上相关的一组基因协调一致、相互配合、共同表达即称为协调表达(coordinate expression)。协调表达机制复杂,协调表达与结构基因、调节基因的性质及其在基因组中的分布有关。

目前的研究主要集中在基因转录的顺式作用元件和反式作用因子以及它们相互作用等方面。要从分子层次阐明真核基因转录的调控机制,首先要选择较好的细胞及基因系统,寻找特定的调控元件和因子,分析它们的结构和功能关系相互作用的规律,探索各种生理因素对它们功能的影响等。基因在内外环境的作用下有可能发生突变。这种突变若涉及关键性的酶与蛋白质,则可危及细胞的功能甚至生命。例如,在生物体内的正常代谢过程中,将不断地产生氧自由基,氧自由基可引起核酸、蛋白质与脂类的损伤,体内的超氧化物歧化酶与过氧化氢酶等加以消除之。当机体超氧化物酶与过氧化氢酶活性降低时,拮抗氧自由基的能力下降。每一个细胞每天产生和修复一些新的氧化损伤,未修复氧化损伤可引起基因突变,导致机体衰老或肿瘤的发生。

当前,学者们提出生命科学正在进入一个"后基因组时代"。遗传信息传递方式多种多样,DNA复制、基因转录和蛋白质生物合成的调控机制十分复杂,目前正在探索中。

第8节　细胞核与疾病

细胞核的结构和功能的变化常常和某些疾病相关联。

一、细胞核形态结构和功能的异常与细胞病变

细胞核是个复杂而又精确的结构,对体内外的许多作用因子极为敏感,如细胞发生恶性变时,细胞核的形态结构亦会随之而改变。从细胞的形态结构和功能受损的程度可反映出细胞病变的状态。

1. 肿瘤细胞具有高核质比　与正常的细胞相比较,肿瘤细胞的细胞核通常较大,具有高核质比,并且核表现为多形性和染色质增多。核畸形表现为:核拉长、核边缘呈锯齿状、核有凹、核长芽、核分叶、核呈桑葚状、核呈弯月形等。核多形性是由染色体数目异常(如超二倍体)及DNA含量异常所致。在骨髓瘤细胞中,甚至出现仅细胞核分裂,但细胞质不分裂而形成的四倍体。

肿瘤细胞的染色质沿核的周边分布并呈粗颗粒或团块状,分布不均匀。当染色质形成染色体时,可出现正常或异常的有丝分裂相。肿瘤组织的有丝分裂相数目一般是增多的,据此可诊断某些类型的恶性肿瘤。

2. 核被膜的变化　肿瘤细胞的核被膜增厚且呈不规则状,核被膜可出现小泡、小囊状突起,常见于一些淋巴瘤细胞。核孔的数目在肿瘤细胞中往往增加,但在其他一些病变状态下核孔的数目通常明显减少,如恶性营养不良病患者,蛋白质严重缺乏,胰腺腺泡细胞核的核孔数目下降。

3. 核仁的改变　肿瘤细胞核仁大而数目较多,常规染色的肿瘤细胞中核仁深染。这是由于这些核仁的形态变化,反映了肿瘤细胞活跃的RNA代谢变化。

此外,当细胞受到细菌、病毒和支原体感染时,可造成核仁成分分离,这种变化在疱疹

病毒和柯萨奇病毒感染时清晰可见。放线菌素 D 和黄曲霉毒素这些抑制 DNA 和 RNA 转录的物质都可引起这种变化。推测这些病毒和化学物质,通过与 DNA 结合,抑制了 RNA 聚合酶,使核仁不能执行其功能,进而造成核仁成分分离。

当核仁受病毒或物理化学因素作用而受损时,通常有以下一系列变化:①形成致密的球体;②四种核仁成分解体;③脱颗粒;④残留纤维性蛋白质团块。

4. 组蛋白的磷酸化加强　恶性肿瘤细胞的组蛋白在生化方面有改变,主要表现为组蛋白的磷酸化程度加强。磷酸化可以改变组蛋白中的赖氨酸所带的电荷,降低组蛋白与 DNA 的结合,从而有利于转录的进行。

二、染色体病

染色体的数目或结构发生改变而引起的疾病称为染色体病(chromosome disease)。目前发现涉及染色体畸变的疾病约有 500 多种,通过染色体检查,有助于疾病诊断。

1. 常染色体数目异常　最常见的为唐氏综合征(Down syndrome),又称 21 三体综合征。核型为 47,XX(XY),+21。患者比正常二倍体多了一条 21 号染色体。占新生儿的 1/600～1/800。患者的主要临床特征是智能发育不全、发育迟缓、眼距宽、睑裂上斜、鼻根低平、颌小、腭狭、面容呈伸舌样痴呆、常伴有先天性心脏病及易患肺炎等呼吸道感染。

2. 性染色体数目异常　常见的有先天性睾丸发育不全症和先天性性腺发育不全症等。

(1) 先天性睾丸发育不全症(Klinefelter syndrome):又称小睾丸症。核型主要为 47, XXY,或 46,XY/47,XXY 嵌合型。本病发病率约占男性的 1/800。患者儿童时无任何症状,青春期后出现临床症状。身材高挑但不匀称,25% 患者有乳房发育,体毛稀少无须。睾丸小,曲细精管透明变性,无精子发生,因而不育。

(2) 先天性性腺发育不全症(Turner syndrome):核型主要为 45,X,约占女性的 1/3500。患者身材矮小,短颈,肘外翻,50% 有蹼颈。患者原发性闭经,其性腺呈条索状(主要为结缔组织),有卵巢基质而无卵巢滤泡,外生殖器发育幼稚,女性副性征缺乏,无生育能力。

3. 染色体结构畸变　由于体内一些损伤因子对细胞的影响,以及体外诸如放射线和紫外线辐射、环境污染、微波、致癌物等外因的诱导,染色体可发生结构上的缺失、重复、倒位、易位、环状、插入、末端重排、双着丝粒等畸变类型。如 5P⁻ 综合征,又称猫叫综合征(cat cry syndrome)。核型为 46,XX(XY),del(5)(p15.1),患儿 5 号染色体短臂 1 区 5 带以远的部分发生缺失。此种病占新生儿的 1/50000。患儿头小、脸圆、面部有奇异机警表情、眼裂外侧下倾、眼间距宽、缩颏、哭声像猫叫,因此而得名。患儿生长缓慢,智力发育障碍。有 50% 的患儿伴有先天性心脏病。

三、染色体异常与肿瘤

几乎所有的肿瘤细胞都有染色体畸变,染色体异常被认为是癌细胞的特征,恶性肿瘤的染色体通常为非二倍体,特别是超二倍体。如果对患者的细胞进行染色体检查,当出现了非整倍染色体和标记染色体(marker chromosome),便可确定为恶性变化,此时染色体的变化是肿瘤早期诊断的客观指标,在医学上具有重要意义。有证据说明染色体的变化并非随机,具有某些基因型的机体更容易发生恶性肿瘤。肿瘤的常见异常核型见表 12-2。

表 12-2　部分肿瘤的异常核型

疾病名称	染色体异常	疾病名称	染色体异常
慢性粒细胞白血病	费城染色体(9/22 易位)	Wilms 瘤	11 号染色体缺失
脑膜瘤	22q$^-$ 或丢失 1 条 22 号染色体	肾细胞癌	3/8 易位
良性腮腺肿瘤	3/8 易位	Burkitt 淋巴瘤	8/14 易位,8/22 易位
卵巢乳头状腺癌	6/14 易位	恶性淋巴瘤	14q$^+$(14 号染色体长臂增加),＋12
视网膜母细胞瘤	体细胞 13 号染色体缺失	小细胞肺癌	3p$^-$(3 号染色体短臂缺失)

在多种血液病中,1 号和 17 号染色体都出现变化。有学者指出血液异常的病人,包括急性白血病、真性红细胞增多症和骨髓纤维化均显示 1q25(1 号染色体长臂 2 区 5 带)到 1q32(1 号染色体长臂 3 区 2 带)的三体。17 号染色体出现整个长臂重复畸变或者显示部分长臂易位于 15 号染色体。

恶性肿瘤常伴有特异染色体畸变,最典型的例子是费城染色体(Philadelphia chromosome,Ph 染色体),首先在美国费城发现,因而得名。由于 G 组 22 号染色体的长臂易位于 9 号染色体长臂末端而致的结果,见于慢性粒细胞白血病,Ph 染色体是此病的标记染色体。很多 Burkitt 淋巴瘤病人 8 号染色体与 14 号染色体发生相互易位。很多实体瘤包括脑膜瘤和结肠癌也有染色体的异常。

四、核基因遗传病

核基因在外界环境因素的影响下,发生基因突变,从而引起核基因遗传病,简称为核基因病。主要有分子病(molecular disease)和先天性代谢缺陷(inborn error of metabolism)两大类。

1. 分子病　分子病是指由于基因突变导致蛋白质的结构和数量异常所引起的疾病。例如,镰形细胞贫血症(sickle cell anemia),患者由于血红蛋白分子的 β 链上第 6 位编码谷氨酸的密码子 GAG 突变为编码缬氨酸的密码子 GUG,从而导致溶血性贫血等严重症状,这是一种典型的分子病。目前已发现异常血红蛋白 657 种。除血红蛋白病外,还有各种血浆蛋白异常、免疫球蛋白异常、受体蛋白异常等。

2. 先天性代谢缺陷　由于基因突变导致酶蛋白的结构或数量异常所引起的先天性代谢缺陷疾病。主要是由于遗传性酶缺陷导致代谢紊乱。例如苯丙酮尿症(phenylketonuria,PKU),患者编码苯丙氨酸羟化酶的基因突变,不能合成苯丙氨酸羟化酶,体内蛋白质分解产生的苯丙氨酸不能转变成酪氨酸,而经旁路代谢形成苯丙酮酸和其他代谢产物聚集在血液和脑脊液中,部分经尿排出,导致苯丙酮尿症。患儿脑发育障碍而成为智力低下。先天性代谢缺陷虽大部分属罕见病,但病种很多,危害很大,现已证实有 2000 种左右。

提　要

DNA 分子中所蕴藏的遗传信息,通过转录和翻译形成具有生物活性的蛋白质。真核细胞的转录是在细胞核内进行,转录的初产物经过加工修饰,形成成熟的 RNA 经核孔复合体进入细胞质,与细胞质中的核糖体结合,启动了翻译过程。翻译过程——多肽链的合成过程,需要在 mRNA、tRNA 和核糖体三者之间相互协同作用下进行。

基因表达就是基因转录及翻译的过程,真核生物的各种不同的细胞之间的表型差异和组织间分化的差别都是由编码蛋白质表达的不同造成的,在细胞的生长和分化过程中,遗传信息的表达严格按照一定的时间和空间顺序进行,转录水平进行的基因表达调控是最重要的控制点。

Synopsis

DNA molecules contain genetic information, which is used to express an active protein through transcription and translation processes. In eukaryotes transcription occurs in the nucleus, but preliminary transcription product requires processing and modification to generate the mature mRNA, so as to be exported to cytoplasm through nuclear pore complex. Once in the cytoplasm, it may associate with ribosome and be translated. Translation process is the polypeptide synthesis step, which performs by coordinating mRNA, tRNA and ribosome.

Gene expression is the process of gene transcription and translation. In eukaryote, different tissues and cell types of the same organism show differences in the different encoded proteins. During cell growth and differentiation, gene expression must be a highly regulated process occurring according to developmental temporary and spatial sequence, and transcription level is the most important control point for the gene expression regulation.

复习思考题

1. 遗传信息传递的中心法则有什么重要意义?
2. 为什么说遗传信息蕴藏在 DNA 分子的核苷酸序列中?
3. 简述真核细胞中基因的转录过程。
4. 简述真核细胞与原核细胞转录和翻译的主要区别有哪些?
5. 简述 RNA 的转录和加工过程。
6. 基因表达的调控可发生在哪些水平上?
7. 简述真核细胞内基因转录的调控机制。
8. 基因突变导致蛋白质的结构和数量异常引起哪些疾病?

(肖军军)

第13章 细胞增殖与细胞周期

细胞通过分裂进行增殖,细胞增殖(cell proliferation)指细胞通过生长和分裂使细胞数目增加,使子细胞获得和母细胞相同遗传特性的过程,是细胞生命活动的重要体现。细胞增殖是以细胞周期的方式实现的。从亲代细胞分裂而来的新生细胞,继承了亲代细胞的全套遗传信息,但子细胞的蛋白质、RNA、脂类、糖类等大分子物质仅为亲代细胞的一半,需经历一个生长阶段,进行 RNA、蛋白质的合成,补充细胞的结构,完善细胞生理功能。这些物质的合成,表现为细胞生长、体积增大、细胞核质比改变、表面积/体积比改变等。当这些改变达到一定程度时,DNA 开始复制,复制后又进入有丝分裂,成为 2 个下一代子细胞,此即细胞增殖的主要过程。

第 1 节 细胞增殖的意义

第一,生命在不断地延续、繁衍,最主要的基础是依靠细胞的生长和繁殖。低等的单细胞生物,如变形虫、衣藻等,经细胞增殖(分裂)直接产生新的子代。对于多细胞生物有机体,尤其是高等动物,则是通过细胞增殖产生精子或卵子,精卵结合为受精卵从而发育成新的后代。

第二,生物机体的生长发育依赖细胞增殖。多细胞生物有机体虽是由许多细胞组成,但却是由受精卵(fertilized egg)——单个细胞经过多次细胞分裂和细胞分化过程才逐渐发育成新的有机体。细胞数目增多,体积增大,分化形成组织、器官、系统等,人的受精卵重量大约为 10^{-6} 克,初生时婴儿体重约 3000 克,达 10^{12} 个细胞,成年人体重还要增加 20 倍,细胞数为 10^{15}。所以,有机体的生长主要依靠细胞数目的增多,而不是细胞体积的增大。

第三,补充生命活动过程中衰老损伤和死亡的细胞。生物有机体发育成熟以后,仍然要通过细胞增殖不断产生新的细胞,以补充衰老、损伤和死亡的细胞。人的血液红细胞平均寿命为 120 天,小肠绒毛上皮细胞每 2～3 天全部更新一次,子宫内膜细胞的周期性脱落,体表上皮细胞和毛发的迅速更迭,所以生命有机体随时都在进行更新,人体细胞大约 6～7 年就完全更新一次。这些正常的生理功能都是建立在细胞不断地增殖基础上的。

第四,有机体创伤的修复依靠细胞增殖实现。有机体受到意外损伤、外科手术治疗、器官移植、创面的修复以及有机体的免疫过程都必须有大量新生细胞产生,才能适应机体需要,恢复机体功能。

多细胞有机体对细胞增殖有十分精确的自我调节机制,使细胞增殖过程表现出严格的时间和空间顺序,完全按机体生命活动需要进行。如果细胞增殖不能按正常进行,出现异常紊乱,有机体就会失去平衡导致相应疾病发生。例如,在胚胎发育阶段时可能发生基因水平突变或染色体水平的改变,发生先天畸形等;在成年期时,造血器官障碍,生成红细胞的速率小于细胞衰亡速率将造成再生障碍性贫血;某些细胞或机体局部细胞失去正常抑制而无限增殖,就会形成恶性肿瘤。所以研究细胞增殖及其调控机制不仅是细胞生物学的基础理论问题,而且对于了解人体正常生命活动,在临床医学的理论和实践上具有重要意义,尤其是在肿瘤的病因病理,诊断和治疗方面。

第 2 节 细胞分裂的方式

细胞增殖是生命延续的基本保证,是通过细胞分裂过程而实现的。随着生物的进化,细胞分裂也由简单转向复杂,并臻于完善。原核细胞的分裂过程直接,简单而迅速,直接把细胞分为二等分,产生子代。真核细胞因其结构复杂,含有膜性细胞器,从而高等生物的细胞分裂增殖大致有以下三种方式。

一、无 丝 分 裂

无丝分裂(amitosis),也称直接分裂(direct division)。最早是 1841 年由 Remak 在鸡胚血细胞中发现的。处于间期的细胞核不经任何有丝分裂时期而分裂为大致相等的两部分。在无丝分裂过程中没有染色体组装,纺锤体的形成,无核膜,核仁的消失重建及细胞核的变化,而是直接进行的细胞核与细胞质的分裂,因此分裂过程简单,时间短、消耗能量少。无丝分裂的程序为:

1. 染色质复制 细胞核及核仁疏松、体积明显增大,核仁及周围染色质分为均等的两部分,核仁分裂,并移向细胞核的两极。

2. 染色质移位 细胞核变为椭圆形,以复制后的两套核仁组织者为制动中心,分别牵引对侧已复制好的核内染色质向子细胞的中心部位移动。

3. 子细胞形成 对应于细胞赤道部位的细胞膜向内凹陷形成分裂沟。聚集在细胞中央的染色质移向两极,核呈哑铃形,细胞中部缢缩、拉长、变细、断裂,最终分成两个细胞(图13-1)。

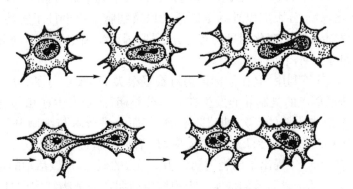

图 13-1 无丝分裂过程示意图

无丝分裂由于是直接分裂,故不能完全保证两个子细胞获得与亲代细胞同样的遗传物质,因此有学者认为无丝分裂不是细胞分裂的普遍方式。无丝分裂常见于原生动物的纤毛虫、高等动物迅速分裂的器官组织(如口腔上皮)、创伤修复(伤口附近)、体外培养细胞、病理性代偿(肝炎、肝癌等)情况下,有人认为无丝分裂是有机体对生理或病理需要的"应急"反应。

二、有丝分裂

有丝分裂(mitosis),也称间接分裂(indirect division)。动物细胞有丝分裂最早是由 Flemming(1879 年)在红细胞和蝾螈的上皮细胞中发现的。包括核分裂(karyoschisis)和胞质分裂(cytokinesis)两个过程,首先核分裂,之后为胞质分裂。有丝分裂是真核细胞的主要增殖方式。细胞分裂过程中细胞核的形态发生变化,有专门执行细胞分裂功能的临时性细胞器出现,称有丝分裂器(mitotic apparatus)或有丝分裂装置,有完善的分裂程序,能确保把已复制好的两套遗传物质平均分配给 2 个子细胞,并诱导细胞质进行分裂,这样确保了遗传的连续性与稳定性。

三、减数分裂

减数分裂(meiosis),又称成熟分裂(maturation division)。1883 年,Van Beneden 就发现了动物细胞的减数分裂。减数分裂是有性生殖个体在生殖细胞形成过程中所发生的一种特殊的细胞分裂方式。整个分裂过程包括两次连续的分裂,而 DNA 只复制一次,结果 1 个二倍体的母细胞形成了 4 个单倍体(n)的子细胞——配子(gamete),染色体数目只有原来母细胞的 1/2。这样产生的精卵细胞再经受精后,受精卵的染色体数又恢复原来的二倍体数目($2n$)。所以,只有经过染色体数目减半的分裂过程,形成的两性生殖细胞经过受精产生的子代个体才能保持具有和亲代同样数目的染色体,使世代间的遗传物质在数量上达到稳定。

第 3 节 细胞增殖周期

20 世纪 50 年代以前,人们对细胞增殖的认识仅限于光学显微镜下有丝分裂期染色体形态的规律性变化,对于分裂期以外的细胞活动以及细胞生化事件了解甚少,误认为细胞增殖活动主要就发生在形态变化明显的有丝分裂期,因而将细胞增殖活动分为有丝分裂期(mitotic stage)和静止期(quiescent stage)。

1953 年,Howard 等利用^{32}P 作为标记物对蚕豆根尖 DNA 进行了合成变化研究,发现有丝分裂中必经的 DNA 的复制并非发生在有丝分裂期,而是发生在相邻有丝分裂之间的间期(interphase),过去所谓的"静止期"并不静止,而是进行着与细胞分裂有决定意义的 DNA 复制以及有关的一系列活跃的代谢反应,是细胞增殖过程中极为重要的一个阶段。Howard 和 Pelc 在 1953 年提出了细胞周期(cell cycle)的概念,从核活动的角度将细胞周期划分为 4 个连续的时期。以后人们证实了细胞增殖周期在动植物细胞中具有普遍性,这样把细胞增殖的研究从单纯的形态学观察,提高到分裂机制的分子水平研究。

一、细胞周期的概念

细胞是经过生长和分裂而完成增殖的,每一次细胞增殖中必须完成 4 项任务:①准确复制 DNA;②合成细胞结构和功能性物质(RNA,蛋白质,细胞器组分等);③建立有关细胞分裂的结构和信息传递机制;④细胞核和细胞质分裂。前 3 项是细胞的生长过程,是细胞分裂活动的基础。细胞从一次分裂结束开始到下一次分裂结束为止所经历的连续的有序过程为细胞周期。每一细胞周期包括分裂期和间期 2 个阶段。间期分为 G_1 期、S 期和 G_2 期。所以细胞周期也可分为 G_1 期、S 期、G_2 期和 M 期(分裂期)四个连续的时段。

1. G_1 期(Gap-Ⅰ)　有丝分裂完成之后,到 DNA 开始合成之前的时间,称为 DNA 合成前期。

2. S 期(synthesis phase)　从 DNA 开始复制到 DNA 复制结束,这时 DNA 含量倍增,称为 DNA 合成期。

3. G_2 期(Gap-Ⅱ)　DNA 复制结束之后到有丝分裂开始之前的持续时间,称为 DNA 合成后期。

4. M 期(mitotic phase)　也称丝裂期,是进行有丝分裂的全过程。它使已经复制好的核物质均等地分配给 2 个子细胞,以及细胞质进行分裂。根据细胞核的形态变化,M 期又进一步分为前期、中期、后期和末期。有丝分裂末期结束,新的子细胞形成,又一个增殖周期便又开始。

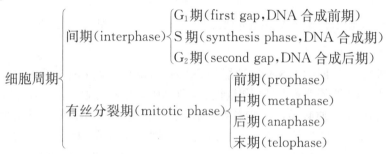

$$细胞周期\begin{cases}间期(interphase)\begin{cases}G_1 期(first\ gap,DNA\ 合成前期)\\ S 期(synthesis\ phase,DNA\ 合成期)\\ G_2 期(second\ gap,DNA\ 合成后期)\end{cases}\\[2em]有丝分裂期(mitotic\ phase)\begin{cases}前期(prophase)\\ 中期(metaphase)\\ 后期(anaphase)\\ 末期(telophase)\end{cases}\end{cases}$$

细胞在正常情况下,沿着 $G_1 \rightarrow S \rightarrow G_2 \rightarrow M$ 期路线运转。整个细胞周期所经历的时间(cell cycle time)以 T_C 表示,各阶段所需要的时间分别以 T_{G1}、T_S、T_{G2}、T_M 表示。体外培养的小鼠成纤维细胞,$T_C = 20h$,$T_{G1} = 6h$,$T_S = 8h$,$T_{G2} = 5h$,$T_M = 1h$;典型的离体培养的哺乳动物细胞周期时间大致为 $T_C = 20 \sim 30h$,$T_{G1} = 10 \sim 15h$,$T_S = 6 \sim 8h$,$T_{G2} = 3 \sim 6h$,$T_M = 0.5 \sim 1h$(图 13-2)。

应该指出的是,建立细胞增殖周期概念主要的细胞代谢基础是 DNA 含量的周期性变化(图 13-3)。

二、细胞周期室的概念

随着分子生物学的迅速发展和技术方法的应用,细胞增殖周期的概念也有了新的内涵。大量研究结果证明,细胞周期过程不仅仅取决于 DNA 含量的变化,RNA 和蛋白质等大分子物质的代谢过程对细胞周期的运转也起着重要的作用。所以决定细胞周期过程的因素同时要考虑到 DNA、RNA、染色质凝集程度等多方面。Dar Zynkiewicz 提出了细胞周期室(cell cycle compartment)的概念(图 13-4)。

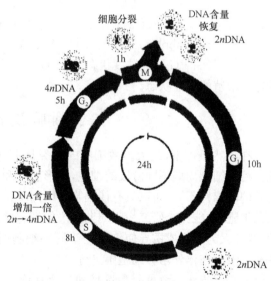

图 13-2　哺乳动物培养细胞的细胞周期和各阶段持续时间图解

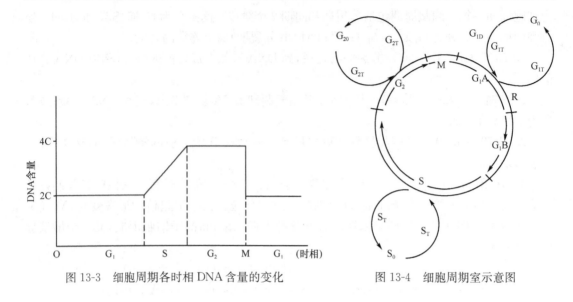

图 13-3　细胞周期各时相 DNA 含量的变化　　　　图 13-4　细胞周期室示意图

尽管体细胞在 G_1 期的 DNA 含量都是 2C（content），然而其生理状况却有很大差别。分裂后刚刚进入 G_1 期的细胞 RNA 含量很低，染色质凝集程度高，这时称为 G_1A 态。G_1A 细胞进入 S 期时，染色质必须进一步解螺旋化、转录活性提高、RNA 含量增加达到一定阈值，从而进入 G_1B 态，只有 G_1B 态细胞才能进入 S 期。G_1A 态细胞没有必需的 RNA 积累就会处于细胞增殖的静止状态（quiescence subphase，G_0）或进入分化状态（differentiation subphase，G_{1D}）。在一定条件的变化下，这几种状态的细胞之间可以相互转换，形成过渡状态（transitional subphase，G_{1T}）。同样，S 期或 G_2 期的细胞由于 RNA 含量的差异也可以呈现静止状态（S_0·G_{20}）或过渡状态（S_T·G_{2T}）。看来，只有 RNA 含量达到所需水平，细胞才能进入增殖的活性状态。

三、细胞周期同步化

在自然条件下，绝大多数细胞的分裂是不同步的，在某一时间只能有少数细胞进行分裂。处于细胞周期不同阶段的细胞，其形态学和生化特性不同，对辐射、药物、病毒感染、酶诱导的敏感性不同，所以只有使细胞周期同步化（synchronization），才可获得大量同周期阶段的细胞，才能深入研究一定周期阶段的细胞状态和生化特点。细胞同步化是指自然发生的，或经人为选择或诱导使细胞处于同一细胞周期时相的过程。目前，细胞同步化的方法主要局限于在体外培养细胞中进行。

人工同步化大致可分为选择同步化和诱导同步化两类。选择性细胞同步化是利用细胞在细胞周期不同时相中物理特性的差别，选择某一时期的细胞；诱导同步化是通过阻断细胞的某一代谢过程，将细胞阻断在细胞周期的某一时期，然后再释放，获得同步化细胞群体。前者的优点是操作过程对细胞无严重破坏，缺点是细胞收获率低；后者的优点是细胞同步化程度高，收获率高，缺点是阻断时间过长时，会造成细胞结构功能异常或细胞发生变异，造成实验结果的不客观性。

1. 选择性细胞同步化

（1）有丝分裂抖落法（mitotic shaking-off）：适用于贴壁培养细胞。利用单层培养的细胞处于对数生长期,分裂活跃,细胞变圆、隆起、与培养器的附着性降低的特点,轻微振荡,M期细胞即脱离器皿壁而悬浮于培养液中,倾出培养液,收集细胞,经多次振荡,将振荡后的细胞储于4℃冰箱保存。反复操作,可获得一定数量的 M 期细胞。所收集细胞不受药物等伤害,同步化程度高,但需多次连续操作才可获得足够的细胞。

(2) 离心沉降分离法(centrifugal floatation method):利用细胞在细胞周期中体积不断增大,细胞在离心力场中的沉降速度与细胞半径的平方成正比的特点,使用密度梯度离心方法对细胞进行离心沉降。混合细胞悬液经密度梯度离心后,体积小的小细胞位于离心层的顶部,收集这部分细胞即为 G_1 期同步化细胞。此法适用于所有细胞的同步化分选,但同步化效率较低。

2. 诱导同步化　诱导同步化指通过药物诱导而导致细胞同步化。

(1) DNA 合成阻断法:选用 DNA 合成抑制剂,如 5-氟脱氧尿嘧啶、羟基脲、阿糖胞苷、甲氨蝶呤、5-氨基尿嘧啶、高浓度的胸腺嘧啶核苷(TdR)等,能可逆地抑制 DNA 合成,从而使细胞群体阻断在 S 期或 G_1/S 期交界处,其中过量 TdR 双阻断法是常用的方法,即通过两次 TdR 阻断将所有的细胞同步化。此法同步化程度高,毒副作用小,适合于任何培养体系;缺点是仅影响细胞 DNA 的合成,而不影响蛋白质和 RNA 合成,所以细胞体积大,非均衡生长,同步化细胞与该时相的正常细胞比有一定差异。

(2) 分裂中期阻断法:有丝分裂中期时染色体排列在赤道面上,有丝分裂器已形成,有丝分裂器是由微管组成,因此使用抑制微管聚合的药物,可将细胞阻断在有丝分裂 M 中期。秋水仙碱、长春花碱均为中期阻断药物,再通过振荡就可以获得 M 期细胞。与 DNA 合成阻断相比,中期阻断法的可逆性较差,当阻断时间较长时,阻断解除后许多细胞不能完成正常的有丝分裂而异常分裂,所以收获率不高,不易广泛应用。有人尝试使用一氧化二氮、氮、甲烷、氩和氢等作用于有丝分裂,具有更强的抑制作用,且可逆性好。

(3) 必需营养成分饥饿法:减少培养液中的某种细胞必需的营养成分,如血清、异亮氨酸以及其他必需营养成分。这些成分撤出后 24～48h 发生反应,可将细胞阻断在 G_1 期限制点,需掌握最佳量以及撤除时间。方法简单,但并非所有细胞都会有反应。

细胞同步化方法的原则是:①完全使细胞停留在细胞周期某一点;②终止过程应可完全恢复;③恢复后的细胞可同步协调一致回到细胞周期。

四、细胞周期各时相的变化特点

通过细胞周期同步化方法,可将培养中的细胞群体阻滞在细胞周期某一时相上,从而进行各种生化分析,了解各个时相的特点及调控机理。

1. G_1 期(DNA 合成前期)　G_1 期是细胞从有丝分裂结束到 DNA 合成开始之前、是子细胞的生长发育阶段,这时 DNA 的含量为 2C。

这一阶段细胞异常活跃,为 S 期 DNA 复制作准备。在 G_1 期初期三种 RNA、cAMP、cGMP 的合成,氨基酸及糖的转运迅速进行。G_1 期后期,与 DNA 合成有关的酶如 DNA 聚合酶、胸苷激酶急剧合成,而且还进行 H_1 组蛋白的磷酸化、组蛋白及非组蛋白合成。

G_1 期是整个细胞周期中时间变化最大的时期。人体中有 200 多种不同的细胞,周期时间各不相同,其主要差别就在于 G_1 期长短不一。S 期、G_2 期和 M 期时间长度相对恒定,而 G_1 期在不同的细胞中差别相当悬殊,短的只有几小时,几分钟,甚至没有 G_1 期(如造血干细胞和某些肿瘤细胞),胚胎早期的卵裂细胞几乎没有 G_1 期。T_{G_1} 长可达数天,数月或更长,以至于与有机体的寿命一样长(如神经细胞终生停留在 G_1 期)(表 13-1)。

表 13-1　不同类型细胞的细胞周期持续时间(h)

细胞种类	细胞周期持续时间				
	TG_1	TS	TG_2	TM	Tc
人宫颈癌细胞	10	7	3.5	1.5	22
人羊膜细胞	9.8	6.8	2.2	0.6	19.4
人胚肺成纤维细胞	6	6	4	0.8	16.8
人骨髓细胞	25~30	12~25	3~4		40~45
人大肠黏膜细胞	10	11.5	2	0.5	24
小鼠食道上皮细胞	75	7.2	4.1	0.7	87
小鼠乳腺上皮细胞	37.7	21.7	3	1.6	64
小鼠腹壁皮肤细胞	139	6.2	5.3	0.5	151
中国仓鼠卵巢细胞	10	7	3.5	1.5	22

G_1 期时间之所以变化范围较大,原因主要有以下几方面。

(1) G_1 早期细胞的生长:细胞分裂后所形成的子细胞,与母细胞的遗传信息量是相同的,但是子细胞的体积和质量只及母细胞的一半,各细胞之间的细胞质含量也不等,细胞核和细胞质之间失去了正常的比例。正常的核质比值(nuclear-cytoplasmic ratio)大致应稳定在 0.3~0.5 之间。子细胞的核质比较高。经过"生长期"旺盛的物质代谢过程,RNA、蛋白质、脂类及糖类等大量合成,使细胞体积和质量迅速增加,恢复到母细胞的核质比值,细胞才能进行再一次分裂。在体外培养细胞中,也可以观察到这样的情况,新形成的两个体积不均等的子细胞,体积大的细胞 G_1 期短,体积小的 G_1 期较长。当然,也有许多例外,如那些不存在 G_1 期的细胞,细胞分裂过程可以没有细胞体积的增加(早期胚胎细胞),或者细胞体积的生长过程在 S 期或 G_2 期完成(大变形虫)。

(2) G_1 期的滞留:G_1 期是细胞周期中最长的时期,它与细胞增殖的调控密切相关。G_1 期可以再分为几个不同的阶段。早 G_1 期与晚 G_1 期之间,细胞代谢的情况明显不同。早 G_1 期的细胞 RNA 含量低于晚 G_1 期细胞。这种 G_1 A 态细胞必须经过 RNA 合成,使其含量达到阈值(threshold value),才能进入 G_1 B 态,以至于才能进入 S 期,细胞得以继续增殖。而没有达到 RNA 阈值的细胞,便滞留在早 G_1 期。从增殖的角度看,它们是处于静止(quiescence)状态,因此,也叫做 G_0 期细胞。可见,RNA 含量可以决定细胞是否能继续进行增殖,而 RNA 阈值成为细胞由 G_1 A 态进入 G_1 B 态的限制点(restriction point,R 点),亦称为检验点(check point),或 G_1/S 转换点(此外还有 G_2/M 检验点,中期/后期检验点)。能够影响 G_1 期细胞继续增殖的因素很多,如各种生长因子、氨基酸、化学试剂、温度、射线及 pH 等,它们都在 G_1 期有相应的 R 点,所谓 R 点也是 G_1 期细胞对外界各种因素的敏感点。由于 R 点的限制作用,有机体中的细胞或体外培养细胞可以发展为三种类型:

1) 继续增殖细胞:这类细胞越过 R 点,顺序经过细胞周期的各时相并完成细胞分裂,始终保持旺盛的分裂活性。能量和物质代谢水平高,对外界环境信号敏感,分化程度低,周期时间较为稳定。如胚胎发育早期的细胞,骨髓干细胞,消化道黏膜上皮细胞,生殖上皮细胞,指数生长的体外培养细胞等,它们对机体的建立和组织更新起十分重要的作用,又称周期(性)细胞(periodicity cell)。恶性肿瘤细胞也属继续增殖细胞。

2) 暂不增殖细胞:这类细胞在 G_1 期合成具有特殊功能的 RNA 和蛋白质,使细胞发生结构和功能的分化,随后代谢活性降低,较长时间地停留在 G_1 期而不越过 R 点,一般情况下不进行细胞增殖,但仍然保持着增殖能力。在适当条件下,如组织受到损伤或淋巴细胞接受植物血凝素的刺激以后,可以恢复增殖状态,只是需要较长的恢复时间,因为分化细胞长期处于增殖的静止状态(G_0 期),所以它们首先要从 G_0 期返回到 G_1 期,才能创造条件越过 R 点,然后再进入 S 期及其他阶段。如肝、肾、胰的实质性细胞,结缔组织中的成纤维细胞,血液中的淋巴细胞和唾液腺细胞等,通常处于暂不增殖状态,也称为非增殖细胞、静息细胞(resting cell)或 G_0 期细胞。暂不增殖细胞的这种特性对机体创伤的修复,组织再生和免疫功能有着十分重要的意义。

可用实验证明 G_0 期细胞与 G_1 期细胞有差别,不只是 G_1 期的延长。G_0 期细胞受到促细胞分裂刺激因子的影响才会转化到 G_1 期,这时 RNA 转录活性增强,非组蛋白水平增加。如肝实质性细胞,高度分化,很少分裂。当把肝切除后,剩余的细胞生化活动剧烈,约 24 分钟后即出现有丝分裂相,随后分裂指数提高,肝脏恢复原体积后,有丝分裂停止。新分裂的细胞随之生长和分化。

3) 不再增殖细胞:这类细胞丧失了增殖能力,结构和功能发生高度分化,不能越过 R 点,始终停留在 G_1A 态,最后衰老和死亡。如哺乳动物成熟的红细胞,多形性白细胞,角质细胞,骨骼肌细胞,神经元等。这类细胞也称为不育细胞(sterile cell)、死亡细胞(dead cell)、或终端分化细胞,它们在机体中执行特殊的生理功能。

(3) DNA 复制的准备:用 RNA 合成抑制剂放线菌素 D(actinomycin D)作用于小鼠 L 细胞和小鼠白血病 L5178Y 细胞,这类药物可嵌插到 DNA 的碱基之间,特别是在 GC 丰富区,抑制 RNA 合成,结果细胞不能进入 S 期。或用蛋白质合成抑制剂阻断 G_1 期细胞蛋白质合成,都能使细胞停留在 G_1 期。可见,晚 G_1 期合成的蛋白质和 RNA 等大分子物质是 DNA 合成过程所必需的。

继续增殖的细胞越过 R 点,进入 G_1B 态,由于 RNA 大量合成,便导致加速合成 DNA 复制所必须的各种前体物质及各种酶类。如胸腺嘧啶核苷激酶、脱氧胸腺嘧啶核苷酸合成酶、DNA 聚合酶、各种脱氧核苷、DNA 解旋酶、DNA 合成启动因子等。与 G_1 期细胞向 S 期转变相关的蛋白如触发蛋白、钙调蛋白、细胞周期蛋白等在 G_1 期合成。触发蛋白(一种不稳定蛋白)的含量积累到临界值,细胞周期才向合成 DNA 方向进行。钙调蛋白是 Ca^{2+} 受体,可调节真核细胞内 Ca^{2+} 水平,广泛调节细胞内多种代谢过程,其含量在晚 G_1 期时达高峰。

G_1 期时蛋白质磷酸化作用明显,如组蛋白的磷酸化利于晚 G_1 期染色体结构成分的重排。非组蛋白中的一些蛋白激酶也发生磷酸化。大多数蛋白激酶磷酸化发生在丝氨酸、苏氨酸或酪氨酸上。微管蛋白在此期合成。在 G_1 期产生了一种称为抑素(chalone)的蛋白性物质,具有组织特异性,与细胞停留在 G_1 期有关。此外还有脱氧核苷的库存增加等变化。

2. S 期(DNA 合成期)　从 DNA 合成开始到 DNA 合成结束的全过程,使 DNA 的含量由 2C 增加到 4C。这一时期的主要特点是 DNA 进行复制,组蛋白、非组蛋白等染色质组成蛋白的合成。通过 DNA 复制,精确地将遗传信息传递给 M 期分裂的子细胞,保证遗传性状的稳定性。S 期是整个细胞周期的最关键阶段。

(1) S 期 DNA 复制的启动:G_1 期进入 S 期和 S 期激活因子有关。Rao 和 Johnson 用 Hela 细胞融合技术将同步化的 S 期和 G_1 早期细胞融合,很快诱发了 G_1 期细胞核内 DNA

合成,提示早 G_1 期细胞尚未出现 S 期激活因子,而在 S 期细胞质中含有刺激 DNA 合成的诱导物质(inducer)——S 期激活因子(S phase activator),S 期细胞与 G_1 期细胞融合后,能催化处于"感受"状态的 G_1 期细胞,使 G_1 期细胞提早进入 S 期。当细胞完成 DNA 合成进入 G_2 期时,S 期激活因子随之消失。如将 G_2 期细胞与 G_1 期细胞融合,G_2 期细胞并不能诱导 G_1 期细胞合成 DNA。当 G_2 期细胞与 S 期细胞融合时,S 期细胞继续合成 DNA,说明 G_2 期细胞并未产生 DNA 合成抑制因子,但 S 期细胞也未诱导 G_2 期细胞合成 DNA,表明在一个细胞周期内 DNA 只合成一次。目前把这种 S 期激活因子称为 SPF(s-phase promoting factor,促 S 期因子)。

(2) DNA 复制的严格程序性控制:人体每个细胞中 DNA 分子总长度为 2m,平均每条染色体 DNA 长度约有 40mm 长,约每 $30\mu m$ 为一个复制单位(复制区)。每一个具有 DNA 复制起点的复制区及两侧的复制叉组成复制子(replicon),每条染色体平均约有 1200 个复制子。DNA 复制从复制子中点开始。复制起始部位 DNA 为 100bp 左右的自动复制序列,很多与 DNA 合成有关的酶以及调节蛋白均汇集于此,DNA 首先在此解旋,开始双向复制,先导链与后随链分开(图 13-5)。复制以 $0.9\mu m$/分钟的速度,同时向两侧推进,每个复制子完成复制约为 17 分钟。哺乳类动物细胞的 T_S 一般是 6~8 小时,这说明 DNA 复制时不是全部复制子同时进行,但也不是复制子一个接一个逐个进行复制,因为按前者完成复制仅需 17 分钟,而按后者则要半个多月的时间,都不符合 T_S 的实际情况。最为合理的解释是 DNA 复制是分区段进行的。每一区段包含不同数目的复制子,它们对同一控制信号发生反应,同时启动复制。不同区段的复制子之间复制有恒定的顺序性。这种严格的顺序性既保证了全部基因都得到复制,又防止了基因的重复性复制,再次复制必须要有新的启动信号才能再次活化复制起始点。另外,一般来讲,富含 C—G 片段,常染色质区 S 早期复制;含 A—T 较多的片段,异染色质区 S 晚期复制。

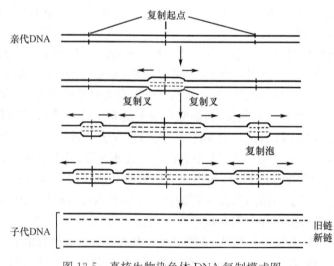

图 13-5 真核生物染色体 DNA 复制模式图

(3) DNA 合成与组蛋白合成同步进行:如果在 S 期的细胞中加入抑制蛋白质合成的药物(如嘌呤霉素),阻断蛋白质合成,就会使 DNA 合成速度明显减慢,以至于完全停止。说明在 DNA 复制过程中仍要有新的蛋白质不断合成,许多与 DNA 复制相关的酶(如胸苷激酶、胸苷酸合成酶、DNA 聚合酶)在细胞进入 S 期后含量仍在提高。

组蛋白合成也是很重要的活动。在 S 期细胞中加入抑制 DNA 合成的药物,组蛋白的合成也被阻断,说明 DNA 复制与组蛋白合成在染色质复制过程中密切配合,互为条件,同步进行,二者保持联动关系。细胞质中合成的组蛋白迅速进入细胞核、与新复制的 DNA 及时组装成核小体。另外新旧组蛋白组成的八聚体并不相混,可能是亲本核小体八聚体位于复制叉前导链一侧的子代 DNA 螺旋上;新的组蛋白八聚体组装在 DNA 复制叉后随链的子代 DNA 螺旋上。

低含量的 RNA 和蛋白质也会使 S 期细胞处于静止状态(S_0),使 Ts 延长。

3. G_2 期(DNA 合成后期)　从 DNA 复制完成到有丝分裂开始之前,这时 DNA 的含量为 4C。G_2 期的主要的代谢活动是为细胞进行有丝分裂作物质和能量上的准备。一般来讲,G_2 期合成 RNA 和蛋白质的水平高于 S 期而低于 G_1 期,主要是有丝分裂促进因子(M-phase promoting factor,MPF)的活化和有关细胞骨架系统重新组装的蛋白质(如微管蛋白)合成。MPF 是启动细胞从 G_2 期向 M 期转移的主要因子,从 G_2 期开始合成,活性逐渐升高,到 M 期的分裂中期达到高峰。调动细胞内的微管蛋白库合成大量的微管蛋白,为 M 期组装纺锤丝(spindle fiber)准备材料。抑制了微管蛋白等的合成,就会阻止细胞不能进行有丝分裂,它们对染色体凝集,有丝分裂器形成和胞质分裂起重要作用。

经大量的细胞周期限制点研究证明,在 G_2 期也有限制点。G_2 期限制点的主要作用是限制没有经过 DNA 复制的细胞进入 M 期。如射线引起的 DNA 损伤可以作为信号使细胞阻止在 G_2 期限制点,以保证错误的遗传物质和信息不遗传到子代细胞中去,或给细胞足够的时间对损伤进行修复。G_2 期限制点对蛋白合成抑制剂、各种射线及其他环境因子等均有较高的敏感性。在 S 期和 G_2 期 DNA 受到损伤的细胞,必须在 G_2 期完成修复以后才能进入 M 期,否则就会出现染色体结构和数目畸变。在 S 期尚有大约 0.3% 的未复制部分 DNA 在 G_2 期完成复制。

4. M 期(有丝分裂期)　有丝分裂期是细胞周期中占时间最短的时期,但细胞形态结构变化很大。在这一时期染色质螺旋化为染色体,通过丝分裂器这一特殊结构将染色体均等地分到 2 个子细胞中,核膜和核仁消失和重建。DNA 模板活性降低,RNA 合成几乎完全被抑制,蛋白合成也几乎停止。

在 M 中期和后期交界处有 M 期限制点,主要监视中期染色体是否排列在赤道面上,以保障染色体在分裂后期分别移行到子细胞中(详见有丝分裂一节)。

事实上,在细胞周期中有丝分裂时间很短,大部分时间处在间期。在体内或体外,一群细胞中在一定时间内只能有一小部分细胞处于有丝分裂期(5%~10%)。在一群细胞中,一定时间有丝分裂相细胞所占的百分比,称为有丝分裂指数(mitotic index),有丝分裂指数是细胞传代时间的反函数。有丝分裂指数的大小因物种、组织和生理状态而异,一般生长活跃的组织间期短,有丝分裂指数高。

第 4 节　有丝分裂及其调控

有丝分裂包括核分裂(karyoschisis)和胞质分裂 2 个过程。有丝分裂的特征是有丝分裂器的形成。细胞周期经过 G_1、S 和 G_2 期,各种大分子合成或复制,到 M 期染色质很快凝缩形成染色体,分裂形成遗传性与母细胞完全相同的 2 个子细胞。有丝分裂是一个核改组的连续过程。根据有丝分裂中出现的形态学特征,人为地将此连续的过程划分为前期、中

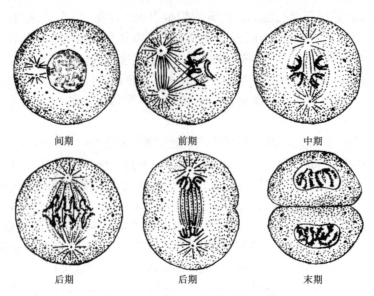

间期　　　　　　　　前期　　　　　　　　中期

后期　　　　　　　　后期　　　　　　　　末期

图 13-6　细胞有丝分裂各期模式图

期、后期和末期 4 个阶段(图 13-6)。有丝分裂的持续时间约为 0.5～2 小时,比较稳定。

一、有丝分裂发生的过程

1. 前期(prophase)　前期是指从染色质卷曲凝缩成染色体开始,至核破裂的一段时间。前期发生的主要事件(event)是:染色质凝集,分裂极的确定,核膜和核仁的解体。

(1) 染色质凝集:首先是在细胞内细胞周期蛋白依赖激酶 1(cyclin-dependent kinase, CDK1)和周期蛋白(cyclin)形成的激活复合物——MPF 浓度上升。MPF 直接作用于染色体凝集蛋白使核内染色质螺旋化,随后形成光镜下可看到的染色丝,染色丝进一步缩短,变粗,成高度螺旋化的染色体。这时的每条染色体由 2 条染色单体(chromatid)组成,每一染色单体由一个 DNA 分子组成。此时,染色体上出现主缢痕(primary constriction),染色体主缢痕处有一特化部位称着丝粒(centromere),把染色体分成长臂和短臂。由着丝粒把同一染色体的两条染色单体(姐妹染色单体)相连,在主缢痕的着丝粒外侧,在晚期各形成一个成熟的动粒(kinetochore),是动粒微管(纺锤丝)和染色体连接的部位。动粒在电镜下呈板状或杯状,为三层结构,主要成分是蛋白质,以及少量的 RNA 和 DNA。

(2) 确定分裂极:动物细胞分裂极的确定和中心粒的活动有关。中心粒为一对相互垂直的短筒状结构,在 S 期时,经过复制成为两对中心粒。G_2 期时,两对中心粒彼此分开,至有丝分裂前期时,两对中心粒移向细胞两极,并组织纺锤丝和星体(aster)。因为中心粒是微管的组织中心。所以,中心粒移动的方向决定了细胞分裂的方向。

(3) 核仁解体:间期核中的核仁是由 rDNA 及其转录产物(rRNA)等组成。在 M 期前期染色质凝集过程中,构成核仁的一部分物质转移到各自所属的染色体上,所以转录停止。已转录出的 rRNA,经加工组装后,进入细胞质。

(4) 核膜解体:高等真核生物细胞常以细胞核膜消失作为有丝分裂前期结束的标志。核膜解体与核纤层(nuclear lamina)蛋白磷酸化有关。核纤层是由中间纤维(lamin A、B、C)构成的网状结构。核纤层蛋白(lamin)磷酸化成为可溶状态,完整的核膜裂解成数个小膜泡,Lamin A 和 Lamin C 分散于胞质中,而 Lamin B 则结合于核膜囊泡上。

在核膜崩解的同时,细胞内膜系统(内质网,高尔基复合体等)也被分解成小囊泡。

2. 中期(metaphase)　核膜一解体,细胞就进入中期。此时期主要事件是:有丝分裂器形成和染色体排列在赤道面(equatorial plane)上形成赤道板(equatorial plate)。从细胞侧面观察,染色体排列成线状;从细胞极面观察,染色体集中排列成菊花瓣状,两臂伸向外周,着丝粒位于花心。哺乳动物类细胞染色体排列在赤道面上的持续很短,约 10～20 分钟。有丝分裂器是由纺锤体、染色体和中心体共同组成的临时性结构,专门执行有丝分裂功能。

纺锤体由两极星体之间的纺锤丝(微管)组成。中心体到达两极后,具有微管组织中心的作用。中心体周围聚合大量的呈放射状排列的微管。由微管及其周围微管组成的结构称为星体。中心体周围的微管称极微管(polar microtuble)(连续丝),贯穿在两个星体之间,绝大多数极微管并非真正连接,而是来自两极的微管在纺锤体中部彼此以横桥搭连,相互重叠。重叠区微管之间有动力蛋白,微管的游离端加长,在动力蛋白作用下,相互滑动不断把星体推向两极。染色体微管(chromosomal microtuble),也称动粒微管(kinetochore microtuble),是一端由极出发,另一端连接到染色体的动粒上的微管。区间微管(interzonal microtuble),不与两极相连,也不与动粒相连,而是在后期和末期连接于姐妹染色单体(两组子染色体)之间的微管,随染色体向两极移动而不断加长。这时,由两端星体、星体微管、极微管、动力微管组合形成纺锤体,是形状为中部宽阔,两端缩小的纺锤状结构(图 13-7)。

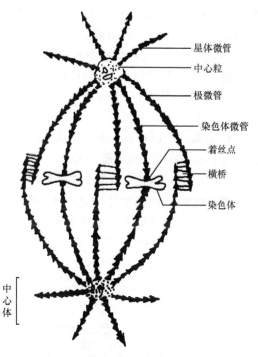

图 13-7　中期有丝分裂器模式图

在有丝分裂中期的染色体有一定的形态与数目,每条染色体包含一对姐妹染色单体。核膜解体时,纺锤体侵入细胞的中心区,染色体不断地振荡运动,纺锤丝的自由端随机捕获住一条染色体一侧动粒,分别向两极牵拉染色体,最后染色体两侧牵引力趋于平衡,使染色体排列在赤道面(equatorial plane)上,形成赤道板(equatorial plate)。中期染色体如果不能形成赤道板,细胞就不能正常地进入分裂后期。

中期染色体排列在赤道面上,达到最高程度地螺旋。中期染色体与染色体微管相连(图 13-8)。如果用药物抑制微管聚合,破坏纺锤体形成,细胞被阻断在分裂中期。这时染色体

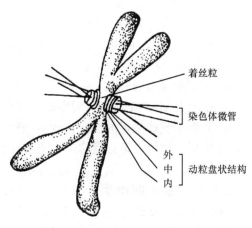

图 13-8　中期染色体动粒、着丝粒结构

数目和形态结构具有稳定性和典型性,各种生物染色体具有各自的特征。因此,用药物阻断法获得中期细胞,就可以检查染色体数目和结构畸变等,应用于肿瘤及染色体疾病的临床诊断与治疗。

有丝分裂器可以确保两套染色体准确无误地分配给2个子细胞,是细胞分裂方式长期进化和完善化的表现。有丝分裂器是一临时性的结构,其形成和消失有明显的周期性变化。

3. 后期(anaphase) 从着丝粒复制到染色体移至两极的过程。后期的特征是着丝粒复制和染色体的运动。排列在中期赤道面上的染色体,其姐妹染色单体联系在一起。着丝粒的复制以及分离,立即打破原来力的平衡。姐妹染色单体从着丝粒纵裂面分离、染色体分成均等的两组。动粒受到不断缩短的染色体微管的牵引而产生染色体向两极移动。动粒在前,染色体两臂拖后,染色体向极运动速度约为每分钟 $0.2\sim0.5\mu m$。同时极微管滑动,区间微管组装延长,动粒微管缩短,纺锤体变长,将染色体推拉至两极。分裂后期一般持续10分钟左右。

4. 末期(telophase) 末期是从染色体到达两极至形成两个完整子细胞的过程,其主要特征是子细胞核重建和细胞质分裂。

(1)子细胞核重建:有丝分裂抑制因子被激活,使到达两极的染色体迅速解螺旋化恢复到间期染色质状态,纺锤体随之消失,此过程与分裂前期的过程相反。核仁组织者转录活性升高,rRNA及核糖体前体物质聚积,核仁被重建。与此同时,核纤层蛋白去磷酸化重新组成核纤层。胞质中的核膜小泡彼此融合,向染色体表面聚集,在每条染色体周围融合成双层膜,染色质纤维相互缠绕,原每条染色体周围的双层膜和小泡重新分布在染色质周围,形成新的核膜。核纤层纤维在核被膜重新形成中起了"组织者"的作用。

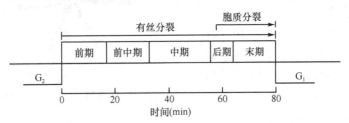

图 13-9 核分裂与胞质分裂时相协调的模式图解

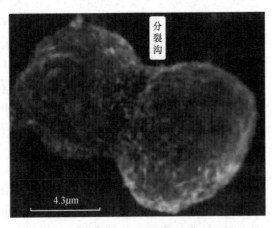

图 13-10 正在分裂的骨髓瘤细胞的扫描电镜图

(2)细胞质分裂:胞质分裂是有丝分裂最后一个环节,也可以看成一个单独的阶段(图 13-9)。动物细胞的细胞分裂是通过形成特殊的临时性结构——收缩环(contractile ring)来实现。后期时,有丝分裂器距离细胞膜最近的部位释放出一种可溶性物质。该物质可以促进距赤道最近的细胞膜下方大量的肌动蛋白与肌球蛋白聚集,微丝数量不断增加形成微丝束(microfilament bundle),方向与纺锤体长轴垂直,彼此重叠排成环状,并通过肌动蛋白结合蛋白与细胞膜发生连接,形成具有收缩功能的收缩环(图13-10)。微丝束不断收缩,收缩环逐渐缩小,细胞膜在赤道处内陷形成分裂沟,分裂沟逐渐加深,细胞在此完全断开,最终将细胞一分为二,胞质分为两部分,胞质中的细胞器也大致分到2个子细胞中去,有丝分裂过程结束。若使用抑制肌动蛋白的细胞松弛素B处理细胞,则可抑制胞质分裂,使已经形成缢缩的细胞恢复成圆球状。除去细胞松弛素B后,胞质分裂重新恢复,表明细胞质的缢缩是由微丝(收缩环)收缩引起的。

有些细胞只发生核物质的复制,而没有细胞核和细胞质的分裂,结果形成多倍体细胞(在肿瘤细胞多见)。如果完成了核物质的复制和分裂,而没有细胞质的分裂,结果就形成了多核体细胞(如骨骼肌细胞)。

二、细胞周期的调控

高等生物有机体整体和局部的细胞增殖活动受到精确控制。细胞周期的进程严格有序,各时相中细胞的变化、相邻时相的转换、时相的功能、生化事件等发生过程复杂,受到细胞本身和环境的控制,涉及多种因子在多层次上的作用,这些因子大多为蛋白质或多肽。

1. M期促进因子 M期促进因子是一种在G_2期形成,促进M期启动的调控因子,广泛存在于从酵母到哺乳动物的细胞中。MPF是调节细胞有丝分裂的必需的蛋白质激酶,通过促进靶蛋白的磷酸化而改变其生理活性,MPF自身的活性随着细胞周期的运转而发生周期性变化,

人类细胞的MPF是由两种蛋白质组成的复合体,它们是cdc(cell division cycle)基因的产物,两种蛋白的相对分子质量分别为34 000和56 000,又称为P34和P56。MPF本身是一种蛋白激酶,在G_2/M期转换时起作用。它首先使组蛋白H_1磷酸化,随后引起一系列磷酸化"级联反应"(H_1、核纤层蛋白、微管蛋白、肌动蛋白以及细胞核的核仁蛋白等),于是便相继出现染色质凝集、核被膜崩解、核仁消失、细胞骨架重新组装,细胞变圆、贴壁能力下降等进入有丝分裂的特征。

在MPF中,P34在细胞周期的表达量恒定,是MPF的活性单位,具有Ser/Thr(丝氨酸/苏氨酸)激酶活性,催化蛋白质中Ser、Thr磷酸化。当其去磷酸化时,表现出其蛋白激酶的活性。P34的活性依赖于与Cyclin B的结合,Cyclin B具有激活P34激酶和选择激酶底物的功能,是MPF的调节单位。间期时,Cyclin B与P34开始结合,同时P34的Thr-14、Tyr-15和Thr-161位点在Wee1蛋白激酶等作用下,发生磷酸化,此时的MPF仍为无活性的MPF(Pre-MPF)。G_2/M期时Cyclin B的表达达到高峰,以及P34的磷酸化位点Thr-14和Tyr-15发生了去磷酸化,MPF的活性达到最高。只有Cyclin B与P34分离解体,P34的Thr-14和Tyr-15位点的氨基酸残基发生磷酸化时,MPF失去激酶活性,此时促进细胞从M期向G_1期转化。

有丝分裂后期,P56受蛋白酶的作用发生水解,从而MPF失去活性。在磷酸酶的作用下,诱发底物的一系列去磷酸过程,染色质去凝集,纺锤体消失,核膜核仁重建。从而使细胞走出M期,进入G_1期。所以,细胞进入有丝分裂状态和完成分裂活动的全过程直接受P56周期性合成和降解,以及P34的磷酸化、去磷酸化的调节。

2. 细胞周期蛋白 T. Evans等(1983年)在海胆的受精卵卵裂中,发现了在细胞周期的后期逐渐合成,G_2晚期达到高峰,至周期的中后期阶段突然消失的蛋白质,这种周期性出现与消失的蛋白质,称为细胞周期蛋白(cyclin)。真核生物中,细胞周期蛋白分为A、B、C、

D、E 等几大类,它们在细胞周期的不同阶段相继表达,与细胞中其他一些蛋白质结合后,参与细胞周期相关活动的调节。根据出现时间的不同,细胞周期蛋白可分为:

(1) G_1 期周期蛋白:在脊椎动物中为 cyclin C、D、E 等,它们在 G_1 期开始表达,进入 S 期时开始降解。Cyclin D 的作用与 G_1/S 期转变有关,这是一个限制点。cyclin E 可能作用于 G_1 期的晚期,与 S 期的启动有关。

(2) S 期周期蛋白:为 cyclin A,在 S 期开始前就有表达,到中期时开始消失。在 S 期 DNA 合成的启动过程中起作用($G_1 \rightarrow S$),还可能是 G_2/M 期转换所必需。

(3) M 期周期蛋白:为 cyclin B,在 S 期开始表达,到 G_2/M 期是达到高峰,在 M 结束时消失。调节 G_2 期向 M 期的转换(图 13-11)。

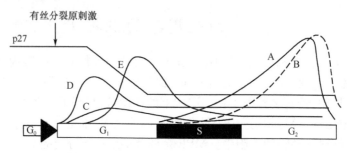

图 13-11　细胞周期中细胞周期蛋白的表达

三类周期蛋白均含有细胞周期蛋白盒(cyclin box)的保守区,cyclin A 和 B 各具有一个破坏盒(destruction box),具有降解 cyclin A 和 B 的作用;cyclin C、D、E 各有一个 PEST 序列,与其本身不稳定有关。

3. 生长因子　生长因子(growth factor)是一类可与细胞膜上特异性受体结合的,可调节细胞周期的多肽类物质。生长因子通过与其受体结合,经过细胞信号转换及传递,激活细胞内多种蛋白激酶(protein kinase),影响细胞周期中相关的蛋白表达,调节细胞周期。

生长因子种类较多,有组织特异性,没有种属特异性。依其组织来源的不同,可分为表皮生长因子(epidermal growth factor,EGF)、成纤维细胞生长因子(fibroblast growth factor,FGF)、血小板来源的生长因子(platelet-derived growth factor,PDGF)、转化生长因子(transforming growth factor,TGF)等。生长因子在细胞周期调控中表现为刺激或抑制静止期细胞进入 S 期,但作用于细胞周期的具体阶段各异,如 PDGF 可促进细胞由 G_0 向 G_1 期转变;EGF 和白介素(interleukin,IL)则在 G_1/S 期转换中起作用;TGT-β 能使 cyclin E 表达降低,抑制 cyclin E-cdk2 复合物的形成,使细胞阻滞在 G_1/S 期,对细胞周期起负调控作用(表 13-2)。

表 13-2　几种生长因子的性质及作用

生长因子	化学组成	组织来源	主要作用
表皮生长因子(EGF)	53 个氨基酸	颌下腺	刺激上皮细胞型和间质起源细胞生长增殖。是胚胎发育的诱导信号,推动 G_1/S 期转换
血小板来源的生长因子(PDGF)	二聚体蛋白	由巨核细胞合成,存在于血小板中	刺激纤维细胞、平滑肌细胞、神经胶质细胞生长,由 G_0 向 G_1 期转换,是胚胎发育的诱导信号

续表

生长因子	化学组成	组织来源	主要作用
成纤维细胞生长因子（FGF）			刺激中胚层起源的细胞,血管内皮细胞生长增殖
胰岛素样生长因子(IGF)	60～63个氨基酸	干细胞中合成,存在于血浆中	调节细胞代谢,维持细胞生存,协同刺激细胞生长增殖
白细胞介素(IL)	133个氨基酸	T细胞分泌	刺激活化T淋巴细胞和B淋巴细胞的增殖
神经生长因子(NGF)			维持神经细胞生存,促进神经突起的生长
转化生长因子(TGF)			多来源、多功能刺激或抑制细胞增殖。是胚胎发育的诱导信号

4. 抑素 Bullough 和 Laurence(1960年)在研究皮肤创伤愈合机制时,发现了细胞中有一种具有抑制细胞分裂作用的物质,命名为抑素(chalone)。抑素是一类细胞自身产生的,终止细胞增殖的生理抑制因子,属分泌性糖蛋白。抑素有多种,如表皮细胞抑素、肝细胞抑素、血细胞抑素等,具有严格的组织细胞特异性而无种属特异性。抑素的作用主要在 $G_1 \rightarrow S$ 期,其作用可逆,对细胞本身无毒性作用。

抑素与起正调节作用的生长因子相互拮抗与协调。研究表明,肿瘤细胞自身产生抑素的能力降低,而且对抑素的敏感性也大大下降,这是肿瘤细胞失去增殖调控的重要原因。例如,抑制白血病淋巴细胞的抑素量要比抑制正常淋巴细胞的高3～4倍,而髓性粒细胞的抑素量却只有正常粒细胞的 $1/40 \sim 1/10$。

5. 细胞信使系统 cAMP 和 cGMP 为细胞内的第二信使,广泛参与细胞内各类生理活动,对细胞的分裂与分化也有调控作用。cAMP 和 cGMP 的含量随细胞周期的变化而呈现出周期性变化。M期细胞的 cAMP 含量最低,进入 G_1 后,cAMP 含量增加达到最高值。实验证明,当 cAMP 含量降低时,细胞增殖率下降。可见,cAMP 对细胞增殖起负调控作用。cGMP 与 cAMP 作用相反,促进细胞内核酸与蛋白合成,加速细胞分裂,抑制细胞分化,起正调控作用。cAMP 和 cGMP 两者相互拮抗,调节细胞的增殖和分化。

6. Ca^{2+} 和钙调素 细胞外信号作用于细胞膜上相应受体后,通过 G 蛋白激活磷脂酶 C (phospholipase C,PLC),催化细胞膜上的 4,5-二磷酸磷脂酰肌醇(phosphatidylinositol 4, 5-biphosphare,PIP2)分解为两个重要的细胞内第二信使:1,4,5-三磷酸肌醇(inositol 1,4, 5-triphosphate,IP3)和二酰甘油(diacylglycel,DG)。IP3 诱导细胞内 Ca^{2+} 库中的 Ca^{2+} 释放到细胞质中,进一步直接或通过钙调素间接激活一些蛋白激酶,在细胞增殖和分化中起调节作用。

钙调素(calmodulin,CaM)为多功能钙受体,广泛存在于真核生物中。细胞质基质、线粒体、溶酶体、内质网、细胞核等均有 CaM 分布。Chafouleas 等(1982年)在中国仓鼠细胞中发现在 G_1 期转换为 S 期时 CaM 水平剧增,S 期早期时 CaM 达到最高水平,细胞进入 DNA 合成期时需要足够的 CaM。CaM 在细胞增殖中的调控作用包括:①启动 DNA 合成,促进 G_1 期→S 期过渡;②诱导核膜解体,促进 G_2 期→M 期转变;③参与微管的组装与染色体移动,促进细胞进入有丝分裂后期。

三、细胞周期中的基因调控

细胞周期进程中的各种生化事件、各层次的活动,都受到基因有规律的、特异性的表达调控。这些基因包括细胞分裂周期基因(cell division cycle gene,cdc gene)、癌基因(oncogene)和抑癌基因(cancer suppressor gene)。前者是编码依赖于周期蛋白激酶的基因,后两者对正常的细胞周期,同时也可在细胞异常增殖及癌变中有关键作用。

1. *cdc* 基因　*cdc* 基因是指细胞中的调节细胞增殖的基因。对 *cdc* 基因的认识来自于酵母细胞周期的研究。自 1979 年起,已知的酵母(yeast)*cdc* 基因达 40 多个,其中芽殖酵母(budding yeast)*cdc*28 基因在细胞周期开始的调控中起主要作用,因为该基因的突变使细胞周期阻断于 G_1/S 期,其产物相对分子质量为 34 000,是一种丝氨酸/苏氨酸蛋白激酶。

人的 *cdc*2 基因与芽殖酵母的 *cdc*28 基因有 64.5% 的同源性,其产物 P34^{cdc28} 也是一种蛋白激酶,与 M 期的启动密切相关。*cdc*2 基因在进化上具保守性,从酵母到人类存在着共同的 M 期启动的调节机制。

2. 癌基因与抑癌基因　在一些逆转录病毒的基因组中,存在一段能促使细胞无限制增殖继而癌变的 DNA 序列,即为癌基因(V-oncogene,*V-onc*)。脊椎动物正常细胞中有与 *V-onc* 相似的同源 DNA 序列,其突变后,可使细胞增殖发生异常,称为细胞癌基因(cellular oncogene,*C-onc*)或原癌基因(proto-oncogene),根据结构、基因转录产物特点,可将癌基因或原癌基因分为 *src*、*ras*、*sis*、*myc*、*myb* 等基因家族.

正常情况下,癌基因或原癌基因表达的量较少,但是是细胞生长、增殖所必需的。不同的癌基因家族成员,其产物可通过不同的途径参与细胞周期调节。有一些癌基因或抑癌基因可编码某些生长因子的受体,通过与生长因子结合,参与生长因子对细胞周期的调节。许多癌基因或原癌基因的产物,还可在生长因子相关的细胞内信号转导过程中起作用。如 *ras* 基因的产物 p21 类似于 G 蛋白的作用,能与鸟嘌呤核苷酸结合,具 GTP 酶活性。

存在于正常细胞中的一类能抑制细胞恶性增殖的基因,称为抑癌基因。抑癌基因通过编码具有转录因子作用的蛋白质,从多个调控点参与细胞周期的调节,其缺失或失活,将导致细胞癌变。常见的抑癌基因有 *rb* 和 *p*53 基因。

Rb 基因,即遗传性视网膜母细胞瘤(retinoblastoma)基因,是第一个被发现的抑癌基因,分布于细胞核中,能与转录因子结合,通过其去磷酸化与磷酸化状态的变化,活化或抑制转录因子的活性,进而对细胞周期的进程加以调节。人类的许多肿瘤基因中,均存在高频率的 *p*53 基因突变。P53 蛋白分布于细胞核,相对分子质量 53 000,具不稳定性。在细胞周期中,P53 蛋白作为转录因子或与其他转录因子结合,参与基因转录的调节,将细胞阻滞在 G_1 期。

第 5 节　生殖细胞的发生与减数分裂

有性生殖(sexual reproduction)是生物在长期进化历史中较无性生殖(asexual reproduction)更为进步的繁殖方式,雌雄生殖细胞的结合,把不同遗传背景的父母双方的遗传物质融合,其结果既稳定了遗传性,又增加了新变异,提高了生物对变化环境的适应能力。

亲子代间遗传信息的传递,是通过亲代的生殖过程实现的,唯一能够充当上下两代间连接桥梁和遗传信息传递媒介的是生殖细胞(reproductive cell)。

一、生殖细胞的发生

生殖细胞的发生就是指精子(sperm)和卵子(ovum)的形成过程,其基本过程与基本机理是一致的,都有细胞增殖期、生长期、成熟期;在成熟期内都要经过特殊的有丝分裂过程——减数分裂。

1. 精子的发生

(1) 增殖期(multiplication period):精子发生是在睾丸的曲细精管(contorted seminiferous tubule)中进行。胎儿期时,精原细胞(spermatogonium)在曲细精管中是休止的,到了青春期,其数量开始恢复。睾丸的曲细精管上皮细胞有很强的增殖能力,通过连续的有丝分裂,产生大量精原细胞(图13-12)。人类精原细胞中的染色体数目同体细胞一样,都是二倍体。

(2) 生长期(growing period):精原细胞经多次分裂后细胞体积逐渐增大,分化为初级精母细胞(primary spermatocyte)。在生长期,染色体的数目仍为 $2n$(46 条)。

(3) 成熟期(maturation period):初级精母细胞经过染色体的复制,进行减数分裂。经过第一次减数分裂后,每一

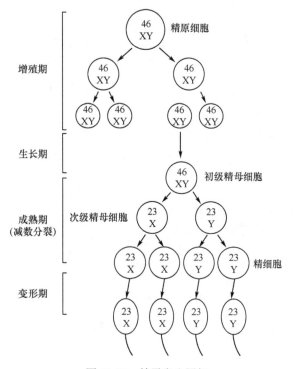

图 13-12　精子发生图解

个初级精母细胞产生两个次级精母细胞(secondary spermatocyte),每个次级精母细胞有 23 条染色体。再经过第二次减数分裂,形成两个精细胞(spermatid)。一个初级精母细胞经过两次连续的分裂,结果形成了四个单倍体的精细胞。精细胞只含有原来的染色体数目的一半。

(4) 变形期(transformatoin period):精细胞成熟为精子,这一阶段为变形期。精细胞由圆形逐渐分化,细胞核极度浓缩,顶体逐渐形成,抛掉多余的细胞质,成为运动灵活的精子。

人类男性性成熟后,精原细胞不断进行增殖,生长并且减数分裂,变形后成为精子。精子的发生周期约需 2 个月左右,一次射精的精液约 3~4ml,精子数目达 3 亿~4 亿个。一个正常男性一生中产生的精子总数约为 10^{12} 个。直至老年期,精子继续发生,但由于 DNA 的稳定性下降,故产生的精子 DNA 突变率较高。

2. 卵子的发生　卵子是由卵巢生发上皮细胞产生的,基本过程与精子发生相似,但无变形期。

(1) 增殖期:卵巢中的原始生殖细胞通过有丝分裂产生卵原细胞(oogonium)。卵原细胞通过有丝分裂进行增殖。其染色体数目为二倍体。

(2) 生长期:卵原细胞进入生长期,体积显著增大,最终发育成初级卵母细胞(primary oocyte)。染色体数目仍为 $2n$。

(3) 成熟期:在成熟期中,初级卵母细胞进行减数分裂,经过第一次减数分裂,由于胞质的不均等分配形成两个大小不一的细胞:一个是次级卵母细胞(secondary oocyte);另一个细胞是第一极体(first polar body),它的体积很小。次级卵母细胞进行第二次减数分裂,又

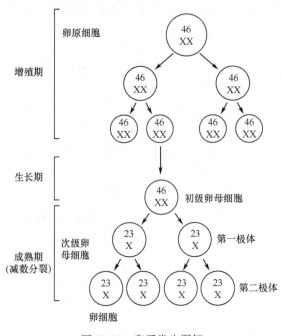

图 13-13 卵子发生图解

形成两个大小不同的细胞：一个是体积较大的卵细胞，另一个是体积较小的第二极体(second polar body)。第一极体也进行第二次分裂，均等分裂形成两个第二极体。极体在随后的发育中逐渐退化消失。卵细胞和极体都是单倍体(n)。这样，一个初级卵母细胞经过减数分裂形成了一个卵细胞和三个第二极体(图 13-13)。

卵子的发生开始于个体胚胎发育早期的卵巢(ovary)中。卵原细胞和初级卵母细胞的形成，在个体一生中是一次性进行的。最初的卵原细胞总数约为 400 万～500 万个。个体胚胎发育约 6 个月时，卵原细胞全部生长形成初级卵母细胞。初级卵母细胞进一步进行减数分裂的过程是不连续的，间断的，至减数分裂完成可长达十余年到数十年之久。个体出生后得到发育的初级卵母细胞，大约只有 400 个左右，并且均停留在减数第一次分裂的前期的双线期。女性个体性成熟后，减数分裂继续进行。每月一个卵泡发育成熟，排卵，其中的次级卵母细胞停留在减数第二次分裂的中期。进入受精过程，次级卵母细胞继续完成减数第二次分裂的后期和末期，形成一个成熟的卵细胞并且释放第二极体。如果未受精，次级卵母细胞则不再继续分裂而蜕变消失在输卵管中。

二、减数分裂发生的过程

19 世纪末叶，E. Van Beneden(1883 年)发现蛔虫卵子和精子只及生物学意义含有体细胞的半数染色体。经过许多学者的论证，证实了性细胞成熟过程中的减数分裂方式。减数分裂(reduction division)是有性生殖个体性成熟后，形成生殖细胞过程中发生的一种特殊的细胞分裂方式。减数分裂的主要特点是 DNA 复制一次，细胞连续分裂两次，结果形成了染色体数目减半的生殖细胞。由于减数分裂要通过两次核分裂才能完成，故把减数分裂过程划分为减数分裂Ⅰ和减数分裂Ⅱ两次分裂。

1. 减数分裂的过程　减数分裂的全过程可划分为 4 个阶段：

$$
减数分裂
\begin{cases}
减数分裂前间期(G_1、S、G_2) \\
第一次减数分裂(前期Ⅰ、中期Ⅰ、后期Ⅰ、末期Ⅰ) \\
减数分裂间期 \\
第二次减数分裂(前期Ⅱ、中期Ⅱ、后期Ⅱ、末期Ⅱ)
\end{cases}
$$

(1) 减数分裂前间期：原始生殖细胞(如精原细胞)在进行减数分裂之前要经过一次或几次区别于一般间期的较长细胞间期，称为减数分裂前间期(pre-meiosis interphase)。减数分裂前间期也分为 G_1 期、S 期、G_2 期，只是 DNA 合成速度明显减慢，S 期特别长。例如蝶螈细胞有丝分裂时的 S 期是 12 小时,减数分裂的 S 期是 10 天,此种现象在其他动物也很普遍,这是由于每单位长度 DNA 复制单位的启动数量减少所致。普通有丝分裂转变为减数分裂的关键在减数分裂前间期的 G_2 期。减数分裂前 S 期合成全部染色体 DNA 的 99.7%,其余的 0.3%,如果在 G_2 期完成,就是有丝分裂;如果 G_2 期不能完成其余部分 DNA 复制,细胞就进行减数分裂。其余的 0.3%DNA 到第一次减数分裂时完成,这一特点可能是细胞从有丝分裂转变为减数分裂的关键。什么原因决定有丝分裂向减数分裂的转变,其根本机理至今不是十分清楚。

(2) 第一次减数分裂(meiosis Ⅰ):减数分裂前 G_2 期结束就进入两次有序的细胞分裂。第一次减数分裂可分为前期 Ⅰ、中期 Ⅰ、后期 Ⅰ 和末期 Ⅰ。减数分裂前间期的染色体只在一侧有动粒,而另一侧没有,所以第一次减数分裂时,姐妹染色单体不分离,共同进入一个子细胞。

1) 前期 Ⅰ(prophase Ⅰ):第一次减数分裂的前期很长,可达几周,几个月,甚至几年,几十年(如人卵母细胞),同时显现出许多形态特征变化:染色质组装成染色体、同源染色体配对、产生联会复合体、染色体交叉互换等复杂过程。根据细胞核内物质的形态变化,又可划分为细线期、偶线期、粗线期、双线期和终变期五个阶段性时期。

ⅰ. 细线期(leptotene stage):染色质凝集,DNA 虽然已在间期复制,但在光学显微镜下观察,染色体仍是单条细线状,看不到成双结构,称为染色线(chromonema)。染色线上有许多部位由于 DNA 分子凝集膨大而呈颗粒状,称之为染色粒(Chromomere)。此时浓集的染色线两端固定在核纤层,中间段仍在核内缠绕。核体积增大,核仁也较大。

ⅱ. 偶线期(zygotene stage):在光学显微镜下观察到同源染色体(homologous chromosome)彼此配对,又称配对期(pairing stage)。一对同源染色体一条来自父方,另一条来自母方,同源染色体配对的过程称联会(synapsis)。细线期时,一对同源染色体在核中随机分布,之间有距离。偶线期时,两条同源染色体之间并未完全合并在一起,而是侧面紧密相贴,联会部位为一种蛋白质成分的复合结构,称为联会复合体(synaptonemal complex,SC)(图 13-14)。SC 沿同源染色体纵轴分布,是由核蛋白质组成的一个扁平发夹式(ribbon like)的三分区结构,总宽度 0.15~0.2μm 左右。同源染色体对的每一条染色体在相对的(内)侧面,非姐妹染色单体之间,各形成一条状的侧生成分(lateral component),宽约 20~80nm。侧生成分连接起来,构成 SC。中央区的宽度约 100nm。在中央区的正中有一纵向的致密电子物质线,称为中央成分(central element)。中央成分与侧生成分之间由呈梯形排列的丝状质横连在一起,中央区每 20~30nm 长度中有 3 条横丝,横丝为蛋白质性质的物质。侧生成分在细线期末就已经出现在两条染色单体之间,而中央成分直至偶线期才形成(图 13-15)。

SC 的形成对同源染色体配对起识别及稳定作用,是染色体发生交叉交换的结构基础和必要条件,SC 一旦形成,即发生交换。减数分裂之前,间期的 S 期合成染色体 DNA 的 99.7%,剩余的 0.3%DNA 合成在偶线期完成,这一部分 DNA 称 Z-DNA。Z-DNA 的合成可能与同源染色体的配对有关,如果在细线期或偶线期加入 DNA 合成抑制剂,能抑制 Z-DNA 的合成,SC 的组装也受到抑制。同源染色体配对后,每对染色体形成一个二价体(bivalent)。所以,在具有 n 对染色体的细胞中,可形成 n 个二价体。

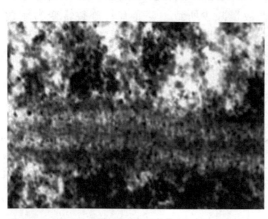

图 13-14　电镜下的一种昆虫联会复合体

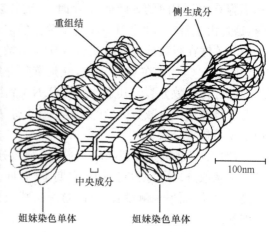

图 13-15　联会复合体模式图

ⅲ．粗线期（pachytene stage）：同源染色体配对完成之后，染色质螺旋化程度不断提高，染色体明显变短变粗，配对的同源染色体（二价体）包含 4 条染色单体，称四分体（tetrad）。此时，同源染色体的非姐妹染色单体之间出现交叉（chiasma），这是父源和母源染色体基因互换或重组的结构基础。同时，同源染色体 SC 的梯状结构中出现重组结（recombination nodules），为球形、椭圆形或棒状，直径 90nm 的蛋白质复合体，含大量的与 DNA 重组有关的酶，重组结的数目与交叉的数目大致相等，重组结与染色体的交换有关。这一时期合成少量 DNA，称为粗线期 DNA（pachytene DNA，P-DNA），主要用于因交换而产生的染色体 DNA 断头链修补、连接。染色体交换时有少量 DNA 被消化掉，P-DNA 合成的量与消化的 DNA 量相等，因而 DNA 总量未增加。

一般来讲，粗线期可持续数天、数周、甚至数年，而细线期与偶线期只持续数小时。

ⅳ．双线期（diplotene stage）：SC 解体，同源染色体之间相互排斥而彼此逐渐分离，但仍存在多处交叉，并且在光学显微镜下清晰可见，这从形态学角度证明，粗线期阶段同源染色体之间发生了交换。随着同源染色体逐渐分离，非姐妹染色单体间的交叉点向染色体末端移动，最后消失，这种现象称为交叉端化（terminalization）。交叉端化的过程就是同源染色体完成重组和交换的过程。此外，双线期的 RNA 合成异常活跃。

动物卵母细胞可长时间处于双线期长达数周、数月和数年。人卵细胞在出生前的第 5 个月到达双线期，一直保持到很多年后的性成熟后的排卵期。暂时处于停顿状态的哺乳动物卵母细胞核中染色体分散成网状，又称核网期（dictyate stage）。

ⅴ．终变期（diakinesis）：双线期结束，染色体变成紧密凝集状态，变得短粗。四分体靠端部交叉而结合在一起，姐妹染色单体借着丝粒连接在一起。核膜及核仁消失，纺锤体逐渐形成。终变期结束标志着减数分裂前期Ⅰ的结束，结果是染色体发生了重组；合成了生殖细胞所需要的，或胚胎早期发育所需要的全部或大部分 RNA、蛋白质及糖类物质；染色体已成为典型的染色体结构。与有丝分裂一样，中心粒已经复制，开始向两极迁移。

2）中期Ⅰ（metaphaseⅠ）：核膜破裂标志着进入中期Ⅰ，纺锤体形成，原分散于核中的四分体向纺锤体中部移动。与有丝分裂中期不同，每对同源染色体的四分体上有四个动粒分别与两侧的动力微管相连，一侧纺锤丝只能与同侧的两个动粒相连。最后染色体排列在赤道面上。

3）后期Ⅰ（anaphaseⅠ）：同源染色体彼此分离，在纺锤丝的牵引下向极运动开始。一般短染色体的移动速度快于长染色体。由于染色体分向两极时相互独立,所以来自父、母方的非同源染色体间随机组合分成两组。虽然移向每极的染色体数比亲代细胞减少了一半(n),但由于每条染色体仍含有 2 条染色单体,因而每极 DNA 含量仍是 2C。由于染色体交叉互换以及非同源染色体之间随机组合,使得产生的子细胞基因组与母细胞发生变异。

　　4)末期 I(telophase I):染色体到达两极并开始解螺旋,去凝集,逐渐变成分散的染色质。核膜、核仁重新出现。细胞质也分裂,形成两个独立的子细胞,每个子细胞中含有母细胞染色体数目的一半。末期 I 和间期是第一次和第二次减数分裂期之间的短暂停留,这个过程未见有 DNA 合成。

　　(3)第二次减数分裂(meiosis II):第二次减数分裂与一般有丝分裂过程基本相同,也包括前期、中期、后期、末期四个时期。前期 II:染色质重新凝集,纺锤体形成。中期 II:染色体为致密的短棒状,排列在赤道上。动粒微管与每条染色体上的动粒相连。后期 II:把在减数分裂前间期已经复制好的姐妹染色单体拉向两极。末期 II:染色体去凝集,核膜、核仁重新出现,细胞质分裂一分为二。经过第二次减数分裂,使子细胞的 DNA 含量为 1C,相当于原 G_2 期细胞 DNA 含量的 1/4。一个原始母细胞经过两次细胞分裂(DNA 仅复制一次),最后形成 4 个单倍体子细胞(图 13-16)。

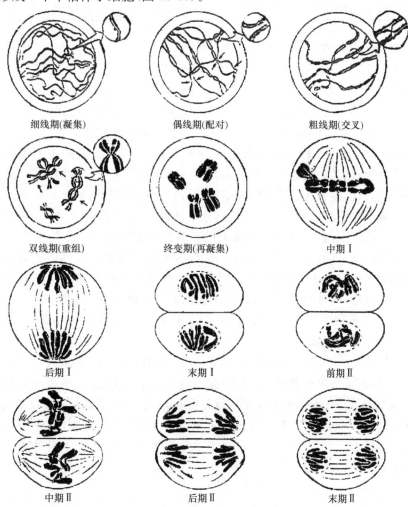

图 13-16　减数分裂各期模式图

一个初级精母细胞经两次减数分裂形成 4 个均一的,具有生理功能的精子。一个初级卵母细胞经减数分裂所形成的 4 个配子中,由于卵的胞质不均匀的分配,形成一个较大的卵细胞和三个很小的极体(polar body),富含营养成分的胞质集中于一个大的卵细胞中,是有功能的配子。

2. 减数分裂与有丝分裂比较 减数分裂与有丝分裂之间有许多共同之处,但又有显著的差别。将减数分裂与有丝分裂作一下简要比较(表 13-3)。

表 13-3 减数分裂与有丝分裂简要比较

减数分裂	有丝分裂
1.仅发生在生殖细胞形成过程中	为体细胞的分裂方式
2.DNA 复制一次,细胞连续分裂 2 次	DNA 复制一次,细胞分裂 1 次
3.过程比较复杂,有同源染色体联会配对,非姐妹染色单体间交叉互换,产生了遗传物质多样性	过程比较简单,无同源染色体联会配对,无非姐妹染色单体间交叉互换,遗传物质不变
4.结果形成 4 个单倍体细胞,子细胞与母细胞不同,细胞之间也有差异	结果形成 2 个与母细胞相同的子细胞
5.结果 DNA 含量减半,染色体数减半	结果 DNA 含量不变,染色体数不变
6.进行的时间长,数小时或数年	进行的时间短,一般为 1～2h

3. 减数分裂的生物学意义

(1) 减数分裂是使有性生殖的生物染色体数目保持恒定,遗传性状相对稳定的机制。人类体细胞数为 46 条,为二倍体。减数分裂产生的精细胞或卵细胞染色体数目减半,成为单倍体($n=23$)。精卵结合后形成的受精卵,染色体数目又恢复为原来的 46 条。因此,既保证了人类染色体数目的相对稳定,又保证了人类遗传特性的相对稳定。

(2) 减数分裂构成了遗传基本规律的细胞学基础。减数分裂是配子形成的关键阶段,而减数第一次分裂,则又是减数分裂的核心。第一次减数分裂中存在同源染色体的联会和分离,成对的同源染色体进入不同的生殖细胞,这是孟德尔分离定律(law of segregation)的细胞学基础。减数分裂的后期Ⅰ同源染色体分离过程中,非同源染色体之间可以随机自由组合进入同一生殖细胞,不同对的染色体上的基因可自由组合于一个配子中,这便是孟德尔自由组合定律(low of independent assortment)的细胞学基础。基因位于染色体上,每一条染色体上都分布有许多基因,因此位于同一条染色体上的许多基因相互连锁,可在分裂时进入同一生殖细胞,同时由于联会后,同源染色体之间可能发生非姐妹染色单体的部分交换,因而产生了新的连锁关系,这就是基因的连锁和互换定律(law of linkage and crossing over)的细胞学基础。

(3) 减数分裂为人类复杂的遗传基础发生变异的机制。由于减数分裂过程中同源染色体分离进入不同的生殖细胞,而非同源染色体是否共同进入一个生殖细胞则完全是随机的。这样人类 23 对染色体,经减数分裂可形成 $2^{23}=8\,388\,608$ 种染色体组成的不同的配子,如果再考虑同源染色体的非姐妹染色单体间的交换,人类可形成数量庞大,种类繁多的配子。后代的变异范围非常大,这增强了生物机体对外界环境千变万化的适应性。

提　要

细胞增殖是细胞通过细胞周期完成细胞分裂使细胞数量不断增加,通过生长使细胞质量增加,体积加大的生命现象。细胞只有通过增殖才得以维持生物的生长、发育、繁衍后代,以及通过细胞增殖补充机体细胞的损耗及生理活动需要。

细胞周期是细胞由前一次分裂结束开始到下一次分裂结束所经历的连续的有序过程。细胞周期可分为 G_1 期、S 期、G_2 期和 M 期。建立细胞周期概念的细胞代谢基础主要是 DNA 含量的周期性变化,RNA 和蛋白质等大分子物质的代谢过程对细胞周期的运转也起着重要的作用。细胞周期的时间由于细胞种类、生理条件等不同而有差异,使用细胞周期同步化技术可以了解周期阶段的细胞状态和生化特点。

真核细胞的增殖方式包括无丝分裂,有丝分裂和减数分裂。有丝分裂发生在体细胞形成过程中,包括核分裂和胞质分裂两个过程,有丝分裂器的形成是有丝分裂方式的特征。有丝分裂是一个核改组过程,分裂的结果形成了遗传性与母细胞完全相同的 2 个子细胞。减数分裂是一种特殊的有丝分裂,发生在生殖细胞的形成过程中。精原细胞或卵原细胞经一次 DNA 合成,两次连续的细胞分裂,最后形成 4 个精子或 1 个卵子,DNA 含量减半。减数分裂是生殖细胞形成的关键阶段,而减数第一次分裂,是分裂的核心。细线期染色质凝集,偶线期同源染色体配对联会,粗线期染色体缩短变粗,同源染色体非姐妹染色单体间交叉互换,双线期可见交叉端化,终变期染色体为紧密凝集状态。由于同源染色体配对,非同源染色体分裂时自由组合,非姐妹染色单体间片断交换、重组,构成了生物有机体遗传变异的细胞学基础。

细胞增殖通过细胞周期而实现,其运转秩序靠细胞内一套复杂的机制监视与调控。重要的调控因子有细胞周期蛋白、成熟促进因子、生长因子、抑素、细胞信使系统、Ca^{2+} 和钙调素等。基因是细胞周期调控的基础,主要有细胞周期分裂基因、癌基因和抑癌基因等。

Synopsis

Cell proliferation is a life phenomenon which the cell division increases cell quantity and cell growth increases cell quality and volume by the cell cycle. The cell growth, development, as well as reproducing next generations, replenishing the lost cell and physiological activities depend on cell proliferation.

Cell cycle is a successive and orderly process that from the end of last time to the end of next time in cell division, including G_1 phase, S phase, G_2 phase and M phase.

The concept of cell cycle is established on the cyclical changes of DNA content, in fact, some macromolecules (RNA and proteins) play an important role in the running of cell cycle. The cell cycle time is varying in different cell types and physiological conditions. Cell states and biochemical characteristics in different cycle phase can be explored using the cell cycle synchronization technology.

The proliferative type in the eukaryocyte includes amitosis, mitosis and meiosis. Mitosis includes nuclear division and cytokinesis, occurring in the somatic cell, characterized by the formation of mitotic apparatus, is a process of nucleus reorganization, resulting in two daughter cells alike the mother cell. Meiosis is a specific mitosis, occurring in the formation of reproductive cell. Spermatogonium or oogonium experiences once DNA synthesis and twice continuous cell division, produces four sperms or one ovum finally, but DNA content halved. Meiosis is a key phase of reproductive cell. In the first time of meiosis, chromatin condensed in theleptoene stage, homologous chromosomes paired in the zygotene stage, chromosomes shortened, as well as non-sister chromatid crossed in the pachytene stage, chiasma terminalization in the diplotene stage and chromosome coiled tightly in the diakinesis. Homologous chromosomes matching, non-homologous chromosomes combining freely and non-sister chromatid exchanging and recombining are the cellular basis for hereditary variation of organism.

Cell proliferation completing by the cell cycle, operation order is monitored and regulated by a complicated mechanism in cell. The regulatory factors: cyclin, maturation promoting factor, growth factor, chalone, cells messenger system, Ca^{2+} and calmodulin. Genes are the basis of cell cycle regulation, including cell division gene, cancer gene and tumor suppressor gene.

复习思考题

1. 细胞增殖有何生物学意义？
2. 细胞增殖有哪几种方式？比较它们的特点及过程。
3. 何谓细胞周期？何谓细胞同步化？
4. 细胞周期有哪几个分期？各分期特点如何？
5. 由细胞增殖的角度来看，细胞可分为几类？每一类的特点是什么？
6. 简述联会复合体的结构与功能。
7. 比较区别动粒与着丝粒结构与功能。
8. 简述细胞周期的基因调控。
9. 人类精子和卵子发生各有何特点？
10. 比较有丝分裂和减数分裂过程的异同，并说明其意义。

（杨建一　王文娟）

第14章 细胞分化

多细胞生物有机体是由各种不同类型的细胞组成,这些细胞都是源于同一个受精卵通过细胞的增殖分裂和细胞分化衍生而来的后裔。由受精卵产生的同源细胞,在形态结构,生化组成和功能上形成稳定性差异,产生不同的细胞类群的过程称为细胞分化(cell differentiation)。

细胞分化的研究一直是细胞生物学和医学实践中基础理论问题。一个受精卵所产生的同源细胞如何转变成功能结构和三维空间组成上高度复杂的胚胎?是许多生命科学家付出毕生精力而至今尚未解决的问题。因此,研究细胞分化的机制对于了解个体发育,基因的表达与调控及肿瘤的发生与防治,器官的移植与再生等都有着极其重要的意义。

第1节　细胞分化的基本概念

一、个体发育的基本过程与细胞的分化潜能

人和哺乳动物胚胎发育经过大致相同的分化发育过程。受精后胚胎的早期发育主要包括卵裂,胚泡形成和宫内植入三个阶段。受精卵在向子宫内移动的同时经过数次快速的卵裂,形成 8～16 个细胞的卵裂球,称为桑葚胚(morula)。随着分裂和分化的不断进行,卵裂球细胞数目越来越多,细胞之间的分化差异也越来越大。以后几天中,早胚成为一个中间充满液体的单层细胞的薄壁泡状结构,称为胚泡(blastocyst)。胚泡的壁为滋养层(trophoblast),与供应胚胎的营养有关,最后形成胚胎外组织;胚泡腔一端的一群形态不规则的细胞称为内细胞群(inner cell mass),将来形成胚胎本身。受精后第 6～8 天,胚泡一端的滋养层细胞分泌蛋白酶,溶解子宫内膜,胚泡开始植入(implantation)子宫内膜,此时滋养层细胞迅速分裂分化形成细胞滋养层和合体滋养层两层,并和母体的血管建立联系,为胚胎的进一步发育提供营养;内细胞群细胞分化,先出现内胚层(endoderm)和原始外胚层(primary ectoderm),后者再分化出中胚层(mesoderm)。中胚层的发生和分化对整个胚胎的发育起着关键的作用。此后内、中、外三胚层形成(图 14-1)。三胚层分别代表三种不同的组织类型。在原肠形成过程中,细胞迁移到特定部位,建立躯体雏形,形成未来器官的区域(细胞群)已基本确定。能形成未来器官的细胞群,谓之器官原基(primordium)。器官原基在三胚层中的分布不同,以致各胚层形成不同的组织,器官和系统。内胚层(endoderm)将发育为消化道及其附属器官,唾液腺,胰腺,肝脏以及肺等的上皮成分;中胚层将发育成骨骼,肌肉,纤维组织和真皮,以及心血管系统和泌尿系统;外胚层(ectoderm)则形成神经系统、表皮及其附属物(表 14-1)。

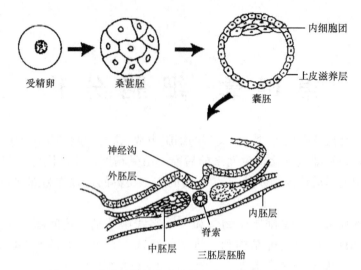

图 14-1 哺乳动物早期发育期间细胞分化的主要阶段

表 14-1 哺乳动物三胚层发育的组织器官

外胚层	内胚层	中胚层
皮肤的表皮、毛发、爪甲、汗腺、脑、脊髓、神经节、神经感官的接收器细胞、眼的晶体、口、鼻腔、肛门上皮、齿的釉质	肠上皮、气管、支气管、肺上皮、肝、胰、胆囊上皮、甲状腺、副甲状腺、胸腺、膀胱、尿道上皮	平滑肌、骨骼肌、心肌、皮肤的真皮、结缔组织、硬骨、软骨、齿的牙质、血液、血管、肠系膜、肾、睾丸、卵巢

单个细胞在一定条件下分化发育成为完整个体的能力,称为细胞全能性(totipotency)。全能性细胞应该具有完整的基因组,可以表达基因库中任何基因,分化形成该个体任何种类细胞。生殖细胞,尤其是卵细胞是潜在的全能性细胞,可以进行孤雌生殖(female parthenogenesis);哺乳动物和人类的受精卵以及 8 细胞期以前的卵裂球的每个细胞均具有全能性。在胚胎发育的三胚层形成后,由于细胞所处的微环境和空间位置关系发生了变动,细胞的分化潜能受到限制,各胚层细胞只能向发育为本胚层组织和器官的方向分化,而成为多能细胞(pluripotent cell)。经过器官发生(organogenesis),各种组织细胞的命运最终被确定,呈单能(unipotency)化。这种在胚胎发育过程中,逐渐由"全能"到"多能",最后向"单能"的趋势,是细胞分化的一个共同规律。

大多数植物和少数低等动物,如水螅的体细胞仍具有全能性。而在高等动物,发育成熟的体细胞为什么丧失了全能性? 其体细胞核是否含有个体发育的全套遗传信息? 人们对两栖类和哺乳类动物体细胞核的全能性问题进行了深入研究,主要的技术手段是核移植(nuclear transplantation)实验,即将动物体细胞的核移植到去核的卵细胞或受精卵的细胞质中,然后观察具有新核的细胞能否发育成为一个新的个体,这项技术也称为生物克隆(biological clone)。在 20 世纪 60 年代初期,Gurdon 以非洲爪蟾为材料进行了核移植实验,首先用物理学方法去除爪蟾卵细胞核(或经紫外线照射使核失去活性),然后用微吸管将爪蟾蝌蚪皮肤的表皮细胞核植入去核的卵中,结果,接受皮肤表皮细胞核的去核卵可以发育成为正常的爪蟾。同一时期,我国学者朱洗先生利用类似手段培育出了世界第一个没有外祖父的蟾蜍(图 14-2)。1997 年,英国爱丁堡 Roslin 研究所 Wilmut 等,将成年绵羊乳腺上皮细胞的核移植到另一只羊的去核卵细胞中,成功地克隆出世界第一只哺乳动物——"多利"

(Dolly)羊(图14-3)。而后,世界上有多个实验室培育出多种体细胞克隆动物。这些实验结果表明,已特化(specialization)的体细胞核仍保留在一定条件下可以表达的形成正常个体的全套基因。

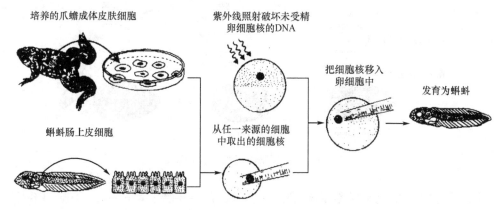

图14-2 分化成熟细胞的细胞核支持卵的发育

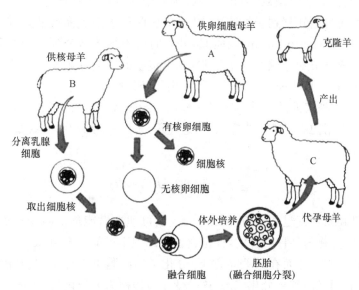

图14-3 多利羊的形成过程

二、细胞决定与分化

胚胎三胚层期,在细胞之间出现可识别的形态和功能的差异以前,细胞已经具备按特定的方向分化,最终形成一定表型的细胞的能力。这种细胞的发育选择,叫做细胞决定(cell determination),是细胞潜能逐渐受限的过程,也是有关分化基因选择性表达前的过渡阶段,具有高度的遗传稳定性。例如在两栖类胚胎,如果将原肠胚早期预定发育为表皮的细胞(供体),移植到另一个胚胎(受体)预定发育为脑组织区域,供体表皮细胞在受体胚胎中将发育成脑组织,而到原肠胚晚期阶段移植时仍将发育成表皮。这表明,在两栖类的早期原肠胚和晚期原肠胚之间的某个时期便开始了细胞决定,一旦决定之后,即使外界因素不复存在,仍然按照已经决定的命运进行分化(图14-4)。

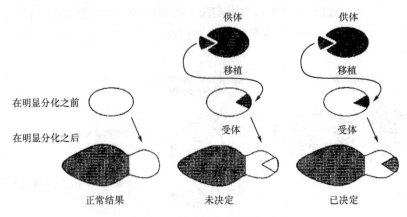

图 14-4 细胞决定实验示意图

目前,细胞决定的机制尚不完全清楚。一般认为,在胚胎发育过程中,细胞的不对称分裂及细胞间的相互作用可能是细胞决定的分子基础。细胞的不对称分裂,是指作为转录因子含有 mRNA 的核酸蛋白颗粒(RNP),在细胞质中的分布是不均等的,当细胞分裂时,这些决定因素被不均匀地分配到子细胞中,结果造成两种子细胞命运的差别。例如,高等脊椎动物卵中的生殖质(germ plasm),在卵裂开始时就不均等地分到不同的卵裂球中,结果有生殖质的卵裂球将来发育成原生殖细胞,无生殖质的卵裂球则发育为成体细胞。此外,细胞间的相互作用说明,一种细胞的命运可以由相邻细胞来决定。如囊胚中的内细胞团可以分化为胚体,而在外表面的滋养层则只能分化为胎膜成分。可以认为细胞的不对称分裂及细胞间的相互作用构成了细胞决定信号,这些信号左右了细胞中某些基因的永久性关闭和某些基因的开放。

三、细胞转分化

细胞分化是胚胎发育过程中细胞原有的高度可塑性潜能逐渐减少和消失的过程。在一般情况下,已经分化为某种特异的,稳定类型的细胞不可能逆转到未分化状态,或者成为其他类型的分化细胞。然而在某些条件下,分化了的细胞也不稳定,其基因活动模式也可发生可逆性变动,而又回到未分化状态,这一变化过程称为去分化(dedifferentiation)。

目前,还尚未见到高等动物细胞完全去分化而成为全能性细胞现象,但部分去分化的例子较多,如各种肿瘤细胞。此外,在高度分化的动物细胞中还可见到另一种现象,即从一种类型分化细胞转变成为另一种类型的分化细胞的现象,称转分化(transdifferentiation),例如,水母横纹肌细胞经转分化可形成神经细胞、平滑肌细胞、上皮细胞,甚至可形成刺细胞(cnidocyst)。分化程度低的神经干细胞也可形成骨髓细胞和淋巴样细胞。

四、再　生

生物界普遍存在再生现象(regeneration),广义的再生可包括分子水平,细胞水平,组织与器官水平及整体水平的再生。但一般再生是指生物体缺失一部分后发生重建的过程,如幼体蟾蜍肢体切除后,伤口处部分细胞凋亡,多数细胞(包括皮肤、肌肉、软骨和其他结缔组织的细胞)经去分化形成间充质或纤维细胞样的细胞团——再生芽基(regeneration blastema)，芽基细胞再分化形成以有序方式排列的从肱骨直至指骨的完整肢体，这一过程由同源异型基因的表达模式所调控。

再生现象又从另一个侧面反映了细胞的全能性。DNA 的复制有利于重新编程和获得新的分化状态。当然，在再生过程中，有些细胞并不涉及转分化，如肝细胞只是从 G_0 期进入细胞周期。此外，再生过程也不能完全排除储备的多能干细胞的参与。

不同的多细胞有机体，其再生能力有明显的差异，一般来说，植物比动物再生能力强，低等动物比高等动物再生能力强。人和其他高等动物只有组织水平（除肝脏外）的再生能力。再生能力通常随个体年龄增大而下降。

第 2 节　细胞分化与基因表达

一、基因选择性表达

早期人们推测细胞分化是由于细胞在发育过程中遗传物质的选择性丢失所致。现代分子生物学的证据表明，细胞分化是由于基因选择性的表达各自特有的专一性蛋白质而导致细胞形态、结构与功能的差异。如鸡的输卵管细胞合成卵清蛋白，成红细胞合成 β 珠蛋白，胰岛细胞合成胰岛素，这些细胞都是在个体发育过程中逐渐产生的。用编码上述三种蛋白的基因分别作探针，对三种细胞中提取的总 DNA 的限制性酶切片段进行 Southern 杂交实验，结果显示，上述三种细胞的基因组 DNA 中均存在卵清蛋白基因、β 珠蛋白基因和胰岛素基因；然后，用同样的三种基因片段作探针，对上述三种细胞中提取的总 RNA 进行 Northern 杂交实验，结果表明，仅在输卵管细胞中表达卵清蛋白 mRNA，而成红细胞中表达 β 珠蛋白 mRNA，胰岛细胞中表达胰岛素 mRNA（表 14-2）。

不同类型的细胞在发育过程中表达一套特异的基因，其产物不仅决定细胞的形态结构，而且执行各自的生理功能。

表 14-2　分子杂交技术检测基因及其表达

	细胞总 DNA			细胞总 RNA		
	输卵管细胞	成红细胞	胰岛细胞	输卵管细胞	成红细胞	胰岛细胞
卵清蛋白基因	+	+	+	+	−	−
β 珠蛋白基因	+	+	+	−	+	−
胰岛素基因	+	+	+	−	−	+
实验方法	Southern 杂交			Northern 杂交		

二、组织特异性基因与管家基因

细胞分化是通过严格而精密调控的基因表达实现的。分化细胞基因组中所表达的基因大致可分为两种基本类型：一类是管家基因（housekeeping gene）；另一类称为组织特异性基因（tissue-specific genes），或奢侈基因（luxury genes）。管家基因是指所有细胞中均要表达的一类基因，其产物是对维持细胞基本生命活动所必需的。如微管蛋白基因、糖酵解酶系基因与核糖体蛋白基因等。而组织特异性基因，是指不同的细胞类型进行特异性表达的基因，其产物赋予各种类型细胞特异的形态结构特征与特异的生理功能。如卵清蛋白基因、上皮细胞的角质蛋白基因和胰岛素基因等。此外,有人还进一步分出一类调节基因(regulatory gene),其产物用于调节组织特异性基因的表达,或者起激活作用,或者起阻抑作用。

因此,细胞分化的实质是组织特异性基因在时间与空间上的差次表达(differential express)。这种差次表达不仅涉及基因转录水平和转录后加工水平上的精确调控,而且还涉及染色体和DNA水平、翻译和翻译后加工与修饰水平上的复杂而严格的调控过程。

三、细胞分化的基因调控

细胞分化基因的调控可以发生在转录、翻译以及蛋白质形成后活性修饰等不同水平,其中转录因子(transcription factor)介导的转录水平调控是最重要的。一个转录因子是否影响特定基因的活动取决于许多因素,除了基因的调控区是否含有该转录因子的结合位点之外,转录因子的转录活性还受转录因子调节蛋白的严格制约。

1. 组织特异性转录调节因子与细胞特异性基因表达　在个体发育或细胞分化期间被激活的基因,通常有复杂的调控区域(control region),包括启动子区和其他能调节基因表达的DNA位点,这些区域中含有转录调节因子(转录因子和转录因子调节蛋白)的结合位点,在调控区上不同转录调节因子的相互作用决定了基因是否被激活(图14-5)。

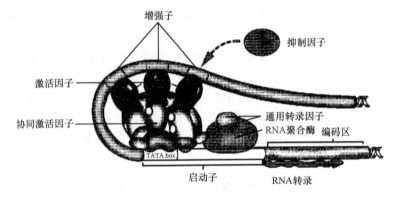

图 14-5　转录调节因子与基因表达调控区结合模式图

通过基因调控区的替代实验可以证明调控区在组织特异性基因表达过程中的重要性。例如,在小鼠中,只有在胰腺才能合成弹性蛋白酶(elastase),而生长激素仅在垂体中才能被合成。将分离的鼠弹性蛋白酶基因的调控区与人生长激素基因的编码区重组,把重组的DNA注射到鼠受精卵的细胞核(使重组DNA整合到鼠基因组中)中,在由该受精卵发育而来的鼠胚胎胰腺中可以检测到人生长激素,这表明人生长激素基因是在鼠弹性蛋白酶启动子的调控下表达的(图14-6)。

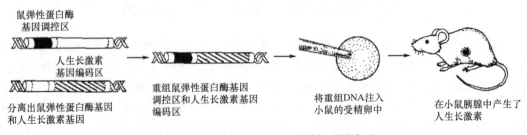

图 14-6　调控区控制的组织特异性基因表达

与细胞分化调控区相互作用的转录调节因子,可分为通用转录调节因子和特定转录调节因子两大类,前者是指为大量基因转录所需要并在许多细胞类型中都存在的因子;后者则是为特定基因或一系列组织特异性基因表达所需要、并在一个或很少几种细胞类型中存在的因子。通常情况下,细胞特异性基因表达是由于仅存于那种类型细胞中的组织细胞特异性调节因子间的相互作用,并与基因调控区正确结合所致。有关组织细胞特异性转录调节因子一直是研究的热点,但目前在这方面所获得的有较大价值的资料较少。

以红细胞分化为例来说明细胞特异性基因的表达调控特点。红细胞分化的主要特征是合成大量能够运输氧的蛋白质——血红蛋白,这其中包括两套不同的珠蛋白基因的协作调控。脊椎动物的血红蛋白是由两个完全相同的 α-珠蛋白链和两个完全相同的 β-珠蛋白链组成的四聚体。α-珠蛋白和 β-珠蛋白基因属于不同的多基因家族,分别定位于不同的染色体上,每个家族都由一个基因簇构成。在哺乳动物中,每个家族的不同成员在发育的各个时期被表达,这样,在胚胎、胎儿和成体中分别生成不同的血红蛋白。人 β-珠蛋白基因簇包括 5 个基因 ε、$^G\gamma$、$^A\gamma$、δ 和 β,这些基因在发育的不同时期表达:ε 在早期胚胎的卵黄囊中表达;γ 基因在胎肝中表达;δ 和 β 基因在成人骨髓红细胞前体细胞中表达。所有这些基因编码的蛋白质产物都与由 α-珠蛋白复合体基因编码的珠蛋白结合,从而在发育的三个时期中分别形成有不同生理特性的血红蛋白(图 14-7)。

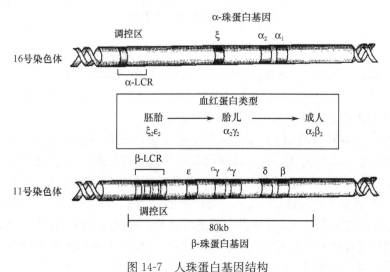

图 14-7　人珠蛋白基因结构

β-珠蛋白基因家族表达的调控区比较复杂,其基因簇中每个基因的有效表达,除受到各自基因 5′端上游启动子和调控位点及基因下游(3′端)增强子的控制之外,还受到远离 β-珠蛋白基因簇上游的基因座控制区(locus control region,LCR)的严格制约(图 14-7)。LCR位于 β-珠蛋白基因簇上游,距离 ε 基因的 5′端约 10 000bp 以上。研究发现,LCR 可使任何与它相连的 β-家族基因呈高水平表达,即使 β-珠蛋白基因本身距离 LCR 约 50 000bp,LCR也能指导转基因鼠中整个 β-珠蛋白基因簇的顺序表达。人们已经在 α-珠蛋白基因簇上游发现了类似的调控区。珠蛋白 LCRs 是迄今为止被发现的控制基因组织特异性表达最具特色的决定因素。

LCR 最初是通过 DNase Ⅰ消化实验鉴定的,它是仅存于红细胞中的对 DNase Ⅰ敏感的区域。对 DNase Ⅰ如此敏感意味着在该区域的染色质没有被紧密包裹,转录因子易于接近 DNA。那么,在红细胞中是什么物质使 LCR 活化? LCR 如何控制基因的表达? 在 LCR 区域中含有分别为 300 个碱基对左右的 4 个"核心"控制区,其中每个区都具有与少数几个特异性转录因子的结合位点,如转录因子 NF-E2 和在红细胞中高水平表达的 GATA-1。LCR 的其余位点则与通用转录因子结合。正是由于红细胞中特定转录因子的存在和正确结合,决定了珠蛋白基因是否被打开(图 14-8)。

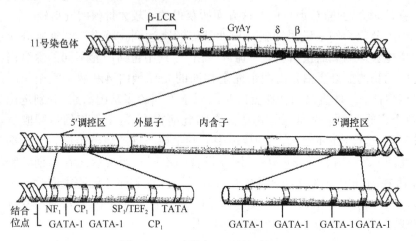

图 14-8　β-珠蛋白基因的调控区

　　β-珠蛋白基因是 β-类珠蛋白基因复合体的一部分,其调控区中有些位点可以和一些转录因子结合,如红细胞相对特异性转录因子 GATA-1,以及其他一些组织非特异性转录因子,如 NF₁ 和 CP₁。位于整个 β-珠蛋白基因簇上游的 LCR 是额外的调控区,它对于 β-珠蛋白基因的高水平表达和发育过程中的调控是必需的。

　　在 β-珠蛋白家族基因的表达上,在其发育过程中依次有不同珠蛋白基因的打开和关闭。研究表明,这与 LCR 有关。关于珠蛋白基因开关的调控机制,最具吸引力的假说是:与连续的珠蛋白基因启动子结合的蛋白质同 LCR 结合蛋白质的相互作用,决定了某种珠蛋白基因的表达。有研究者认为,LCR 区和珠蛋白基因启动子之间的 DNA 呈环状,这样,结合到 LCR 上的蛋白质能够与结合到珠蛋白基因启动子上的蛋白质相互作用。例如,在胚胎的卵黄囊细胞中,LCR 将与 ε 基因的启动子相互作用,在胎肝中则与两个 γ 启动子相互作用,最后在骨髓来源的红细胞中与 β-基因启动子相互作用(图 14-9)。

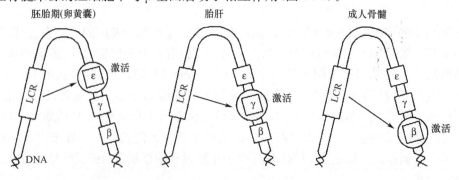

图 14-9　LCR 控制的 β-珠蛋白基因活化的可能机制

LCR(基因控制区)可能在发育的不同阶段依次与每个基因的启动子发生接触,从而控制它们的时间顺序性表达

2. DNA 甲基化与调控细胞分化基因　在甲基转移酶催化下,DNA 分子中的胞嘧啶可转变成 5-甲基胞嘧啶,这种甲基化(methylation)常见于富含 CG 二核苷酸的 CpG 岛。甲基化是脊椎动物基因组的重要特征之一,它可以通过 DNA 复制直接遗传给子代 DNA。哺乳动物的基因组中约 70%～80%的 CpG 位点是甲基化的。甲基化位点主要集中在异染色质区,其余则散在于基因组中。研究结果表明,DNA 的甲基化位点阻碍了转录因子的结合,甲基化程度越高,DNA 转录活性越低,而持续表达的管家基因多处于非甲基化状态。在研究过程中观察到,5-氮杂脱氧胞苷掺入法可降低培养细胞 DNA 的甲基化水平,去甲基化可以使钝化的 X 染色体基因重新活化。

甲基化作用与基因组印记(genomic imprinting)有关。哺乳动物细胞是二倍体,含有一套来自父方的基因和一套来自母方的基因,在某些情况下,一个基因的表达与其来源有关,这种现象被称为基因组印记。甲基化功能的缺陷,可导致哺乳动物细胞表达大量在正常情况下被关闭的基因。可见,在个体发育过程中,当某些基因的功能完成之后,甲基化可能有助于这些基因的关闭。

3. 细胞分化主导基因与特定细胞系的发育　在细胞分化过程中,基因活化的一种方式是基因产物本身作为转录因子,起正调节蛋白作用。维持一系列细胞分化基因的活动只需要激活基因表达的起始事件,即特异地参与某一特定发育途径的起始基因,该基因一旦打开,它就维持在活化状态,表现为能充分诱导细胞沿着某一信号途径传导,从而导致一个特定细胞系的发育。具有这种正调节作用的起始基因,称为细胞分化主导基因(master control gene)。例如,哺乳动物的 *myoD* 基因就是肌肉细胞分化的主导基因,*myoD* 基因的表达将引起某一级联反应,导致肌肉细胞的分化。有关细胞分化主导基因的研究,一直是细胞生物学和发育生物学研究的热点和前沿内容之一,但迄今为止,在绝大多数分化类型细胞中尚未找到细胞分化的主导基因。图 14-10 总结了对骨骼肌细胞分化机制的认识。

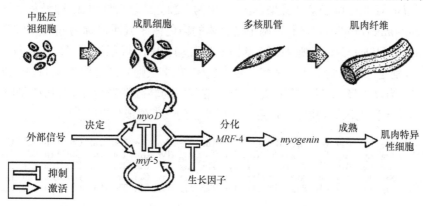

图 14-10　脊椎动物骨骼肌细胞分化机制

外部信号通过激活 *myoD* 和 *myf*-5 基因来启动肌肉分化。这两个基因中的哪一个优先表达取决于物种的不同,且它们的基因活动形成交互抑制并维持自身状态,其编码的蛋白质进一步激活其他基因如 *myogenin* 和 *MrF*-4,进而激活肌肉特异性基因的表达

4. 同源盒基因与机体前后体轴结构的分化和发育　1983 年,瑞士 Gehring 实验室的工作人员在研究绘制果蝇触角足复合体基因(Antennapedia complex,Antp)外显子图谱的过程中发现,Antp cDNA 不仅与 *Antp* 基因编码区杂交,也与同一染色体上相邻的 *ftz*(fushitarazu)基因杂交,提示在 *Antp* 和 *ftz* 基因中都含有一个共同的 DNA 片段。随后利用这个

DNA 片段为探针,相继发现在果蝇的许多同源异形基因(homeotic gene)中都含有相同的 DNA 片段,序列分析显示这个共同的 DNA 片段为 180bp,具有相同的开放读码框架,编码高度同源的由 60 个氨基酸组成的结构单元。后来,这一 DNA 序列又相继在小鼠、人类、甚至酵母的若干基因中被发现。这个共同的 180bp DNA 片段被称为同源盒(homeobox),含有同源盒的基因谓之同源盒基因(homeobox gene)。迄今为止,已发现的同源盒基因有 300 多种,它们广泛分布于从酵母到人类的各种真核生物中,常见的有:HOM 或 Hox 基因家族(通常将果蝇的同源盒基因即同源异形基因称为 HOM 基因,而与 HOM 基因相对应的动物和人类的同源盒基因称为 Hox 基因),以及 Pax(paired box)、LIM(Lin11、Isl-1 和 Mec-3 基因)、POU(pit-1、oct-1、oct-2 和线虫 unc-86 基因)和 ZF(C$_2$-H$_2$ zinc finger)基因家族等。由同源盒基因编码的蛋白称为同源域蛋白(homeodomain protein)。同源域蛋白含有同源结构域(homeodomain)和特异结构域(specific domain),特异结构域通常位于同源结构域的上游,靠近蛋白的 N 末端,而同源结构域则靠近蛋白的 C 末端(图 14-11),这两个结构域在其蛋白作为转录因子发挥作用时均起决定性的作用。

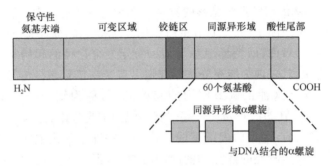

图 14-11　同源域蛋白结构示意图

果蝇的 HOM 基因位于第 3 号染色体上,由两个独立的复合体组成,即触角足复合体和双胸复合体(bithorax complex),含有这两个复合体的染色体区域通常称为同源异形复合体(homeotic complex,HOM-C)。果蝇 HOM 基因在哺乳动物中出现了 4 次:Hox-A,Hox-B,Hox-C,Hox-D,分别定位于人的 7、17、12 和 2 号染色体;在小鼠则分别定位于 6、11、15 和 2 号染色体上。目前认为,HOM 或 Hox 基因是一类非常重要的转录调节因子,其功能是将胚胎细胞沿前-后轴分为不同的区域,并决定各主要区域器官的形态建成(图 14-12)。

```
              1                                                          20
MOUSE HOXα-4  Ser Lys Arg Gly Arg Thr Ala Tyr Thr Arg Pro Gln Leu Val Glu Leu Glu Lys Glu Phe
FROG XIHbOX2  Arg Lys Arg Gly Arg Gln Thr Tyr Thr Arg Tyr Gln Thr leu Glu Leu Glu Lys Glu Phe
ANTENNAPEDIA  Arg Lys Arg Gly Arg Gln Thr Tyr Thr Arg Tyr Gln Thr leu Glu Leu Glu Lys Glu Phe
FUSHI TARAZU  Ser lys Arg Thr Arg Gln Thr Tyr Thr Arg Tyr Gln Thr leu Glu Leu Glu Lys Glu Phe
ULTRABITHORAX Arg Arg Arg Gly Arg Gln Thr Tyr Thr Arg Tyr·Gln Thr leu Glu Leu Glu Lys Glu Phe

              21                                                         40
MOUSE HOXα-4  His Phe Asn Arg Tyr Leu Met Arg Pro Arg Arg Vol Glu Met Ala Asn Leu Leu Asn Leu
FROG XIHbOX2  His Phe Asn Arg Tyr Leu Thr Arg Arg Arg Arg Ile Glu Ile Ala His Val Leu Cys Leu
ANTENNAPEDIA  His Phe Asn Arg Tyr Leu Thr Arg Arg Arg Arg Ile Glu Ile Ala His Ala Leu Cys Leu
FUSHI TARAZU  His Phe Asn Arg Tyr Ile Thr Arg Arg Arg Arg Ile Glu Ile Ala His Ala Leu Ser Leu
ULTRABITHORAX His Thr Asn His Tyr Leu Thr Arg Arg Arg Arg Ile Glu Met Ala Tyr Ala Leu Cys Leu

              41                                                         60
MOUSE HOXα-4  Thr [Glu Arg Gln Ile Lys Ile Trp Phe Gln] Asn Arg Arg Met Lys Tyr Lys Lys Asp Gln
FROG XIHbOX2  Thr [Glu Arg Gln Ile Lys Ile Trp Phe Gln] Asn Arg Arg Met Lys Trp Lys Lys Glu Asn
ANTENNAPEDIA  Thr [Glu Arg Gln Ile Lys Ile Trp Phe Gln] Asn Arg Arg Met Lys Trp Lys Lys Glu Asn
FUSHI TARAZU  Ser [Glu Arg Gln Ile Lys Ile Trp Phe Gln] Asn Arg Arg Met Lys Trp Lys Lys Asp Arg
ULTRABITHORAX Thr [Glu Arg Gln Ile Lys Ile Trp Phe Gln] Asn Arg Arg Met Lys Leu Lys Lys Glu Ile
```

图 14-12　不同生物同源盒编码的氨基酸序列的比较

第 3 节 影响细胞分化的因素

一、细胞核和细胞质的相互作用

细胞核和细胞质是完整细胞的两个不可缺少的组成部分,核和质的相互作用是细胞生存和细胞分化正常进行的必要条件。发育分化过程中细胞遗传信息能均等地分配到子细胞中得以传递,细胞核基因提供生成特异性 mRNA 及其他 RNA 的转录模板,调控胞质中各种成分的种类和数量,影响整个细胞代谢活动,产生不同的生物性状。如果将爪蟾卵细胞的核去除或用紫外线照射使其破坏失去活性,代之以表皮细胞或肠上皮细胞核,则受体细胞(去核的卵细胞)仍然可能发育为正常的成体爪蟾。实验性地去除发育早期受精卵的细胞核,分化不会发生,细胞也将很快死亡。

细胞质对核的影响是多方面的。在早期胚胎中,由于胞质中某些物质成分的分布有区域性,胞质成分是不均质的,因此,在细胞分裂时胞质呈不等分配,即子细胞中获得的胞质成分可能是不相同的。这些尚不完全明确的胞质成分可以调控核基因的选择性表达,使细胞向不同方向分化。Harris(1965 年)用终末分化的鸡红细胞核与去核 HeLa 细胞(未分化的人宫颈癌细胞)融合后,鸡红细胞核被激活,其体积增大 20 倍,染色质松散,核仁重新出现,开始表达红细胞系统特异性的基因。利用免疫荧光法在鸡红细胞中检测到 HeLa 细胞特有的蛋白质,说明 HeLa 细胞质中含有调节红细胞核基因表达的物质。

二、胚胎诱导对细胞分化的作用

在胚胎学研究中,人们已注意到细胞间的相互作用对细胞分化与器官构建的影响,并称这种作用为胚胎诱导(embryonic induction)或者分化诱导。胚胎诱导现象也见于生长发育的其他阶段中,如成体动物中胚层来源的间充质细胞对外胚层来源的许多组织细胞的诱导作用,这种诱导对这些细胞的维持、生长和分化是必不可少的。在三个胚层中,中胚层首先开始独立分化,对相邻内外胚层的细胞的分化诱导出现较早,作用较强,例如,在胚胎早期,在中胚层脊索的诱导下,外胚层的未分化细胞经过神经板、神经管、神经褶等阶段,逐渐形成脑泡的原基,然后向羊膜腔内形成头褶,以后进一步发育为前脑、中脑和菱脑,最后整个神经系统分化发育完成。如果预先去掉脊索,则神经板发育分化受阻。

细胞间的相互诱导作用是有层次的,在三个胚层中,中胚层首先独立分化。该过程对相邻胚层有很强的分化诱导作用,促进内胚层,外胚层向着各自相应的组织器官分化。例如,中胚层脊索诱导其表面覆盖的外胚层形成神经板,此为初级诱导;神经板卷成神经管后,其前端进一步膨大形成原脑,原脑两侧突出的视杯诱导其上方的外胚层形成晶状体,此为二级诱导;晶状体又诱导覆盖在其上方的外胚层形成角膜,此为三级诱导。不同胚层细胞通过这种进行性的相互作用,实现组织细胞分化(图 14-13)。

皮肤主要由表皮和真皮两种组织构成,表皮为来源于外胚层的上皮组织,真皮由来源于中胚层的间充质组织组成。皮肤一些区域一般可鉴别的特征,如羽毛、鳞片、毛发等衍生物,是表皮细胞分裂及合成特异性蛋白质的结果,而这些衍生物的形成受位于下面的真皮(间充质组织)所控制。研究者们能够分离出胚胎上皮和间充质,可以不同的方式将其结合在一起进行研究(图 14-14)。说明了中胚层间充质诱导外胚层上皮组织形成表皮不同结构

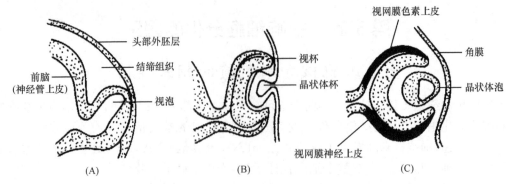

图 14-13　眼球发育过程的多级诱导作用
(A) 初级诱导；(B)次级诱导；(C)三级诱导

的区域特异性，同样类型的上皮，其所表现出的皮肤结构由来源于间充质的不同区域所决定。在这里间充质起到一个指导性作用，启动表皮细胞中不同基因的表达。内胚层细胞分化为特定器官的原基，也必须在中胚层的诱导下进行，如中胚层可诱导内胚层细胞生成胰腺腺泡细胞的前体，最后形成具有分泌消化酶功能的胰腺。

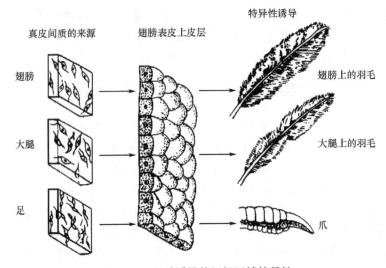

图 14-14　胚胎诱导的组织区域特异性
把来自鸡不同部位的真皮(间质)和表皮(上皮)重新组合在一起后，由表皮上皮层形成的皮肤结构取决于
间质的原始来源

应该指出，胚层之间也存在相互诱导作用，如来自外胚层的神经细胞和其支配区域的肢芽有相互诱导，在胚胎早期去除躯体颈腰区神经细胞，肢体发育会受阻，相反，如果切除肢芽，则相应区域的神经细胞数量会大大减少。

三、位置信息对细胞分化的影响

在胚胎细胞采取特定的分化模式以前，细胞通常发生区域特化，获得独特的位置信息，细胞所处的位置不同对细胞分化的命运有明显影响，改变细胞所处的位置可导致细胞分化方向的改变。从鸡胚肢体的形态发生研究中，可说明位置信息的存在及其在胚胎诱导中的作用。在鸡胚发育过程中,其胚胎长轴两侧形成凸起状肢芽,肢芽将发育成腿和翅。肢芽由外层的外胚层细胞和被外胚层细胞所包围的间充质细胞组成。间充质细胞将分化为腿和翅的骨骼及肌肉组织。在间充质细胞分化为骨和肌肉组织之前,如果将翅芽的顶部切除,以腿芽的顶部代替,则移植胚芽细胞形成的肢体结构不像正常的翅,而是像由趾、爪及鳞片组成的腿部结构。这说明在组织学上相同的腿芽和翅芽在发育上并不是等效的,在胚胎早期发育过程中,它们已形成了不同的位置信息。

目前认为,位置信息的本质可能是源于不同位置胚胎细胞中的信号分子,它可影响邻近细胞的分化方向。但人们对空间信息对细胞分化的影响了解仍较少。Wolpert 等认为某些可溶性因子(成形素等信号分子)的浓度梯度提供了位置信息,细胞通过感知所处局部因子的浓度来确定自己在梯度中的位置,从而进入分化、迁移和增殖。例如,在果蝇的早期发育过程中,母源效应基因(maternal genes)在细胞质中呈现出浓度梯度的分布特征。

四、激素对细胞分化的影响

在胚胎发育早期,邻近细胞间的相互作用可诱导细胞分化。随着机体发育,细胞数目增加,机体体积增大,结构逐渐复杂,细胞的相互作用就不仅限于近邻之间,对远距离的细胞的分化调节出现了一种新方式,即激素作用方式。激素是某些细胞分泌的多种信息分子的总称,它们通常经过血液或淋巴液的运输,到达一定距离外所作用的靶细胞,经过一系列的信号传递过程,影响靶细胞的分化。

两栖类动物幼体临近变态时,垂体分泌促甲状腺素,促进甲状腺的生长和分化。甲状腺素能启动其靶细胞分化,合成包括多种酶在内的新蛋白质,细胞的结构和功能发生变化,导致变态发生。

激素可分为甾类激素和肽类激素两大类,分别通过两种不同的途径对靶细胞发生作用。甾类激素,如性激素和昆虫的蜕皮激素等为脂溶性,分子小,可穿过靶细胞的细胞膜进入细胞质,与细胞质内的特异受体结合形成受体—激素复合物,该复合物入核,能作为转录调控物,直接结合到 DNA 调控位点上激活(或在一些情况下抑制)特异基因的转录。肽类激素如促甲状腺素、肾上腺素、生长激素和胰岛素等为水溶性,分子量较大,不能穿过细胞膜,而是通过与质膜上的受体结合,并经过细胞内信号转导过程将信号传递到细胞核,影响核内 DNA 的转录。如同许多其他细胞内信号转导途径一样,这个过程包括蛋白激酶的顺序激活。

第 4 节　细胞分化与细胞癌变

在个体正常发育过程中,细胞有控制地通过有丝分裂增殖,有秩序地发生分化,执行特定的功能。可是,有时有的细胞由于受到某种因素的作用(致癌因子)而发生转化(transformation),不再进行终末分化,而变成了不受调节的恶性增殖细胞,这种细胞即称为癌细胞(cancer cell)。癌细胞虽然具有胚胎细胞的某些属性,但却不再发生正常的分化和衰亡。因此可把癌细胞看成是分化程序异常的细胞。

正常细胞一旦恶性变,它们的许多生物学行为,包括形态、功能、代谢和增殖都发生了非常显著变化。一般认为癌细胞是由正常细胞去分化的结果,它除了仍具有来源细胞的某些特性(如上皮癌仍可合成角蛋白)外,主要表现出低分化和高增殖力特性。分化程度低或未分化的肿瘤细胞缺乏正常细胞的功能。

正常机体细胞或处于生长与分裂状态,或处于静止状态,执行其特定的生理功能(如肝细胞和神经细胞)。在成体的一些组织中,含有新生细胞的增殖,衰老细胞的死亡,在动态平衡中维持组织与器官的稳定,这是一种严格受控的过程。但癌细胞失去控制,成为"不死"的永生细胞。在体外培养实验中,这种不受控制的增殖特性表现为细胞丧失接触抑制能力。正常细胞在培养瓶中贴壁生长汇合成单层后即停止生长。癌细胞则不同,其分裂和增殖并不因细胞相互接触而终止,在体外培养时可堆聚成立体细胞群。故癌细胞接触对癌细胞的增殖无抑制作用。肿瘤细胞或转化细胞的生长对生长因子或血清的依赖性降低,甚至在缺乏生长因子或低血清(2%)状态下也可生长,分裂,这可能是由于肿瘤细胞本身能合成、分泌自身生长所需的生长因子。人类正常细胞在体外培养传代一般不能超过 50～60 次,而恶性肿瘤细胞则可以无限传代成为"永生性"(immortality)的细胞系,如 HeLa 细胞。

绝大多数恶性肿瘤呈单克隆形式生长,即肿瘤中的全部细胞来源于同一个恶变细胞。能由干细胞自我更新的组织和细胞类型更容易发生癌变,尤其是上皮组织,据统计,目前人类肿瘤的 90% 以上是上皮源性的,这是因为上皮包含许多分裂中的干细胞,易于受到致癌因素的侵袭,发生突变,转换为癌细胞。

癌细胞与其同源正常组织相比,细胞间的黏着性降低,故癌细胞在体内容易分散和转移。癌细胞的纤连蛋白显著减少或缺失,钙粘连蛋白(cadherin)合成发生障碍,从而破坏了细胞与基质之间和细胞与细胞之间的黏着,因此癌细胞具有易于浸润组织和转移的属性。

在一定条件下,恶性细胞有可能分化为正常的细胞。虽然在临床上已发现有肿瘤自愈现象,但癌细胞是否可以逆转为正常细胞是医学特别关注的一个问题。目前已发现可以在实验条件下使畸胎瘤转化为正常细胞,同时实验证明有些肿瘤细胞可以被某些药物(如维甲酸、二甲基亚砜、环六亚甲基双乙酰胺等)诱导分化,失去恶性表型特征。例如,全反式维甲酸(retinoic acid)和小剂量砒霜(As_2O_3)已经被应用于治疗早幼粒细胞性白血病,发现可以诱导分化受阻的幼稚粒细胞分化成熟,使白血病得到临床完全缓解,其效果明显优于放疗和化疗,同时也避免了杀伤正常分裂细胞的副作用。许多研究证明,癌细胞的诱导分化是可能的,但是,要解决癌细胞的逆转问题还需要对细胞分化及其调控的详细机制以及分化和恶性变的关系做大量的、更深入的研究工作。相信会有更多的肿瘤可通过诱导分化得到治疗。

提　　要

细胞分化是生物界中普遍存在的一种生命现象。在个体发育中,由受精卵产生的一种相同的细胞类型,经细胞分裂后逐渐在形态、结构和功能上形成稳定性差异,产生不同的细胞类型过程称之为细胞分化。细胞分化是基因选择性表达的结果。不同类型的细胞在分化过程中表达一套特异的基因,其产物不仅决定细胞的形态结构,而且执行各自的生理功能。

分化细胞所表达的基因,一类是管家基因;另一类是组织特异性基因。每种类型的细胞分化是由多种调控蛋白共同调控完成的,通过组合调控的方式启动组织特异性基因的表达是细胞分化的基本机制。多细胞有机体在其分化程序与调节机制方面比单细胞生物显得更为复杂,如细胞核和细胞质的相互作用对分化的影响;细胞间相互作用对细胞分化的影响;位置信息对细胞分化的影响;激素对细胞分化的影响等。

在正常情况下,细胞按一定程序达到终末分化状态,执行特定的功能,直至衰亡。有时有的细胞由于受到某种因素的作用(致癌因子)脱离了正常分化程序而发生转化,变为生长不受调节的恶性增殖细胞。癌细胞虽然具有胚胎细胞的某些属性,但却不再发生正常的分化和衰亡。因此可把癌细胞看成是分化程序异常的细胞。正常细胞一旦恶性变,它们的许多生物学行为,包括形态、功能、代谢和增殖都发生了非常显著变化。

Synopsis

Cell differentiation is a common phenomenon in the biosphere, which defines that in the ontogeny, the same cells are produced by the fertilized egg, different cells with stability differences in the shape, structure and function are formed by cell division gradually. Cell differentiation is the result of gene selective expression. Different types of the cells express specific genes during the differentiation, the product of which not only determines the cell's morphology, but also their physiological functions.

Gene expression in differentiated cells includes housekeeping genes and tissue-specific gene. Each type of cell differentiation is regulated by a variety of regulatory proteins, the basic mechanism of which is that the way of combinated regulation starting tissue-specific gene expression. Multi-cellular organisms, influenced by many factors, for example, the interaction of the nucleus and cytoplasm, cell interactions, as well as location information and hormones, is more complex than the single-cellular organisms in their differentiation program and the regulatory mechanism.

Cells achieves to a terminal differentiation state in a certain program, performing specific functions until the fall, in normal circumstances. But sometimes, some cells transform far from the normal differentiation program due to the role of some factors (carcinogen), changing into malignant proliferation cells that growth is not regulated by the organism. Cancer cells have some properties of embryonic cell, but do not have the normal differentiation and aging and death. Therefore, the cancer cell is considered as abnormal differentiation process of cells. Normal cells, once malignant transformed, many of their biological behavior, including morphology, function, metabolism and proliferation are changed significantly.

复习思考题

1. 什么是细胞分化? 细胞分化的本质是什么?
2. 怎样理解细胞的全能性?
3. 试述细胞质与细胞核在细胞分化中的关系。
4. 试述细胞分化基因的表达调控。
5. 叙述影响细胞分化的因素。
6. 为什么说癌细胞是分化程序异常的细胞?

(岳凤珍)

第 15 章　细胞的衰老与死亡

　　人体是由许多细胞组成的,生命过程中总是有细胞不断衰老,死亡,同时又有新增殖的细胞代替它们。如上皮细胞的死亡与脱落,红细胞每分钟就要死亡数百万至数千万之多。细胞衰老(cellular aging)是细胞生命活动的基本特征之一,不仅体外培养的细胞存在衰老现象,体内的细胞更是有一定的寿命,无论是不分裂的细胞,分裂旺盛的细胞以及肿瘤细胞,均存在着衰老的潜能。

　　人体出生以后发育、生长、成熟、衰老与死亡是生命过程的必然规律。但机体的衰老死亡与细胞的衰老死亡是两个概念,机体的衰老并不意味着所有细胞同时衰老,而细胞的衰老与机体的衰老密切相关,如个体死亡时,神经细胞首先死亡,神经细胞的死亡会引起其他细胞的死亡以及生命结束,所以在老年学(gerontology)研究中,必须要从细胞衰老机制的研究入手。对细胞衰老过程的研究,必然会为老年学以及肿瘤生物学的研究提供依据。

第 1 节　细胞的衰老

　　通常将有机体形态、结构和生理功能逐渐衰退的总体现象称为衰老(aging)。每个细胞都有一定的寿命,且在衰老过程中,细胞会依次发生一系列的变化。目前有多种关于细胞衰老机制的理论与说法。

一、细胞的寿命

　　正常人的成纤维细胞,在体外培养条件下即使创造最适宜的环境,其分裂次数也是有限的,在最初的活跃增殖之后,就表现出有丝分裂能力的逐步丧失,最终停止分裂而死亡。Hayflick 等发现体外培养细胞可传代次数与细胞供体的年龄成反比。他们认为,细胞,至少是培养的细胞,不是不死的,而是有一定的寿命,它们的增殖能力不是无限的,而是有一定的界限,即称 Hayflick 界限(hayflick boundaries)。从胎儿肺得到的成纤维细胞可在体外条件下传代 50 次,而从成年人身上取下的成纤维细胞进行培养,只能传代 20 次。动物体细胞在体外培养可传的次数,也与不同生物寿命长度不同关系密切,如龟的培养细胞代数达 90~120 代,龟的寿命 200 年;寿命为 3 年的小鼠,其培养细胞可传 14~28 代;鸡的培养细胞能传 25 代。造成以上细胞衰老的原因不是由于培养条件或其他原因,决定细胞衰老的因素在细胞内部,并且主要是细胞核,而不是细胞质决定了细胞衰老的表现。

二、衰老过程中细胞的变化

　　细胞衰老的过程是细胞生理与生化发生复杂变化的过程,最终表现在细胞形态结构的变化。

1. 细胞水分减少 细胞衰老最明显的变化是结构变化,水分减少,细胞脱水收缩体积变小,细胞原生质硬度增加,细胞核固缩或完全消失(如哺乳类红细胞),核质比减小。另外,核外物质含量也减少。

2. 色素沉积 衰老的细胞在细胞内出现色素或蜡样物质沉积,这种脂褐质(lipofuscin)呈棕黄色,为不溶性的脂蛋白颗粒,由单位膜所包裹,在神经细胞,心肌细胞等细胞中数量较多,并随着年龄的增长而增多。脂褐质小体来源于溶酶体,一般认为是老年细胞溶酶体消化功能降低,不能将摄入细胞内的大分子物质分解为可溶性成分而及时将之排出,蓄积在胞质内成为残余体(residual body)。由于脂褐质积累,细胞的工作效率降低。这种脂褐质的增多是细胞衰老的特征。

3. 化学组成与生化反应的变化 在细胞衰老过程中首先是蛋白质的合成速率下降,这主要是由于核糖体的效率和准确性降低,及蛋白质合成中的延伸因子数量和活性降低,然而在衰老过程中,大多数蛋白质合成速度降低的同时,某些与控制细胞衰老直接相关的蛋白质合成却增多。

衰老细胞中,胞外基质蛋白之一纤连蛋白的表达量增加,纤连蛋白可以在调节或协助调节细胞衰老发生的变化中起作用。另外,衰老细胞中酶的活性与含量也改变,胶原酶过量表达,老年神经细胞硫胺素焦磷酸酶(thiamine pyrophosphatase)的活性减弱。有人认为,老年人头发变白可能是与头发基部黑色素细胞中酪氨酸酶活性下降有关。

4. 细胞核的变化 细胞核结构在衰老变化中最明显的是核膜内褶,神经细胞尤为明显。内褶随年龄而增加,最后导致核膜崩解。细胞核另一个变化是核固缩,即染色质固缩,常染色质减少。染色体端粒的变化是近些年来研究较多的课题。染色体端粒和端粒酶与细胞的衰老及永生性细胞有关。体外培养的人成纤维细胞衰老过程中有端粒损失,染色体末端序列 TTAGGG 在细胞衰老过程中,特异地依赖 DNA 复制次数增多而丢失(图 15-1)。

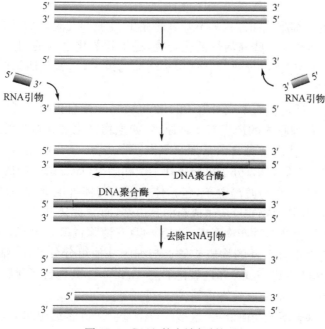

图 15-1　DNA 的末端复制问题

有人发现，人体内成纤维细胞端粒 DNA 的衰减速度是每年 14±6bp，人的外周血白细胞端粒 DNA 体内衰减速度是每年 33bp。精子细胞中的端粒比体细胞中的长，这可能是因为体细胞中端粒酶活性不够或被抑制，导致端粒 DNA 的丢失和染色体末端的降解，而精子细胞中的端粒酶保持阳性，端粒就能保持一定的长度。

细胞核是基因所在场所，细胞衰老过程也有基因表现的变化。细胞中有抑制基因表达的机制，基因表现的程度与 DNA 甲基化的数量之间成反比关系，DNA 甲基化可以关闭基因表达。哺乳动物细胞中，基因上游的 CpG 岛是发生甲基化的部位。所以在细胞衰老过程中，甲基化修饰在基因表达和抑制方面起重要作用，所有表达或不表达的基因可能维持、失去或重新获得甲基化。

5. 细胞膜及其他细胞器的变化 细胞老化过程中，细胞膜磷脂的脂肪酸链不饱和程度增加，膜脂分子移动减慢，镶嵌蛋白不再运动，膜选择通透性受到损害。细胞的间隙连接减少。膜渗漏引起细胞外的钙大量进入细胞基质中，结果引起磷脂降解，细胞膜崩解。

细胞衰老过程中伴随有其他一些细胞器的变化，如衰老细胞的内质网排列无序、内质网膜膨胀扩大甚至崩解。膜表面核糖体数量减少。细胞中线粒体的数量随年龄增大而减少，其体积随年龄增长而增大。高尔基复合体数量明显增加，囊泡肿胀，扁平囊泡断裂崩解，溶酶体膜损伤，数量及体积亦明显增加，消化功能减退。脂褐质在细胞质中的蓄积，随年龄增长而增多。另外，细胞骨架系统中微丝结构成分发生变化，与微丝相关的信号传导系统发生改变。

三、细胞衰老学说

引起细胞与机体衰老的机理是一个较为复杂的问题，有多种细胞衰老学说，包括自由基理论、免疫学说、神经内分泌学说、蛋白质合成差错累积学说、DNA 损伤修复学说和线粒体损伤学说等。

1. 自由基理论 细胞代谢过程离不开氧的存在，生物氧化是细胞获得能量的过程。生物氧化过程的同时会产生一些高活性的化合物，是生物氧化过程的副产品，这些副产品或中间产物与细胞衰老有关，可导致细胞结构和功能的改变，这就是所谓的细胞衰老的自由基(free radical)理论。

自由基是指外层轨道上有不成对电子的化学物质，这些自由电子导致了这些物质的高反应活性。自由基在细胞内的产生有多种原因，如生物氧化，辐射，受污染，细胞内酶促反应等均会释放自由基，体内常见自由基如超氧离子自由基、氢自由基、羟自由基、脂质自由基和过氧化脂质自由基等，来自分子氧与多种不饱和脂类(如膜磷脂中的不饱和脂肪酸)的直接作用，也可来自分子氧与游离电子(包括体内形成与体外电离辐射产生)的相互作用。自由基性质活泼，易与其他物质反应生成新的自由基，而后者又可进一步与基质发生反应，从而引起基质大量消耗及多种产物形成。细胞内具有清除过多自由基的机制：①通过细胞内部自身隔离化使产生自由基的物质或位点与细胞其他组分分开；②细胞内有保护性的酶，主要是超氧化物歧化酶(SOD)和过氧化氢酶(CAT)；③其他抗氧化物分子，如维生素 E 和维生素 C，是自由基反应的有效终止剂。

细胞内的自由基若不能及时除去，过多的自由基会对许多细胞组分造成损伤。主要表现为：①使生物膜的不饱和脂肪酸氧化，形成过氧化脂质，从而使生物膜流动性降低，脆性增加，以至脂质双层断裂，各种膜性细胞器受损；②过氧化脂质又可与蛋白质结合成脂褐质,沉积在神经细胞和心肌细胞等处,影响细胞正常功能;③自由基还会使 DNA 发生氧化损伤或交联、DNA 链断裂、碱基羟基化、碱基切除等,使核酸变性,扰乱 DNA 的正常复制与转录;④自由基也使蛋白质中的巯基氧化造成蛋白质交联变性,形成无定性沉淀物,降低各种酶活性,并导致因某些异性蛋白出现而引起的机体自身免疫现象等。以上这些都加速了细胞衰老。

2. 遗传程序说　衰老是由细胞核中特异遗传因素决定的有序过程,是生物长期进化过程的结果,是直接接受基因调节的。可以通过一些现象,如衰老色素积累、蛋白质变性和 DNA 复制出现错误等表现出来。遗传程序说(genetic program theory)认为:机体从生命开始,生长发育、衰老死亡都按规定的遗传程序进行,在生命过程中随着时间进行,有关基因启动与关闭命令会按时发生。遗传结构变化在衰老过程中的作用有几种说法:

(1) 细胞中只有少数基因表达,大部分基因处于关闭状态,表达的基因中有一些是重复顺序,如果某些基因受损不能表达,重复基因的作用可以弥补,而当重复基因也因损伤而不能表达时,生物大分子合成就会受阻。

(2) 从 DNA 复制到蛋白质合成过程中,任何阶段都可能会发生差错,差错少时,由于正常细胞具有一定的 DNA 损伤修复能力,不致引起异常后果。如果修复能力下降或修复系统发生差错,基因就会受损而表达异常,细胞功能失常,衰老逐渐形成。细胞的这种修复能力是生物体长期进化的结果,由遗传因素决定。DNA 修复能力,可因机体所属的物种平均寿命,个体的年龄不同而异。在同一物种内,个体的 DNA 修复能力与其年龄相关,发现从老年动物提纯的 DNA 聚合酶比幼年动物的活性低,而且进行 DNA 合成的精确性也差,即高龄个体的 DNA 修复能力小于低龄个体。

(3) 细胞中可能存在衰老基因,许多原来不活化的基因,在生命后期开始活化。如遗传性青光眼、老年性糖尿病的平均发病年龄在中老年以后。与衰老有关的性状由基因控制、在生命早期并不表达。衰老基因的表达产物是一种可抑制 DNA 和蛋白正常合成、促进衰老的抑制素。同时正常细胞中含有一种阻遏抑制基因,其产物可阻碍衰老基因的表达。阻遏基因有许多拷贝,拷贝数会随细胞分裂次数的增多而逐渐丢失。所以,新生细胞中有足够的阻遏基因的拷贝,可形成足够浓度的阻遏物质,抑制衰老基因的表达。当阻遏物浓度递减时,阻遏效率下降;当阻遏物的浓度不足以阻遏抑制基因表达时,细胞的 DNA 和蛋白质合成受阻,细胞开始衰老。

(4) 端粒(telomere)及端粒酶(telomerase)与细胞寿命有密切关系。1990 年起,Calvin Harley 以"端粒-端粒酶"假说解释细胞衰老原因,认为在细胞有丝分裂过程中,伴随着部分端粒序列的丢失,端粒长度缩短。当端粒缩短到一个临界长度(checkpoint)时,启动停止细胞分裂的信号,指令细胞退出细胞周期,此时细胞不再分裂并出现老化,正常细胞开始死亡,此称为第一死亡期(M1)或危险期(crisis)。如果细胞发生了被病毒转化的事件,或某些抑癌基因如 $p53$ 基因、Rb 基因等发生突变时,细胞逃逸 M1 期,获得额外的增殖能力,继续分裂,端粒的长度继续缩短直至第二死亡期(M2)。此时,大部分细胞染色体丢失了完整性,可能出现形态异常,细胞寿命达到极限,细胞因端粒太短丧失功能而死亡。而其中少数被激活了端粒酶的幸存细胞克隆越过 M2 期,端粒功能恢复,稳定了染色体末端长度,并获得了无限增殖的潜能,成为永生化细胞(图 15-2)。目前,"端粒-端粒酶"假说已被许多研究结果所证实。

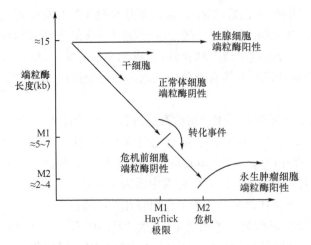

图 15-2　细胞衰老与永生化的端粒-端粒酶假说图解

第 2 节　细胞的死亡

一、细胞死亡的概念

细胞死亡的定义是细胞生命现象不可逆的停止。单细胞生物的细胞死亡代表个体死亡,多细胞生物个体死亡时,并不是机体的所有细胞都立即停止生命活动,人的心脏停止跳动后血管里的白细胞还在做变形运动,气管上皮细胞还在进行纤毛摆动,皮肤表皮细胞可继续存活 120 小时以上。依然存活的细胞,可做移植或组织培养,死后 10 小时的皮肤可用于植皮,死后离体冻存的角膜可供角膜移植。机体的生命过程中同时存在着大量死亡细胞,如红细胞、白细胞和上皮细胞,它们分化成熟后,生存一定时期即逐渐衰老而死亡。即使在胚胎时期,也存在着大量衰老死亡细胞,如退化中的脊索和中肾管等。

二、细胞死亡的特征

多细胞生物中的坏死性细胞死亡是由于某些外界因素,如局部缺血、高热以及物理化学损伤和微生物侵袭造成的细胞急速死亡,其特征是细胞通透性增加、细胞外形不规则,细胞核及线粒体肿胀、内质网扩张,溶酶体破裂,细胞膜被破坏,细胞解体。这种死亡常常引起炎症反应。

鉴定细胞的死亡,通常用活体染色的方法进行,即用中性红、台盼蓝,次甲基蓝等染料对细胞进行染色。活细胞容易被中性红染色,死亡细胞容易被台盼蓝染色。如用中性红对细胞染色,在活细胞中染料只集中某一区域,溶酶体等染成红色、细胞内其他部分都不着色;而在死亡细胞中,细胞核与细胞质都被染色,且着色均匀。

细胞死亡后会完全改变原活细胞结构面貌,所以,如果要研究活细胞结构,必须使用适宜的固定剂,将细胞很快杀死,使细胞内各结构维持死前状态。

第 3 节　细胞凋亡

一、细胞凋亡的概念和特征

细胞凋亡(apoptosis)是一种主动的细胞代谢过程。动物的大多数细胞在发育的一些阶段有一种有秩序的,受到控制的,有预定程序的生理性死亡过程,又称为程序性细胞死亡(programmed cell death,PCD,也可译为编程死亡)。程序性细胞死亡与细胞病理死亡有根本的区别。程序性细胞死亡最明显的形态学变化是细胞变圆,细胞核及胞质浓缩,染色质浓缩,DNA 降解成寡聚核苷酸片断。细胞一旦进入程序死亡,一般经历的过程为:

1. 染色质浓缩前阶段　这段时期无形态学变化,谷氨酰胺转移酶合成增加,一些蛋白酶被激活。

2. 染色质开始浓缩　一些 Ca^{2+}，Mg^{2+} 依赖的核酸内切酶（endonuclease）被激活，这时染色质被断裂成核小体大小的片断，即 DNA 在核小体连接区被降解为 $180\sim200bp$ 的片段。

3. 细胞质浓缩　桥粒、中间纤维等细胞连接结构被破坏。细胞膜形成膜泡，膜糖蛋白的组成产生变化。

4. 膜泡形成凋亡小体（apoptotic body）　凋亡小体是细胞膜内陷将细胞内容物自行分割包装成内容物不外泄的囊状小泡。凋亡小体通过特异识别，被周围细胞或巨噬细胞吞噬，然后被溶酶体分解。由于没有溶酶体及细胞膜破裂所导致的细胞内容物外泄，故不引起炎症反应（图 15-3）。

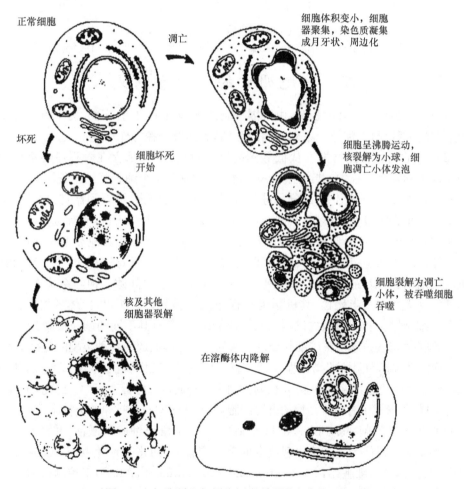

图 15-3　细胞凋亡与细胞坏死过程形态变化示意图

细胞凋亡与坏死（necrosis）在生化特性上显著不同。凋亡时，细胞核内的 DNA 被核酸内切酶特异性地在核小体连接区降解，产生若干由 $180\sim200bp$ 及其倍数组成的寡核苷酸片段，这些片段在琼脂糖凝胶电泳时，呈现梯状 DNA 梯带图谱（DNA ladder），是最典型的凋亡指标（图 15-4）。而坏死细胞内的 DNA 则被核酸内切酶无规则地切断，在电泳胶上呈弥散（smear）的涂抹状。在凋亡中催化 DNA 降解的多是依赖 Ca^{2+} 和 Mg^{2+} 的核酸内切酶，如核酸内切酶 I（DNase I）和核酸内切酶 II 等。

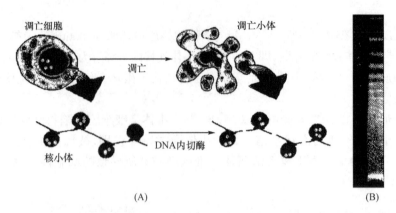

图 15-4　细胞凋亡中染色质裂解为特定的 DNA 片段

(A)细胞凋亡中 DNA 内切酶化；(B)细胞凋亡中形成 180～200bp 整倍性 DNA 片段

二、细胞凋亡的生物学意义

细胞凋亡是为维持内环境稳定,由基因控制的细胞自主的,有序的,为更好地适应环境而主动采取的一种死亡,涉及一系列基因的激活,表达及调控等作用。

1. 细胞凋亡与发育生物学　从低等到高等动物的发育,都存在着程序性细胞死亡现象。如在线虫的发育过程中,共产生 1090 个细胞,就有 131 个细胞经细胞程序死亡被清除。在这些发生程序死亡的细胞中,部分是进化过程中退变的细胞,组织和器官,部分是胚胎发育过程中某一特定阶段发挥作用的细胞群。细胞发生了程序性死亡,使有机体清除对其生命和功能非必需的,功能呈阶段性的,以及恶性转化、病毒感染及其他类型病变的细胞,以维持有机体内环境的稳定状态。人的指(趾)间的部位在胚胎发育过程中,以程序性细胞死亡的机制逐渐消退,指(趾)间区域细胞死亡,从而形成指(趾)间隙。神经系统发育过程中,形成的神经元大约有一半死亡,其机制也是程序性细胞死亡。所以,成体各器官的形态大小实际上是细胞增生和细胞凋亡过程之间平衡的结果,各有其不同的调控机制。

2. 细胞凋亡与免疫学　胸腺细胞经过一系列发育过程而成为各种类型的免疫活性细胞,涉及一系列阳性选择和阴性选择过程,以形成 CD4$^+$ 的 T 淋巴细胞亚型及 CD8$^+$ 的 T 淋巴细胞克隆进行选择性消除,其细胞克隆死亡的机制主要是通过细胞程序死亡。因此,正常免疫系统发育的结局,既形成了有免疫活性的淋巴细胞,又产生了对自身抗原的免疫耐受。

正常的 T 淋巴细胞在受到入侵的抗原刺激以后,T 淋巴细胞被激活,并诱导出一系列的免疫应答反应。机体为了防止出现过多的免疫应答,或防止这种免疫应答无限制地发展下去,便有激活诱导的细胞死亡(activation-induced cell death,AICD)来控制激活 T 细胞的寿命。T 淋巴细胞的增殖与 T 淋巴细胞的 AICD 具有共同的信号通路。T 淋巴细胞受到刺激以后开始活化,活化以后的 T 淋巴细胞如果有生长因子的存在,就发生增殖反应,如果没有或较少的生长因子存在,则发生 AICD。

免疫活性细胞在抗肿瘤,抗病毒及免疫调节中具有重要作用,它们在攻击肿瘤细胞、病毒感染细胞时,可产生呼吸爆发(respiratory burst),并产生氧自由基(oxygen free radical),穿孔素等,以杀伤破坏靶细胞,同时免疫活性细胞诱导靶细胞发生程序性死亡机制也是一个重要途径。

3. 细胞凋亡与肿瘤及获得性免疫缺陷综合征　人免疫缺陷病毒(human immunodeficiency virus,HIV)感染可引起艾滋病(AIDS),主要发病机制是 HIV 感染后,特异性地破坏

CD4$^+$细胞,使 CD4$^+$ 及与 CD4$^+$ 相关的免疫功能缺陷,易招致机会性感染及肿瘤。近年来发现,HIV 破坏细胞 CD4$^+$ 机制之一是程序性细胞死亡造成,从而阐明了 AIDS CD4$^+$ T 淋巴细胞数减少的主要原因,为 AIDS 的治疗研究指明了一条新的探索方向。

恶性转化的肿瘤细胞,其获得了失控的生长特性,过度增殖,形成肿瘤。从程序性细胞死亡理论的角度看,是肿瘤细胞的程序性细胞死亡机制受到抑制,不是正常地进行细胞死亡清除的结果。癌基因中,一大类属于生长因子类基因,也有一大类则属于生长因子受体(growth factor receptor)类基因。癌基因的激活与表达,直接刺激了肿瘤细胞的生长。癌基因及其表达产物是程序性细胞死亡的重要调节因子,癌基因表达以后,即阻断了肿瘤细胞的程序性死亡过程。所以,肿瘤形成的机制,可以解释为是由于肿瘤细胞的程序性细胞死亡机制受阻,肿瘤细胞死亡减少所致。

由以上看,通过程序性细胞死亡的角度和机制来设计对肿瘤的治疗方法,就是重建肿瘤细胞程序性细胞死亡信号传递系统,其途径包括抑制肿瘤细胞生存基因的表达或激活死亡基因表达。相对良性的肿瘤转为恶性肿瘤之所以发生,不是因为细胞生长过快,而是细胞死亡速度太慢造成的不平衡结果,表明了细胞凋亡的调控作用非常重要。如果能应用只能引起肿瘤细胞凋亡的药物特异性地杀死癌细胞,或将死亡基因导入癌细胞,将是一种很有前途的肿瘤治疗方法。

三、细胞凋亡的调控

目前已发现多种基因及其表达产物与细胞程序性死亡有关,这些基因主要来自于对昆虫、啮齿类动物和病毒的研究结果。

1. ced 基因(线虫 C. elegans 凋亡基因)　线虫(CE)成虫的体细胞在发育过程中发生了凋亡,已知有 15 个基因(分为 4 组)在不同程度上与细胞凋亡相关。第 1 组基因是与细胞凋亡直接相关的基因,包括 ced-3、ced-4 和 ced-9 基因。ced-3 是具有严格底物特异性的半胱氨酸蛋白酶,通常以酶原的形式存在于细胞内。细胞凋亡时,活化的 ced-3 特异地降解蛋白质底物,诱导细胞的形态学和生物化学变化。ced-4 能结合 ced-3 和 ced-9。在非凋亡细胞中,ced-9 以 ced-4 为中介和 ced-3 结合成三元复合物,使 ced-3 以无活性酶原形式存在于细胞内,在凋亡诱导信号的作用下,ced-9 从复合物中解离,ced-3 在 ced-4 作用下活化,促使细胞凋亡。ced-3 和 ced-4 这两个基因的激活是线虫细胞凋亡起始或继续所必需的。一旦基因突变使 ced-3 或 ced-4 灭活,将阻碍正常凋亡的发生,使发育过程中本该死亡的细胞也存活下来。ced-3 和 ced-4 基因主要表达在胚胎发生期,这时为凋亡多发期。

2. Caspases 基因家族　在哺乳动物的细胞凋亡研究中,克隆到了与线虫 ced-3 功能和序列上相似的基因—IL-1β 转化酶(interlenkin-1β-converting enzyme, ICE)基因,以及又发现了一些与 ICE 基因同源的基因,这些基因的产物均为底物特异性的半胱氨酸蛋白质,称为 Caspases(cysteinyl aspartate-specific proteinase),即半胱-天冬氨酸特异性蛋白酶。Caspases 家族成员拥有相似的氨基酸序列、结构和底物特异性,能特异性地断开天冬氨酸残基后的肽链(Asp-X)。

Caspases 家族有 10 余个成员,按其发现先后顺序,在 Caspases 后以阿拉伯数字表示。其中 Caspases2、8、9 和 10 参与细胞凋亡的起始,Caspases3、6 和 7 参与执行细胞凋亡,他们能降解多种底物。在 Caspases 中,凋亡的起始者和执行者之间存在着上下游的关系,即起始者活化执行者。

Caspases 是细胞凋亡调控的关键分子群,他们通过切断与周围细胞的联络,重组细胞骨架,关闭 DNA 复制和修复,破坏 DNA 和核结构,诱导凋亡小体形成等。

3. Bcl-2 基因家族 Bcl-2 基因家族(B-cell lymphoma/leukemia-2,B 淋巴细胞/白血病-2 基因)是程序性细胞死亡研究中最受重视的癌基因之一,与 ced-9 具有结构和功能上的相似性,已发现至少 15 个存在于哺乳动物细胞中的 Bcl-2 同源蛋白,所以称 Bcl-2 基因家族。其中有的对凋亡起抑制作用,有的属于诱导凋亡的基因(表 15-1)。

表 15-1　*Bcl-2* 基因家族的主要成员及其调控凋亡的功能

家族成员	对调控的凋亡功能	家族成员	对调控的凋亡功能
Bcl-2	抑制凋亡	bak	促进凋亡
Bcl-xL	抑制凋亡	bad	促进凋亡
Bcl-xS	促进凋亡	Mcl-1	抑制凋亡
Bcl-W	抑制凋亡	ced-9	抑制线虫 CE 凋亡,与 Bcl-2 同源
bax	促进凋亡	EIB/9K	抑制腺病毒凋亡

例如 Bcl-2 通过阻断程序性细胞死亡信号传递系统的最后共同通道而抑制程序性细胞死亡,可防止或延迟许多因素(如 γ-射线、糖皮质激素、热休克、抗 TCR/CD3 单克隆抗体、多种化疗药物、癌基因)诱导的细胞凋亡,是一种重要的"生存基因"(survival gene)。Bcl-2 家族对细胞凋亡的促进或抑制作用,取决于家族成员间的相互作用。它们可组成同源二聚体或异源二聚体,在 BH 结构域区段和 S1 区段有高度保守性,是调节凋亡以及蛋白质相互作用所必需的结构。

4. p53 基因 在人类,p53 基因作为程序性细胞死亡的一个重要相关基因而受到重视。p53 基因是肿瘤抑制基因,其生化功能是编码产物 P53 蛋白的一种转录因子。人类 P53 蛋白存在两种形式—野生型(wt p53)和突变型(mt p53)。野生型 p53 在细胞的 G_1 期监视细胞基因组的完整性,如果 DNA 遭到破坏,p53 蛋白与之结合,直到损坏的 DNA 得以修复为止。如果修复失败,便可有效地使 DNA 受损的细胞停滞于 G_1 期而不能进入 S 期,诱发程序性细胞死亡,阻止具有癌变倾向的基因突变细胞的产生。p53 基因失活(突变型 p53 基因)则丧失其监视 DNA 损伤的功能,细胞在受到外界环境致癌作用以后,DNA 出现不可修复的损伤,遗传不稳定,突变积累,重排加快,细胞染色体正常倍数难以维持,又不能通过程序性细胞死亡过程消除不需要或受损伤的细胞,促进了正常的恶性转化,过度增殖而产生肿瘤行为。所以 p53 基因能启动程序性细胞死亡机制,是一种"死亡基因"(death gene)。突变的 p53 基因不仅使 p53 基因抑制活性丧失,反而出现促进恶性转化的活性。

5. Rb 基因 将野生型的视网膜母细胞瘤(retinoblastma,Rb)编码基因转移到视网膜母细胞瘤细胞系中,在恢复 rb 基因表达以后,肿瘤细胞形态改变,体外培养时贴附生长特性逆转,说明是细胞生长的抑制基因使肿瘤细胞逆转以及抑制细胞增殖,在程序性细胞死亡中起调节作用。

还有许多其他基因或因子,如 Fas(肿瘤坏死因子受体/神经生长因子受体家族成员)和 FasL(Fas 配体)、C-myc 原癌基因、ras、TNF(肿瘤坏死因子)、TGF-β(肿瘤生长因子-β)参与细胞凋亡及其调控。细胞凋亡是机体自身维持稳定的机制,受到多种基因和因素的正负调控。

四、细胞凋亡与医学

细胞是人体的基本组成单位,细胞凋亡与新细胞产生均为有机体的正常生理过程,这两个过程之间需要维持一种动态平衡,所以细胞的死亡,尤其是凋亡,与细胞增殖同等重要。通过凋亡的发生,使特定的细胞群体在特定的时间和特定的部位死亡,然后被吞噬细胞清除,保证机体内各种细胞数量的恒定,保证机体各组织器官形态和功能的稳定。新细胞产生与细胞凋亡之间的平衡如果被破坏,则导致疾病的发生(表 15-2)。

表 15-2 细胞凋亡与人类疾病

细胞凋亡过低相关疾病		细胞凋亡过高相关疾病	
1. 恶性肿瘤	2. 自身免疫性疾病	1. 艾滋病	4. 再生障碍性贫血
滤泡性淋巴瘤	系统性红斑狼疮	2. 神经退行性疾病	5. 缺血性损伤
p53 基因的突变的各种肿瘤	免疫介导性肾小球肾炎	早老性痴呆	心肌梗死
激素依赖性肿瘤	3. 病毒感染性疾病	帕金森病	脑卒中
乳腺癌	疱疹性病毒	肌萎缩性脊髓侧索硬化症	缺血后再灌注性损伤
前列腺癌	痘病毒	色素性视网膜炎	6. 酒精中毒性肝炎
卵巢癌	腺病毒	小脑退化症	
白血病		3. 脊髓发育不全综合征	

有证据表明,癌前病变中细胞凋亡比周围正常组织高出约 8 倍,细胞癌变前很容易经细胞凋亡途径被清除。所以细胞凋亡途径是肿瘤细胞清除已丧失功能的自己或异己的最佳途径。在恶性肿瘤的发病过程中,可见到凋亡抑制基因和凋亡活化基因的异常。如在人肿瘤细胞中检测到 p53 基因的突变,P53 蛋白结合于 DNA 单链区及非特异性模板的末端,可直接反映 DNA 损伤。p53 基因的突变、缺失或被其他癌基因产物抑制时,细胞对 DNA 损伤敏感性大大降低,细胞不能正常凋亡。所以,以选择性的诱导肿瘤细胞凋亡为目标的凋亡干预技术也是治疗肿瘤的基本手段之一,一些化疗药物如烷化剂、蒽环类、抗代谢类等均能引起肿瘤细胞凋亡。在肿瘤细胞中导入凋亡活化基因或灭活凋亡抑制基因(如 p53 基因、bcl-2 基因等)也是肿瘤基因治疗最有前途的策略之一。

免疫研究证明,胸腺中 90% 以上的未成熟胸腺细胞通过细胞凋亡的机制被清除掉,如果胸腺细胞发育过程中细胞凋亡机制受到阻碍,则发育成自身免疫性 T 淋巴细胞。因此细胞凋亡对自身免疫性疾病的发生和免疫耐受的形成起重要作用。除此之外,还有获得性免疫缺陷综合征、巨噬细胞和 T 淋巴细胞介导的细胞毒作用与细胞凋亡有关。

神经系统疾病,心血管疾病,衰老等都与细胞凋亡密切相关,如阿尔茨海默病治疗中,可通过抑制神经系统某些细胞群的程序性死亡,防止这类疾病的神经系统的变性或退行性病变。

总之,细胞衰老和死亡是细胞生长发育的必须阶段,是不以人的意志为转移的自然规律,是极其复杂的生物学过程。研究这些变化既有理论意义,又有实践意义。利用各种检测手段研究细胞凋亡现象、发生机制和基因调控,有助于揭示疾病发生机制,寻找新的治疗药物,有望开发、开展针对疾病本质的基因治疗,使人为控制细胞凋亡成为可能。

提　要

细胞衰老、死亡是细胞生命活动中的基本规律,但有机体的衰老死亡与细胞的衰老死亡是两个概念。在细胞衰老过程中,细胞膜体系,细胞骨架系统,线粒体,细胞核及细胞内蛋白质合成都会发生很大变化。在诸多细胞形态结构及生化变化中,有的是细胞衰老的原因,有的是细胞衰老的结果。细胞衰老原因的学说有多种,包括内因与外因,自由基理论和遗传程序理论占主要方面。

细胞死亡有两种形式,即坏死性死亡和自然凋亡,是两种截然不同的过程和生物学现象,在形态学,生化代谢变化,分子机制,结局和意义等方面有本质区别。细胞凋亡不是病理条件下自体损伤的现象,而是一种为适应生存环境而主动采取的一种死亡过程。细胞凋亡涉及基础医学的各个分支,在临床医学上,尤其是作为癌生物学中的一个重要现象而受到重视。肿瘤发生过程中,细胞生长特性变化是一个方面,而死亡过程受阻也是一个重要方面。对肿瘤细胞的癌基因与程序性细胞死亡之间的相互关系进行研究,使人们从另一个全新的角度了解肿瘤的发生、发展、转归的机制,为肿瘤新的治疗方法提供了线索。

Synopsis

Cell ageing and cell death are the basic law of life activities. However, the definition of cell aging is different from that of cell death. Some changes occur in cell membrane, cytoskeleton, mitochondrion, nucleus, intercellular protein synthesis in the process of cell aging. Cell morphology and biochemistry changes are the result or reason of cell aging or cell death. Cell death theory has intrinsic and extrinsic factor, mainly including free radicals theory and heredity program theory.

There are two forms in cell death, necrotizing death and natural apoptosis, which are different processes and biological phenomenon, existencing the natural distinction in morphology, biochemistry metabolism changes, molecule mechanism, ending and significance.

Cell apoptosis is not the phenomenon of self damage in the pathology condition, but an active death process in order to adapt survivable environment. Cell apoptosis involves in preclinical medicine, also, in the clinical medicine. Cell apoptosis is highly considered as an important phenomenon of cancer biology. In the process of tumorigenesis, cell growth change is an aspect, and the process of cell death inhibition is another important aspect. Investigating the interrelation between oncogene of tumor cell and program cell death is beneficial for understanding the mechanism of tumorous genesis, tumor development, turnover, tumorous therapy.

复习思考题

1. 何谓 Hayflick 界限?
2. 细胞衰老时会出现哪些变化?
3. 如何理解细胞衰老是细胞生命活动的基本规律之一?
4. 试对细胞凋亡及细胞坏死进行比较。
5. 细胞凋亡与发育生物学,免疫学,肿瘤发生的关系如何?

(孙　媛)

主要参考书目

安威.2009.医学细胞生物学.北京:北京大学医学出版社

贲长恩,牛建绍.2003.分子细胞学与疾病.北京:人民卫生出版社

陈诗书,汤雪明.2004.医学细胞与分子生物学.北京:科学出版社

韩贻仁.2001.分子细胞生物学.北京:科学出版社

胡以平.2009.医学细胞生物学.北京:高等教育出版社

贾弘禔.2009.生物化学.北京:北京大学医学出版社

刘艳平,沈韫芳,韩凤霞.2001.医学细胞生物学.长沙:中南大学出版社

鲁润龙,顾月华.2002.细胞生物学.合肥:中国科学技术大学出版社

罗深秋.2004.医用细胞生物学.广州:第二军医大学出版社

宋今丹.2003.医学细胞分子生物学.北京:人民卫生出版社

谭曾鲁,周柔丽.1995.医学细胞生物学.北京:北京医科大学中国协和医科大学联合出版社

童坦君,张宗玉.1995.医学老年学——衰老与长寿.北京:人民卫生出版社

汪堃仁,薛绍白,柳惠图.1998.细胞生物学.北京:北京师范大学出版社

王培林,杨康鹃.2010.医学细胞生物学.北京:人民卫生出版社

杨抚华,胡以平.2002.医学细胞生物学.北京:科学技术出版社

杨建一.2006.医学细胞生物学.北京:科学出版社

杨恬.2010.细胞生物学.北京:人民卫生出版社

翟中和.2007.细胞生物学.北京:高等教育出版社

章静波,林建银,杨恬.2002.医学分子细胞生物学.北京:中国协和医科大学出版社

周柔丽.2006.医学细胞生物学.北京:北京大学医学出版社

左伋.2008.医学细胞生物学.上海:复旦大学出版社

Alberts B,Bray D,Johnson A,Lewis J,Raff M,Roberts K,Walter P.1998.Essential Cell Biology.New York & London:
　　Garland Publishing Inc

Benjamin Lewiu.1997.Genes.1st ed.Oxford New York Tokyo:Oxford University Press,Inc

Lodish H,Baltimore D,Beak A,Zipursky S L,Matsudaira P,Darnell J.1995.Molecular cell Biology.3rd ed.New York:Sci-
　　entific American Books Inc

英汉词汇对照索引 ①

A

acetylase 酰基转移酶(7)

acetylcholine receptor 乙酰胆碱受体(6)

acetyl-coenzyme A 乙酰辅酶 A(8)

acid phosphatase 酸性磷酸酶(7)

acidic hydrolysis 酸性水解(7)

acidic protein 酸性蛋白质(11)

acidifying 酸化(6)

actin filament 肌动蛋白丝(10)

actin 肌动蛋白(10)

actinomycin D 放线菌素 D(7)(13)

activation-induced cell death, AICD 激活诱导的细胞死亡
(15)

active group、active center 活性基团(或称活性中心)(3)

active site 活性部位(6)

active transport 主动运输(6)

acyl coenzyme, A 脂酰辅酶 A(8)

acylation 酰基化(7)

adenine A 腺嘌呤(3)

adenylate kinase 腺苷酸激酶(8)

adherence 贴壁(2)

adhering junctions, AJ 粘着连接(10)

adhesion zone 粘着带(5)

adhesive factor 粘着因子(5)

adhesive glycoprotein 粘着糖蛋白(5)

adhesive plaque 粘着斑(5)

aerobian 需氧菌(3)

aggregation 聚集,聚合(8)(10)

aging 衰老(15)

alkaline protein 碱性蛋白质(11)

allodimer 异二聚体(10)

Alzheimer's disease, AD 阿尔茨海默病(10)(15)

amanita phallodies 鬼笔鹅膏(10)

amino acid 氨基酸(3)

aminoacyl tRNA 氨酰 tRNA(12)

aminoacyl-tRNA synthetase 氨酰 tRNA 合成酶(12)

amitosis 无丝分裂(13)

amphoteric molecule 双亲媒性分子或兼性分子(4)

amyloid precursor protein, APP 淀粉样前体蛋白(10)

anaerobe 厌氧菌(3)

anaerobic glycolysis 无氧酵解(8)

anaphase 后期(13)

anchorage protein 锚定蛋白(10)

anchorin 锚定蛋白(5)

anchoring junction 锚定连接(5)

ankyrin 锚定蛋白(10)

annular granule 孔环颗粒(11)

annular subunits 环形成分亚单位(11)

anterograde transport 正向运输(10)

anticoding strand 反编码链(3)

anticodon 反密码子(12)

antiporter 异向转移体(8)

antisense technique 反义技术(2)

apical body 顶体(7)

apoptosis 细胞凋亡(7)(8)(15)

apoptotic body 凋亡小体(15)

artificial minichromosome 人造微小染色体(11)

asexual reproduction 无性生殖(13)

assembly promoting domain 促进装配区(10)

aster 星体(13)

asymbiotic theory 非共生假说(8)

asymmetry 细胞膜的不对称性(4)

ATP synthase ATP 合成酶(8)

attached ribosome 附着核糖体(9)

autolysis 细胞自溶(7)

autophagic lysosome 自噬溶酶体(7)

autophagosome 自噬体(7)

autophagy 自噬作用(7)

autoradiography 放射自显影术(2)

axoneme 轴丝(10)

B

bacteria 细菌(3)

bare area 裸区(10)

Barr body 巴氏小体(11)

basal body 基体(10)

base pair, bp 碱基对(3)

---

①英文单词中文释义后的括号内数字表示章序号

nucleation 装配核心(10)

nucleic acid 核酸(3)

nucleocapsid 核衣壳(3)

nucleoid 类核体(7)

nucleoid 拟核(3)

nucleolar associated chromatin 核仁相随染色质(11)

nucleolar chromatin 核仁染色质(11)

nucleolar matrix 核仁基质(11)

nucleolar organizing region,NOR 核仁组织区(11)

nucleolus 核仁(3)(11)

nucleoplasmic ring 核质环(11)

nucleoplasmin 核质蛋白(11)

nucleoporin,Nup 核孔蛋白(11)

nucleoside 核苷(3)

nucleosome 核小体(3)(11)

nucleosome core particle 核小体核心颗粒(11)

nucleotide 核苷酸(3)

nucleus 细胞核(3)

O

occluding junction 闭锁连接(5)

octamer 八聚体(10)

Okazaki fragment 冈崎片段(3)

oligomer 寡聚体(10)

oligomycin sensitivity conferring protein,OSCP 对寡霉素敏感的蛋白(8)

oligosaccharide 低聚糖(4)

oligosaccharide 寡糖(3)(4)

O-linked glycosylation O-连接寡糖(7)

oncogene 癌基因(13)

oogonium 卵原细胞(13)

operon 操纵子(1)

organelle 细胞器(10)

organic compound 有机化合物(3)

organogenesis 器官发生(14)

osteanaphysis 骨再生(7)

osteogenesis 骨发生(7)

ouabain 乌本苷(6)

out chamber 线粒体外室(8)

outer dynein arm 外臂(10)

outer membrane 外膜(8)

outer nuclear membrane 外层核膜(11)

ovary 卵巢(13)

ovum 卵细胞,卵子(3)

oxaloacetic acid 草酰乙酸(8)

oxidase 氧化酶(7)

oxidative phosphorylation 氧化磷酸化(8)

oxygen free radical 氧自由基(15)

P

pachytene DNA,P-DNA 粗线期 DNA(13)

pachytene stage 粗线期(13)

pairing stage 配对期(13)

pancreatic cell 胰腺细胞(7)

Parkinson's disease,PD 帕金森病(8)

passage cell 传代细胞(2)

passive transport 被动运输(6)

peptide bond 肽键(3)

peptide chain 肽链(3)

peptidyl transferase 肽基转移酶部位(9)

pericentriolar material 中心粒周围物质(10)

perinuclear space 核周间隙(11)

perinucleolar chromatin 核仁周边染色质(11)

periodicity cell 周期(性)细胞(13)

peripheral granule 周边颗粒(11)

peripheral protein 外周蛋白(4)

permeability 通透性(8)

peroxisome 过氧化物酶体(7)

phagocytic vesicle 吞噬泡(6)

phagocytosis 吞噬作用(6)

phagolysosome 吞噬性溶酶体(6)

phagosome 吞噬体(6)(7)

phase contrast microscope 相差显微镜(2)

phase transition 相变(4)

phenylketonuria,PKU 苯丙酮尿症(12)

Philadelphia chromosome 费城染色体(12)

phosphatidylinositol 4,5-biphosphate PIP2 4,5- 二磷酸磷脂酰肌醇(6)(13)

phospholipase c,PLC 磷脂酶 C(6)(13)

phospholipids 磷脂(4)

pinocytic vesicle 吞饮小泡(6)

pinocytosis 吞饮作用(6)

pinocytotic vesicle 吞饮泡(7)

pinosome 吞饮体(6)

pitch 螺距(3)

plasma cell 浆细胞(7)

plasma membrane 质膜(4)

plasma membrane infolding 质膜内褶(4)

plasmid 质粒(3)

platelet-derived growth factor,PDGF 血小板来源的生长因子(13)

pleomorphism 多态性(3)

pluripotent cell 多能细胞(14)

polar body 极体(13)

polar head 极性头部(4)

polar microtubule 极微管(13)